U0233188

全关节置换术感染处理指导

Infected Total Joint Arthroplasty
The Algorithmic Approach

原　著　Rihard Trebše

主　译　林剑浩

译　者　（按姓名汉语拼音排序）

曹争明　董　雪　侯云飞　姜　龙　李晓未
李章来　林剑浩　刘　强　唐　旭　王　锴
吴　旭　张宝庆　赵昌盛　郅　新　钟群杰
周之伟

北京大学医学出版社

QUANGUANJIE ZHIHUANSHU GANRAN CHULI ZHIDAO

图书在版编目（CIP）数据

全关节置换术感染处理指导/（德）雷哈德·特雷布斯（Rihard Trebse）原著；林剑浩译. —北京：北京大学医学出版社，2016.11

ISBN 978-7-5659-1487-4

Ⅰ.①全… Ⅱ.①雷…②林… Ⅲ.①髋关节置换术—感染—诊疗 Ⅳ.①R687.4

中国版本图书馆 CIP 数据核字（2016）第 260820 号

北京市版权局著作权合同登记号：图字：01-2016-1359

全关节置换术感染处理指导

主　　译：林剑浩
出版发行：北京大学医学出版社
地　　址：（100191）北京市海淀区学院路 38 号　北京大学医学部院内
电　　话：发行部 010-82802230；图书邮购 010-82802495
网　　址：http://www.pumpress.com.cn
E - mail：booksale@bjmu.edu.cn
印　　刷：北京佳信达欣艺术印刷有限公司
经　　销：新华书店
责任编辑：高　瑾　　责任校对：金彤文　　责任印制：李　啸
开　　本：787mm×1092mm　1/16　印张：16.5　字数：385 千字
版　　次：2016 年 11 月第 1 版　2016 年 11 月第 1 次印刷
书　　号：ISBN 978-7-5659-1487-4
定　　价：155.00 元
版权所有，违者必究
（凡属质量问题请与本社发行部联系退换）

译者前言

如果将关节置换比作终末期骨关节炎患者的希望之光，术后感染并发症便是这光芒背后的阴影。二者一体两面、如影随形，却为患者带来完全不同的预后。自关节置换这一术式诞生伊始，感染并发症便是笼罩在医患双方心头挥之不去的梦魇。关于感染并发症预防、诊断、治疗的研究从未间断，光与影展开了漫长的拉锯。

时至今日，随着观念的更新与技术的迭代，尤其是无菌观念彻底而全面的贯彻，和术后抗生素的规范应用，人们在对抗感染并发症方面已经取得了长足的进步。然而，随着人们对生活质量要求的不断提高以及人口老龄化的加剧，关节置换术成为越来越普及的术式。在关节置换术为无数中老年患者带来生活质量飞跃和人均寿命延长的同时，术后感染并发症的危害也显得愈发严重。

由 Rihard Trebše 等编写的《Infected Total Joint Arthroplasty》是一本关于感染并发症的专业论著。集结内植入物相关并发症领域的杰出专家担任作者，致力于在这个领域写出一本"结构严谨、内容有趣"的专著。本书从关节置换与内植入物的历史谈起，细致描述了感染性/非感染性并发症的鉴别诊断思路，现有的微生物学相关检测手段，发生并发症时微生物、内植入物、附近组织之间的关系，关节内植入物感染时骨水泥和骨替代品等在一期或二期的应用等主题。

除此之外，术中还提出了最新的关于抗生素用药、剂量、副作用等方面的见解，并定义了一个容易理解的、与诊断和治疗相关的法则。这使得本书的实用性大大提升。

作者们在书中试图将问题的不同方面以相同的权重全面地展开介绍，意图使读者在获取全面信息的基础上，更得到关于内植入物相关问题的实用指导。

他山之石，可以攻玉。近年来，中国骨科对外交往不断加强，国际化已成为时代大潮。国外同仁们的孜孜以求，也应当泽被神州。不得不承认，我国在感染并发症方面的诊疗水平与国际尚有差距，形式依然严峻。作为同行，我们敬佩 Rihard Trebše 及其他所有作者的努力和成果，也衷心希望通过这本书的中译本，与国内同侪共同切磋、学习，对书中存疑之处共同探讨，一道使我国关节置换术后感染并发症的预防、诊断及治疗趋向规范化，并学习国际上包括抗生素使用、骨替代品使用等方面先进的理念。最终形成具有国际化水平和视角，同时符合中国国情的不断完善的具有中国特色的诊疗方案，为祖国的医药卫生事业添砖加瓦。

当然，本书的翻译工作虽然经过了众多译者及校对者的认真翻译及反复校对，书中仍难免存在错误与纰漏，衷心期待出版后全国骨科同仁不吝赐教，多多斧正。

林剑浩

2016 年 1 月 25 日

原著前言

本书的作者们是处理假体相关并发症方面的杰出专家。这使得他们可以在这个专题写出一本结构设计良好且非常有吸引力的著作。

首先，本书回顾了假体的发展历史，阐述了用于假体制造的生物材料，由此引出专门的章节用来讨论磨损碎屑对局部和全身免疫系统的影响，特别是金属对金属界面，比如，需要考虑对全身的影响，以及腐蚀颗粒和淋巴细胞灌注等引起的局部反应。毋庸置疑，陶瓷对陶瓷界面产生的影响要比聚乙烯界面小得多。然而，聚乙烯颗粒所产生的最终影响仍是不可预测的。

感染性和非感染性并发症的鉴别诊断以及一整套微生物检查，在本书中都得到了广泛的关注。所有的诊断方法，包括组织学、细胞学、微生物抽样、微生物谱以及最新的诊断方法如分子生物学检查，都在此进行了充分的阐述和讨论。以上述诊断检查为基础，此书阐述了有关抗生素的应用、剂量以及副作用的最新观点；也回顾了在感染性和非感染性并发症中，细菌和生物材料之间、假体材料和周围组织之间的相互作用；同时阐述了更加复杂先进的诊断方法，比如包括同位素扫描在内的影像学技术。

所有的这些专题使得读者意识到问题的复杂性和诊断试验的潜力。同时，也描述了各种可能的治疗措施，并且定义了与诊断和治疗相关的相对容易理解的法则。在持久控制感染方面，应用最有效的治疗方法后应保证最佳的功能。本书也阐述了在针对感染性髋关节置换术后的一期和二期翻修中植骨和骨替代物的应用。

本书叙述结构清晰，因此可以为诊断和治疗假体相关性问题提供有效的指导。感染问题的各个方面都得到同等程度的考虑，这样，读者可以获得一个精心排版、主题丰富，更重要的是，容易使用的实践指南用于决策。

Karl Zweimuller

目 录

第一篇

第 1 章　引言 ………………………………………………………………… 3

第 2 章　关节置换术：历史回顾 ………………………………………… 7

第 3 章　人工关节置换的生物材料学 …………………………………… 11

第 4 章　人工关节感染(PJI)的定义 ……………………………………… 19

第 5 章　关节假体感染分类 ……………………………………………… 27

第 6 章　关节置换术后感染的流行病学 ………………………………… 31

第 7 章　关节置换的感染并发症 ………………………………………… 47

第 8 章　全关节置换的围术期预防 ……………………………………… 55

第 9 章　关节假体感染的危险因素 ……………………………………… 65

第 10 章　关节假体感染的发病机制 …………………………………… 81

第 11 章　细菌-生物材料相互作用 …………………………………… 87

第 12 章　无菌和有菌条件下的生物材料-宿主相互作用 …………… 99

第 13 章　磨损颗粒引起的局部及全身免疫系统感染 ……………… 109

第 14 章　诊断评估 ……………………………………………………… 119

第 15 章　滑液细胞学检查 ……………………………………………… 127

第 16 章　检测人工关节感染的假体周围组织学分析 ……………… 133

第 17 章　关节假体感染的微生物学诊断 …………………………… 139

第 18 章　疑似人工关节感染样本的微生物学处理 ………………… 151

第 19 章　假体周围感染的分子生物学诊断 ………………………… 159

第二篇

第 20 章　当前关节假体感染的治疗策略 …………………………… 177

第 21 章　全踝关节置换术后感染 …………………………………… 205

第 22 章　截肢术中假体植入技术的假体周围感染问题 …………………………… 209

第 23 章　诊断性评估和治疗的流程 …………………………………………………… 219

第 24 章　感染假体翻修中的移植骨及移植骨替代物 ………………………………… 237

附录　人工关节感染之抗生素治疗的误区 …………………………………………… 243

第一篇

引 言
Introduction

Rihard Trebše

（钟群杰　译　李章来　校）

关键词　流程·错误·控制

　　随着在 19 世纪 60 年代低摩擦全髋关节置换术的出现，全关节置换术（TJR）已经成为效果确切并且可靠的手术方式。虽然感染一直贯穿于全关节置换术的发展历程中，但是这个领域发展的主要焦点还是集中在植入物设计及材料的改进上。尽管从异体关节成形术时代的早期开始，人工关节感染（PJI）一直都是骨科医生和患者主要关注的领域，但是预防和治疗这种感染从来都不是科学研究时代的首要焦点（图 1-1）。

　　骨科医生曾经并且仍将会有隐瞒这种问题或者粗心大意地将此类问题误诊的趋势，直至发生不可忽略或解释的脓液排出。困难且又令人失望的治疗方案，以及与感染患者及其家属反复多次且充满挫折感的交流，这些使得经治医生出现盲目提供治疗的趋势，即使是他实际上对此并不感兴趣，以及没有合适的经验去处理这个问题，更不用说有团队和相关知识（以及提供全面的帮助）了。

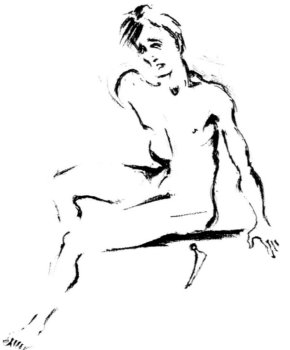

图 1-1　疼痛（由 Dr. Silvester Fonda，Orthopedic Hospital，Valdoltra，Slovenia 提供）

结果是，传统的治疗为通过移除假体和彻底清创联合对感染进行防控来完全解决这个问题，即使是抗生素未达到足量应用时。虽然感染最终被控制了，但是患者通常失去了关节并且功能受限。基于在医院里面的实践历史，再次植入假体的问题及其时机成为了经治医生和患者之间需要讨论的问题。

随着时间的推移，这个问题已经有所改善但是还不够充分。使得问题解决变得更加困难的是，这种感染通常是由手术量少的医生来治疗；由于这些医生有限的经验和知识，他们容易在关节置换术中造成更多比例的并发症，因为感染的发生率与骨科医生及医院的手术量高度相关。

在这个领域几乎没有随机性研究，强烈而明确的证据也正在被缓慢收集着。仅有一些中心已经在诊断和相关的治疗过程方面保持了一致性。因此，要进行对比是非常困难的。

在快速的工业化时期，工业质量控制过程的发展以发现错误和去除有缺陷的产品来减少花费和提高质量与顾客满意度为目的。对有缺陷产品的一致性分析为引进正确的措施以提高质量提供了基础。标准［比如国际标准化组织（ISO）］的引进和实施相对来说是缓慢和昂贵的，但是改进的幅度是相当大的。

当前的工业标准是以预防性措施为基础的。研究所严格采用了定义清晰的措施，包括对引进的产品、活动以及其潜在风险的一丝不苟的分析，这些都能够影响到产品的质量或者服务。

在医学上，我们在这方面远落后于工业。所有的医生都会偶尔犯下可怕的错误[1-2]，但正是由于缺乏制度化的预防性措施和程序使得这些错误和渎职行为在医院里反复发生。在医学中，生物过程的复杂性使得我们的操作难以标准化。在第一批有着彻底改善的医学流程中，其中一个是由麻醉医生们完成的，20世纪90年代他们在工作中实施了管理规范，这使得他们在工作安全性方面有了显著的提高[3-4]。尽管医学团体发现他们难以接受这些流程的实施，但最终成果是显著的，并且被所有相关方面所赞赏。

近些年来，在医院中实施这些标准的情况已经有所改变，正如数十年前在工业领域实施标准化的情况一样。一些医院已经成功控制了很多流程，特别是那些不直接参与医学的方面，但是纯医学领域的标准化仍相对欠发展，大部分是因为医生们对什么是正确的、合适的以及可以接受的标准有着各种各样的观点。

在医学中总是有这样的研究，它们使我们积累了大量的知识，但是把这种知识合理且广泛地应用于真实的临床环境中却不成功。在近些年来，由于患者和保险公司的期望值提高，已经有在临床工作复杂多变的部分中开始质量控制的活动，以求改善结果和减少错误。通过对治疗过程的精确定义、鉴别和集中处理潜在风险、分析治疗方案的偏差等，医疗过程可以提高患者的安全性和改善治疗的结果。缺陷是给医学人员特别是医生增加了管理和工作的负担。

全关节置换术的指数级增长期刚刚结束，正在步入稳定发展阶段。在发展中国家，甚至某种程度上在西方国家，预计这个重要的骨科领域还将会有更大的发展。PJI会给患者带来很多的痛苦、焦虑以及相当大的花费，因此，要解决这个问题变得更加的紧迫。

本书的理念是客观地呈现 PJI 微观进展过程中的基本知识、关于当前已经定型的治疗方案的临床证据，以及以此为依据，去充分地确定具有诊断价值的合适方法，并选择患者分类治疗，最后拟订相关的特定治疗方案。

我们的目标是努力建立 PJI 治疗的标准方案。只有当我们能确立一套标准，才可能研究临床中各种变量，并最终从根本上改进治疗。

参考文献

1. Brennan TA, et al. Incidence of adverse events and negligence in hospitalized patients: results of Harvard Medical Practice study I. N Eng J Med. 1991;324:370–6.
2. Localio AR, et al. Relation between malpractice claims and adverse events due to negligence: results of Harvard Medical Practice Study III. N Eng J Med. 1991;325:245–51.
3. Cooper JB, et al. Preventable anesthesia mishaps: a study of human factors. Anesthesiology. 1978;49:399–406.
4. Pierce EC, et al. The 34th Rovenstine Lecture: 40 years behind the mask – safety revisited. Anesthesiology. 1996;84:965–75.

2

关节置换术：历史回顾
Joint Replacement：Historical Overview

Rihard Trebše 和 **Anže Mihelič**

（钟群杰　译　李章来　校）

摘　要　自古，关节疾病就一直困扰着人们。许多专科医生已经介绍了大量的手术方法，并且在材料和假体设计方面获得了重要的进展。假体周围感染是早期阶段假体植入效果较差的主要原因。

关键词　人工·关节·历史发展·外科医生

关节疾病，特别是它们的表现形式，以及骨折自古便一直困扰着人们，这点可以被大量的来自各种不同时期的发掘遗物所证实[1-3]。甚至，希波克拉底在他的著作中就将扭伤和骨折区分开了。从古至今，许多不同且新颖的骨骼疾病治疗方法被发明出来，获得了很大的成功，同样也遭到了可怕的失败[4]。

人工关节和骨折内固定的历史已经非常漫长，感染从那时开始就一直存在，且有记载的第一例人工关节就是因为出现感染这种并发症而被移除了。历史上，感染是人工关节失败最常见的原因，常常是致命的。它们是影响骨科手术广泛发展的主要障碍[5]。

1822 年来自 Westminster 医院的 Anthony White（1782—1849）在伦敦实施了第一例关节切除成形术[6]。在 18 世纪和 19 世纪，第一代骨折治疗的外科原则和技术开始发展。第一代固定板是由来自 Hamburg 的 Hansmann 于 1886 年制作完成的。在早期，用于骨折稳定的工具是非常笨重的，而且在骨折切开复位后通常发生骨接合的高度不稳定[7]。

在这个时期也出现了人工关节。由于出现感染并发症，它们在大部分病例中都是失败的。来自柏林的 Themistocles Glück 教授（1853—1942）在 1890 年植入第一个人工膝关节，并且在 1891 年制造和植入了第一个人工髋关节。用镍板和螺钉将由象牙制作的"头"固定到骨头上[8]。同时他在 1902 年引入了关节成形术这个术语而备受称赞。1893 年法国医生 Pean 植入了第一例人工肩关节。这个由自然的生物材料组成的假体坚持了两年，这在当时几乎是不可思议的[9]。

在 Charnley 的低摩擦关节成形术时代之前，Themistocles Glück 教授的髋关节假体居于主导地位，大部分发展也是涉及髋关节的。通常，假体用作插入式关节成形术，由各种各样的材料做成，效果不确定。发现这些手术方法的先驱是著名的美籍挪威裔医生 Marius Smith Petersen（1886—1953）。随着 Vitallium® 插入式假体（钴铬钼合金）的引进，他完成了第一例效果可以预测而且持续的此类手术[10]。

在这个时期，手术医生们用各种材料进行了真正的骨-关节置换术。来自巴黎的

Robert 兄弟（1901—1980）和 Jean Judet（1905—1995）于 1948 年设计完成的丙烯酸假体最受欢迎。这个假体保持了当前的世界纪录，在体内长存达 51 年[11]（图 2-1）。

人工膝关节也在同时期获得了发展，但是如果与髋关节假体相比就没有那么成功了。效果较差的原因可能不在于假体，而在于手术技术欠佳。当前的机械轴平衡原则和关节稳定重要性原则在 20 世纪 80 年代中期才获得了发展。仿效 Smith Petersen 的例子，Boyd 引进了 Vitallium（钴铬钼合金）股骨涂层。其他人包括 Smith Petersen 在内都对类似假体的股骨和胫骨部件做了测试，但是未获成功[12]。1957 年，Walldius 发表了他的铰链膝关节假体与切除成形术的比较结果（图 2-2）。铰链全膝关节假体的良好

图 2-1 在植入体内 51 年后取出的 Judet 丙烯酸半髋假体

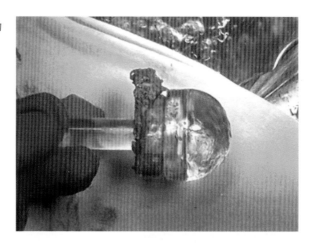

图 2-2 植入 25 年后的早期铰链全膝关节置换术失败的 X 线片

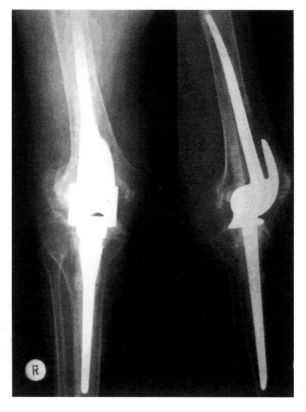

效果开创了全膝关节置换术的一个新时代，并且持续了近 30 年，在有些中心，甚至持续到了现在。这项研究还因第一次以疼痛作为人工关节植入的指征成为了里程碑[13]。在那之前，活动度受限实际上是唯一的合适指征。

追随 J.Charnley 的例子，Gunston 在 Wrightington 医院第一次在他的膝关节置换术中使用聚乙烯对金属（polyethylene against metal），这是当前全髁膝关节置换术的原型[14]。Gunston 非常重视膝关节的运动力学，但是忽略了有效的固定，导致他的手术失败。

追随着 Freeman 的例子，只有 Insall 在 1974 年成功地引入了第一个全髁膝关节置换（图 2-3），并且创立了对这种膝关节假体正常运转来说必不可少的手术技术[15]。

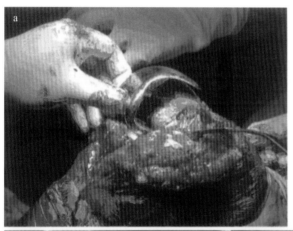

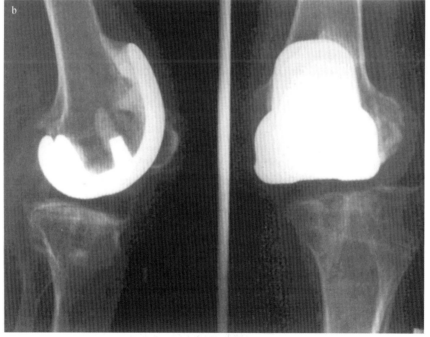

图 2-3 （a）Freeman 全膝关节置换术后 20 年因关节不稳而翻修；（b）同一膝关节在假体取出前的 X 线片

其他关节的假体也在以同样的方式不断发展。但是，这些在当前使用比率仍相对较低，尽管有增加的趋势，特别是对肩关节假体而言。

假体的进一步发展是以新材料的引进、不同的固定方式、假体设计、属性和涂层的进步以及新的微创手术技术为基础的[16]。当前，用于人工关节生产的材料已经非常丰富了。

参考文献

1. Rogers J, Watt I, Dieppe P. Arthritis in Saxon and mediaeval skeletons. Br Med J. 1981;283:1668–70.

2. Thould AK, Thould BT. Arthritis in Roman Britain. Br Med J. 1983;287:1909–11.

3. Trinkaus E. Pathology and the posture of the La Chapelle-aux-Saints Neandertal. Am J Phys Anthropol. 1985;67:19–41.

4. MacLennan WJ. History of arthritis and bone rarefaction: evidence from paleopathology onwards. Scot Med J. 1999;44:18–20.

5. Gomez PF, Morcuende JA. Early attempts at hip arthroplasty 1700s to 1950s. Iowa Orthop J. 2005;25:25–9.

6. Anon. Anthony White (obituary). Lancet. 1849;1:324.

7. Broos PL, Sermon A. From unstable internal fixation to biological osteosynthesis. A historical overview of operative fracture treatment. Acta Chir Belg. 2004;104:396–400.

8. Rang M. Anthology of orthopaedics. Edinburgh/London/New York: Churchill Livingstone; 1966.

9. Rockwood CA, Matsen F, Wirth M. The shoulder. 3rd ed. Philadelphia: Saunders; 2004.

10. Smith-Petersen M. Evolution of mould arthroplasty of the hip joint. J Bone Joint Surg Br. 1948;30:59.

11. Kovač S, Pišot V, Trebše R, Rotter A. Fifty-one years survival of a Judet polymethylmethacrylate hip prosthesis. J Arthroplasty. 2004;19:664–7.

12. Klenerman L, editor. The evolution of orthopaedic surgery. London: The Royal Society of Medicine Press Limited; 2002.

13. Walldius B. Arthroplasty of the knee joint using an endoprosthesis. Acta Orthop Scand Suppl. 1957;24:1–112.

14. Gunston FH. Polycentric knee arthroplasty. Prosthetic simulation of normal knee movements. J Bone Joint Surg Br. 1971;53:272–7.

15. Insall J, Scott WN, Ranawat CS. The total condylar knee prosthesis. A report of two hundred and twenty cases. J Bone Joint Surg Am. 1979;61(2):173–80.

16. Konttinen YT, Milošev I, Trebše R, Rantanen P, Linden R, Tiainen V, Virtanen S. Metals for joint replacement. In: Ravel PA, editor. Joint replacement technology. New developments. Cambridge: Woodhead Publishing; 2008.

3

人工关节置换的生物材料学
Biomaterials in Artificial Joint Replacements

Rihard Trebše

（钟群杰　译　李章来　校）

摘　要　人工关节感染从定义上来说是一种由异物的存在所决定的疾病。由于用于制造关节假体的材料多样，因此具备对关节置换术中所用材料特点的基本知识甚为重要。本章概述了生物材料及其特性，重点讨论影响感染发展的材料特征。本章描述了用于骨科的金属、陶瓷以及聚合物的一些特征，也描述了用于防止细菌定植和感染的新的假体表面处理技术。

关键词　金属·聚合物·腐蚀·机械性能

3.1　引　言

生物材料在医学上是可以用于人体的。它们的应用正在快速地增长。在发达国家，几乎每一位老年人都在其一生中携带有某种此类材料。生物材料市场的价值高达 3000 亿美元，并且以每年 20％的速度增加[4]。

生物材料有很多局限性。它们必须能正常工作，又具备生物相容性。它们真实和潜在的风险必须是在可接受范围内，而且与治疗目标保持一致。在生产和处理时要特别强调材料属性、生产过程、测试试验、毒性、消毒以及可追溯性等等。管理生物材料的核心标准已经发表在 EN ISO 10993 系列上，里面包含了很多标准。

按照化学成分来分类，生物材料可分为金属、陶瓷、聚合物、复合物以及生物来源的物质。按照宿主的反应，生物材料可分为：

生物耐力，比如骨水泥。这些材料通常在体内被纤维膜所覆盖。

生物惰性，这些材料在某些条件下可以与组织直接形成化学链接，比如 Ti 和 Al 氧化物。

生物活性，这些材料直接包含了骨骼中的羟基磷灰石或者生物玻璃。

生物可吸收性，这些材料可部分（磷酸钙）或者完全（聚乙交酯）被吸收。

根据表面反应性，生物材料可分为：

1. 几乎惰性-表面光滑；

2. 几乎惰性-表面粗糙；

注：原著参考文献上角标未按序排列。

3. 具有化学反应活性的表面；

4. 具有生物可吸收性的材料。

金属关节假体属于第一组或者第二组，取决于表面光洁度。大多时候它们被纤维膜所覆盖，这是金属引起的异物反应的结果。在这种情况下，金属被认为是有生物容忍性的。金属也可以是生物惰性的，特别是钛金属及其氧化物在合适的条件下可以与骨骼发生链接。具有表面活性的材料也可直接与骨骼链接，生物玻璃和羟基磷灰石就是其中的代表。

在骨科手术中[8]，最重要的生物材料是金属、陶瓷、聚合物，此外还有一小部分其他材料。在金属材料中，手术用钢、钴铬合金、商业纯钛（CPT）、钛合金、铝以及钽合金都在普遍应用。银以及其他贵金属很少被采用。

对它们的应用来说比较重要的特性包括生物相容性、弹性、韧性、抗疲劳性、抗腐蚀性[21]以及易过敏性。

3.2   用于关节置换的金属

手术用钢（AISI316L）是由钢、钛以及至少11％的铬所组成的合金。位于表面的铬形成了持续的被动氧化层，用于防止表面被侵蚀。尽管手术用不锈钢的抗腐蚀性能很强，但是在这个方面其他金属比如钴或钛合金则更强。由于不锈钢对凹陷和裂隙腐蚀相对较敏感，所以其不能拥有多孔的表面。将镍或者钼加入其中可以进一步提高不锈钢的抗腐蚀性能。镍也可稳定材料中的奥氏体结构，奥氏体结构使得材料具有非铁磁性，可以用于磁共振检查。不锈钢已经应用了很长一段时间了，当前主要把它应用在将来会取出的假体中，尽管机体能够很好地容忍从材料中缓慢释放出来的金属离子。即使拥有 350/400MPa/10^7 步行周期这样良好的抗疲劳性也不能令它持续使用。不恰当的设计、材料缺陷以及腐蚀等不利条件时常导致其失败（图 23-5）。在 200GPa 的弹性模量下，它大约比骨骼硬十倍。用骨水泥固定不锈钢可以减低应力遮挡，因为骨水泥可以分散应力而且其弹性模量较低。

钴铬合金（如 CoCr29Mo5，F-75）通常包括了 30％～60％的钴和 20％～30％的铬，剩下部分主要是钼，有时候是镍。它们是最常用于关节置换假体的材料，可以用骨水泥固定。由于它的弹性模量低，200～300GPa（比骨干硬10～15倍），因此用骨水泥固定是必需的。正如手术用钢一样，骨水泥发挥分散应力和减少应力遮挡的作用。由于铬氧化物钝化层的形成[21]，这些合金的表面能够抵抗腐蚀。这些合金对电流腐蚀的高抵抗性使得将钴和钛合金假体联合应用成为可能。

钛（商业纯钛）及其合金（主要是 $TiAl_6V_4$，很少为 $TiZr_{13}Nb_{13}$，以及其他）比钢或钴为基础的合金具有更好的抗腐蚀性能。在表面形成的钛氧化物可以提供钝化保护层来防止腐蚀。万一钝化层被磨损，金属表面能主动再次钝化。在磨损条件下积聚在假体周围的钛氧化物使得组织变黑（金属病）。铝与骨软化病及痴呆有关。钛合金包含了铝，这些铝均匀分布，并不在表面积聚。还没有因钛合金中使用铝而发生痴呆或者骨软化病的报道。优秀的抗腐蚀性允许表面出现多孔（孔直径，如 50～400μm，孔间隔，如 75～150μm），这有助于生物长入（图 3-1）。

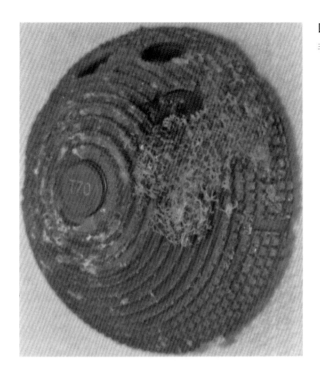

图 3-1　因感染而取出的商业纯钛 Allofit 非骨水泥杯上的骨生长

由于钛及其合金弹性模量比较低（110GPa），能更好地和骨骼相匹配，抗疲劳性高（在 10^7 个循环达 $500\sim650$MPa），以及骨传导性能，其成为最常用于非骨水泥固定假体的材料。这些合金是非常坚硬的，能抗腐蚀和具有生物相容性。它们不适用于存在大量微动状态的骨水泥固定假体，因为在这些情况下可能会发生有害的摩擦腐蚀现象[8-9]。

3.2.1　腐蚀与感染

在电解质溶液中，比如体液，发生的因电解侵蚀而产生的金属逐步降解就意味着腐蚀。所有的金属都要产生腐蚀，只是程度不同而已。在体内发生各种类型的腐蚀。裂隙腐蚀发生在两个相互非常接近且位于液体中的金属表面（比如头-颈锥形接合处）。在这种环境中，氧气的缺乏妨碍了保护性的表面钝化层的形成，由此加速了腐蚀过程（图 3-2）。点状腐蚀的原理类似。电流腐蚀来源于两种金属的不同电化学性能[21]。腐蚀产物改变了关节假体周围的化学环境，对局部原本和适应后的免疫系统能力有着负面的影响。可能产生的后果是，在金属对金属（MOM）[9]全髋关节置换中增加了感染的发生率，微米和纳米级的金属碎屑与这个巨大的表面发生腐蚀，产生更多的有毒的腐蚀产物（见第 13 章）。

3.3　聚合物

迄今为止，在聚合物中应用于全关节置换术最为成功和常见的是聚乙烯（PE）。聚四氟乙烯[3]和聚缩醛树脂[20]也在被使用，但是很不成功。Ziegler Natta 因将乙烯聚合

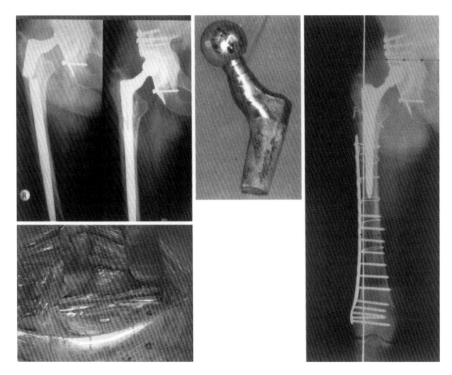

图 3-2　因裂隙腐蚀而进行翻修的钛合金非骨水泥柄。X 线片显示了断裂后的假体以及经股骨开窗翻修后的假体

化获得了 1963 年的诺贝尔奖[17]。目前在市场上有多种类型的聚乙烯。最近使用最多的是超高分子量聚乙烯（UHMWPE），它的摩擦性能良好。磨损产生的颗粒状碎屑会导致骨溶解以及随后的松动，是它一个很重要的缺陷[22]。

　　UHMWPE 是由简单的碳主链附加氢原子所组成的。它是很多个单元的乙烯气体（C_2H_4）所组成的同聚物，平均分子量达（$3.5 \sim 6$）$\times 10^6$ g/mol。当分子链的长度增加时，它的分支和复杂程度也随之增加。密度越高，磨损越小。它的机械性能（抗冲击性、延展性以及硬度）、抗磨损性、抗氧化降解性等使它成为用于关节置换的优秀材料。

　　天然 UHMWPE 以树脂形式存在。当今占据主要地位的是叫作 GUR 1020 和 1050 的两种树脂，其他类型的树脂也在使用（GUR1120 和 1150）。如果代码的第一个数字是 1 的话，那么它表示这种聚乙烯可以用于骨科器材的制作。第二个数字表示硬脂酸钙的存在（1）或缺失（0）。第三个数字（2 或 5）表示分子量，2×10^6 g/mol 或者 5×10^6 g/mol。第四个数字（0）是 Hoechst（原来生产聚乙烯的公司）内部码[11]。

　　GUR 树脂是 20 世纪 60 年代 J. Charnley 先生使用的树脂替代物。随着聚乙烯臼杯和手术用钢（EN58J）的使用，Charnley 为现代关节置换术设立了基本原则[1]。这种假体的生存率难以被超越。

　　用 gamma 或者 beta 射线处理聚乙烯，以提高交联性和连续抗磨损性，是目前主要使用的聚乙烯。在 20 世纪 70 年代，Oonishi 已经引进了经过照射处理的聚乙烯臼杯，用于减少颗粒状磨损碎屑和随之发生的骨溶解。当前经过热处理的交联聚乙烯

（XLPE）是在 20 世纪 90 年代引入的[13]。为了生产 XLPE，标准的 UHMWPE（GUR1020 或 1050）需要用 gamma 或者 beta 射线照射。照射分裂了长的 PE 链，产生自由基，这些自由基相互结合，并且在长的聚乙烯分子之间形成交联共价链。这种随之产生的材料更加耐磨，但是更容易发生氧化，因为残留的自由基被锁定在材料内。为了提高氧化稳定性，需要各种照射后的加工过程，包括退火或者重新熔化。在退火时，将照射过的聚乙烯在熔点以下温度加热，自由基的数量大幅度减少，但还是没有完全消除。经过退火的材料的优点是它们的机械性仍旧得到保留，但是氧化稳定性还未到最佳。重熔的材料没有了残留的自由基，因为它们都自我结合了，但是其机械性能却大幅度降低。重熔后的 XLPE 更脆[15]。正在发展的用于消除自由基，但是仍旧保留机械性能的新方法中，在树脂中掺入维生素 E 和顺序退火是最有希望成功的措施[15]。总体来说，XLPE 已经显示了优秀的结果，尽管还有一些小瑕疵[15]。

3.4　陶　瓷

在 20 世纪 70 年代早期，陶瓷就已经应用于髋关节置换术中了[2]。在引进 ISO 6474 标准后，这种材料的质量逐步提高[7]，特别是现在结构密度已经几近理论值 $3.98g/cm^3$ 和颗粒大小在 $2\mu m$ 以下。这种改善主要体现在杂质和表面抛光度上。当前正在用现代技术制造第三代氧化铝，比如，清洁空间加工、烧结后热等压处理、激光雕刻取代机械雕刻、验证测试和总质量控制[23]。

目前有两种类型的陶瓷，氧化铝（Al_2O_3）和氧化锆（Zr_2O_3）。当前的氧化铝陶瓷已经显示出优秀的抗磨损性能和优秀的生存率曲线，唯一比较重要的缺陷就是陶瓷假体容易碎裂[16]。这种并发症的发生率正在下降，据报道在 2006 年的发生率是 0.16%[14]。值得一提的是在最近的一些文献中报道，在亚洲人群中陶瓷碎裂的发生率甚至达到＞3%[5,15]。氧化锆陶瓷已经被放弃使用，是因为它有较高的失败率，这和在体内阶段发生的变形问题和由此带来的高磨损有关。最近，复合高性能陶瓷材料［Biolox Delta®-氧化锆使氧化铝变得坚硬（ZTA）］已经被引进，它的机械性能和抗碎裂能力都有提高（ISO 6474-2）。它由高纯度的氧化铝（80%）和增强材料如氧化锆（17%）、铝酸锶（3%）以及其他含量较少的物质如铬等组成。加入铬可以提高硬度（这也是陶瓷出现粉红色的原因），少量的钇（Y_2O_3）可以部分稳定氧化锆[10]。

3.5　抗菌涂层

传统的全身用药方式有很多缺陷，比如潜在的全身毒性、需要住院以及监测血清药物浓度，更别提其他在附录中所讨论的问题了。局部使用抗生素和其他生物活性分子可以在最需要它们的地方发挥最大的作用，同时减少潜在的副作用和其他相关的缺点。

假体的存在使得金黄色葡萄球菌的最小感染数减低高达 100 000 倍[24]。如果细菌的黏附速度快于宿主的组织修复能力，那么宿主的防御能力是不能够将细菌从假体表面移除的，假体相关的感染就由此发生了，并且在生物膜层的保护下继续进行。因此，预防细菌黏附对预防假体相关的感染来说至关重要，因为成熟的生物膜对免疫系统和抗生素两者来说都是很难去除和破坏的。

我们早就知道，对于不同类型的假体表面，不同的细菌黏附亲和力是不一样的。这种变化主要源于不同的疏水性、电荷量、假体表面化学特性以及其多孔性。但是这种区别不是很大。当前的趋势是，使假体的表面保留有生物固定的潜能，但又有较强的细菌排斥功能。最近，正在发展的无机涂层、无机-有机复合涂层等，使得假体表面有释放药物以预防感染的功能。

令人感兴趣的涂层包括聚合物涂层、无机涂层和新近的纳米陶瓷。聚合物涂层有一些缺点，比如有限的化学稳定性、局部炎症反应和不可控制的药物释放动力学。最终是无机涂层，比如生物陶瓷和生物活性玻璃等令人产生了兴趣。最复杂且新近引入的表面药物释放系统是陶瓷纳米。表面的纳米结构使得细胞黏附力增加、成骨细胞增殖以及伴随着生物矿化增加的细胞分化。联合能够模拟骨骼结构的生物聚合物和生物活性陶瓷，科学家们发明了复合涂层，它能够携带多种功能不同的生物分子用于局部释放药物[19]。

带有抗生素的涂层能够将不同的表面、涂层和抗菌性金属比如银、铜等，以及能释放一氧化氮（NO）的材料结合起来最有希望成功[19]。纳米结构 HA 涂层包括纳米银微粒联合生物相容的聚合物和 TiO_2 纳米管已经在一些研究中被证实是有效的。带有 NO 装载的二氧化硅和纳米金微粒的涂层已经显示出有抗菌活性并且能控制 NO 释放。

纳米结构涂层已经为新的生物医学涂层和假体发展展示了强大的前景。目前正在广泛地探索纳米膜、纳米涂层以及纳米结构表面，以期用于生物医学设施[12]。它们的优势是减少炎症和实现药物释放动力学的可控性。最有前景的纳米表面技术是 TiO_2 纳米管[18]，它可以装载不同的物质，比如庆大霉素，而且还可以通过控制管的尺寸来调整药物的释放。纳米金刚石是新的具有发展希望的材料，因为它具有生物相容性以及对很多类型的细胞来说毒性较低。包埋于聚合物基质中的纳米金刚石的携带药物的微膜（2～8nm）可以释放药物达数月。另一个局部抗生素释放的可能性是以羟基磷灰石为基础的纳米结构生物性的无机涂层和以二氧化硅为基础的溶胶凝胶，它们都具有生物相容性和生物活性，并且具有释放可控的潜能[19]。

纳米技术有其内在已知的和未知的危险，需要在人类广泛应用带有这种技术的假体之前得到处理[6]。进一步的研究应该需要更细致地评估这些纳米结构对健康组织的影响。

参考文献

1. Berry DJ, Hamsen WS. The Charnley: the Mayo Clinic. In: Finerman GAM et al., editors. Total hip arthroplasty outcomes. New York: Churchill/Livingstone; 1998.
2. Boutin P, Christel P, Dorlot J-M, Meunier A, de Roquancourt A, Blanquaert D, Herman S, Sedel L, Witvoet J. The use of dense alumina-alumina ceramic combination in total hip replacement. J Biomed Mater Res. 1988;22:1203–32.
3. Charnley J. Low friction principle. In low friction arthroplasty of the hip: theory and practice. Berlin: Springer; 1979.

4. Chu PK, Liu X. Preface. In: Chu PK, Liu X, editors. Biomaterials fabrication and processing handbook. Boca Raton: CRC Press/Taylor & Francis Group; 2008.

5. Hasegawa M, Sudo A, Hirata H, Uchida A. Ceramic acetabular liner fracture in total hip arthroplasty with a ceramic sandwich cup. J Arthroplasty. 2003;18:658–61.

6. Hoet PHM, Bruske-Hohlfeld I, Salata OV. Nanoparticles- known and unknown health risks. J Bionanotechnol. 2004;2:12–27.

7. International Standard ISO 6474 standard, second edition 1994-02-01. Implants for surgery – ceramic materials based on high purity alumina.

8. Konttinen YT, Milošev I, Trebše R, Rantanen P, Linden R, Tiainen V-M, Virtanen S. Metals for joint replacement. In: Ravel P, editor. Joint replacement technology: new developments. Cambridge: Woodhead Publishing Limited; 2009.

9. Kovač S, Trebše R, Milošev I, Mihalič R, Levašič V. Incidence of inflammation of the THP with metal on metal articulation. 9th EFORT Congress, Nice, France; 29 May–1 June 2008. p. 1449.

10. Kuntz M, Masson B, Pandorf T. Current state of the art of the composite material Biolox delta. In: Menndels L, editor. Strength of materials. New York: Nova Science; 2009.

11. Kurtz SM, Muratoglu OK, Evans M, Edidin AA. Advances in the processing, sterilization, and crosslinking of ultra-high molecular weight polyethylene for total joint arthroplasty. Biomaterials. 1999;20:1659–88.

12. Liu H, Webster TJ. Nanomedicine for implants: a review of studies and necessary experimental tools. Biomaterials. 2007;28:354–69.

13. McKellop H, Shen FW, Lu B, Campbell P, Salovey R. Development of an extremely wear-resistant ultra high molecular weight polyethylene for total hip replacements. J Orthop Res. 1999;17:157–67.

14. Mehmood S, Jinnah RH, Pandit H. Review on ceramic-on-ceramic total hip arthroplasty. J Surg Orthop Adv. 2008;17:45–50.

15. Milosev I, Trebše R, Kovac S. Materials development and latest results of various bearings. In: Aoi T, Toshida A, editors. Hip replacements, approaches, complications and effectiveness. New York: Nova Science Publishers Inc; 2009.

16. Milošev I, Kovač S, Trebše R, Levašič V, Pišot V. Comparison of 10-year survivorship of a hip prosthesis using conventional polyethylene, metal-on-metal or ceramic-on-ceramic bearings. J Bone Joint Surg Am. 2012;94:1756–65.

17. Morawetz H. Polymeres. The origins and growth of a science. New York: Wiley; 1985.

18. Popat KC, Eltgroth M, LaTempa TJ, Grimes CA, Desai TA. Decreased *Staphylococcus epidermis* adhesion and increased osteoblast functionality on antibiotic-loaded titania nanotubes. Biomaterials. 2007;28:4880–8.

19. Simchi A, Tamjid E, Pihbin F, Boccacini AR. Recent progress in inorganic and composite coatings with bactericidal capability for orthopaedic applications. Nanomedicine. 2011; 7:22–39.

20. Trebše R, Milosev I, Kovac S, Mikek M, Pisot V. The isoelastic total hip replacement: a fourteen to seventeen years follow-up study. Acta Orthop. 2005;76:169–76.

21. Virtanen S, Milošev I, Gomez-Barrena E, Trebše R, Salo J, Konttinen YT. Special modes of corrosion under physiological and simulated physiological conditions. Acta Biomater. 2008;4:468–76.

22. Willert H. Reactions of articular capsule to wear products of artificial joint prostheses. J Biomed Mater Res. 1977;11:157–64.

23. Willmann G. Ceramic femoral head retrieval data. Clin Orthop Relat Res. 2000;379:22–8.

24. Zimmerli W. Prosthetic-joint-associated infections. Best Pract Res Clin Rheumatol. 2006;20:1045–63.

4

人工关节感染（PJI）的定义
The Definition of Prosthetic Joint Infections（PJI）

Rihard Trebše 和 **Andrej Trampuž**

（钟群杰　译　李章来　校）

　　摘　要　似乎给 PJI 下个定义是很简单的事情，但问题在于不同的作者给出的定义是不同的。普遍认为，当关节周围出现脓液时，当皮肤和假体之间出现窦道时，当在多份样本中找到致病菌时，PJI 诊断才能确立。在本章中，将详细地逐一讨论这些标准，以便尽可能明确地诊断 PJI。

　　关键词　定义·假瘤·诊断标准·金属病

4.1　PJI 的定义

　　在进入讨论评估 PJI 所必要的操作细节之前，清楚地定义病理过程，并将其作为确定诊断和治疗方案的基础，是非常有益的（表 4-1）。

　　通常来说，人工关节周围或者附着其上的有活性的微生物是引起 PJI 的必备条件。有时候，它们是很难被分离和鉴定出来的。就临床来说，如果符合以下至少一个或者多个条件，那么有症状的人工关节感染的诊断成立[1-3]：

　　1. 存在与假体相通的窦道（瘘管）；

　　2. 关节周围存在脓液；

　　3. 从关节假体周围的液体或组织中，或者从假体本身中，分离出微生物。

表 4-1　PJI 诊断标准概述

窦道（瘘管）
组织学上存在急性炎症
≥1 至 ≥10 个中性粒细胞/高倍镜视野
滑液中存在白细胞[a]
膝髋关节置换：≥1.7×10^9/L 白细胞和（或）≥65％中性粒细胞
脓液[b]
人工关节周围存在脓液
微生物生长
从穿刺获得的滑液培养阳性
在 ≥3 份经超声裂解的液体中，至少有 2 份以上的假体周围组织中出现同一种微生物的生长
（>50CFU/ml）

　　[a] 不包括在术后早期（3 个月）以及炎性关节病的情况；

　　[b] 不包括出现假性脓液的情况，此时，它是无菌的，而且是由异物反应引起的

4.1.1 与假体相通的窦道

我们将所有假体和皮肤之间出现窦道的病例诊断为感染，即使我们不能找到致病菌。然而，当出现伴有引流槽的早期伤口愈合不良或者引流口变成了瘘管时，就很难准确地区分了。术后持续引流超过10天以上，就可定义为瘘管，需要进行评估和再治疗。在浅表感染中，皮下窦道是不与关节腔相通的。瘘管造影可以帮助确定窦道的延伸程度。如果瘘管造影不能确定其与人工关节是否相通，这也不一定意味着不存在相通。在浅表感染中，再次手术切开窦道通常可以获得彻底治愈。

4.1.2 关节周围脓液

通过以下方式可以确诊关节周围有脓液：肉眼观察组织学和（或）假性滑液细胞学，这是处于高级别的过程。当每高倍镜视野存在 $\geqslant 1$ 至 $\geqslant 10$ 个中性粒细胞时就可以定义为组织学上的急性炎症（参见第16章）。在术前通过穿刺可以获得假性滑液，如果术前穿刺时是干性的，那么可以在术中获得[4]。在术中穿刺和评估的情况下，很有必要进行实验室检查，以提供有价值的数据，及尽快帮助做出术中如何继续进行手术的决定。在假性滑液中计数白细胞用于诊断感染的阈值如下[2,5]：

髋、膝关节：$\geqslant 1.7 \times 10^9/L$ 白细胞，$\geqslant 65\%$ 中性粒细胞。在金属对金属（MOM）的界面中（图4-1和图4-2）或者在任何两面有两个硬质界面磨损的病例中（图4-3和图4-4），比如螺钉和接骨板相互摩擦，或者如果假体、假体的金属部分已经磨穿塑料，那么对关节周围脓液的理解就必须要非常谨慎了。随之发生的金属病可能和所谓的假瘤或者假性感染有关。这种过程通常和巨大的肉芽肿的发生有关（图4-5a和b），假性滑液在肉眼上看上去像脓液，但是大部分都是无菌的[6]。

造成这种现象的确切原因还没有找到，但是通常认为这是由于磨损过程中所形成的金属颗粒的过敏性或者毒性反应引起的。尽管这可能在任何金属对金属或者陶瓷对金属的病例中发现[7]，但是它还是最常见于伴有假体位置异常和随之发生的异常摩擦学的失败的表面关节置换中[8]。最近，有提议认为这种脓性反应是由金属碎屑的腐蚀所造成的。巨噬细胞吞噬的金属颗粒在溶酶体中容易发生腐蚀，并且释放对细胞有害的金属离子。离子和警告素（alarmins）从溶解的细胞中释放出来。高离子浓度促使水分的内流，警告素刺激了内在的免疫系统和炎症过程，结果导致了炎症细胞的聚集。

4.1.3 从关节假体中分离微生物

关节穿刺是最常应用于PJI评估的诊断手段（图4-6）。有大量的证据表明，强烈推荐在评估PJI时进行关节穿刺，用于培养及滑液细胞计数和分类[2,9-10]。从关节穿刺中得到的任何微生物生长对诊断感染证据都是充分的，因为它的特异性很高。然而，通过组织培养或者假体超声裂解来确认同一种微生物的存在，是极其明智的。在病史、查体和其他诊断方式都提示有感染存在的病例中，关节穿刺并不足以用来排除感染，因为它的敏感度变化较大，从11%到100%[11-12]，但是最近Meermans在meta分析中显示了它的敏感度通常在70%左右[13]。有限的敏感性可以由细菌的生物膜生长类型来

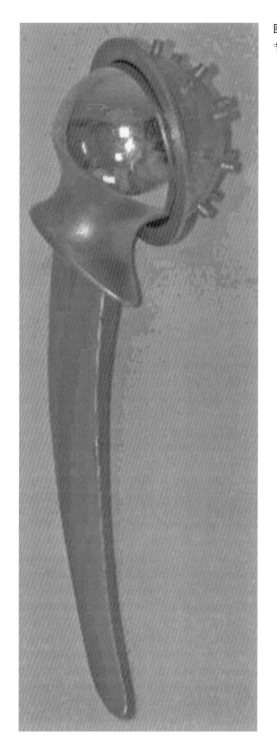

图 4-1　McKee-Farrar MOM 全髋关节成形术

解释。只有很小一部分是释放成为浮游状态的，并且通过穿刺可以获得[14]。术中组织活检被认为是诊断 PJI 的金标准。三份或者以上的标本中出现两份以上生长有同一细菌并伴同一抗菌谱，即可被确诊[15]。对高毒力的微生物如金黄色葡萄球菌，一份标本阳性就足够了。最近，对取出假体的超声裂解技术[1]逐渐取代了组织活检，从而成为了

图 4-2　当代 MOM 表面全髋关节成
形术（THA）

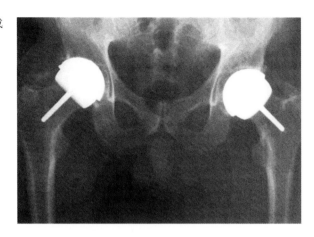

图 4-3　来自于 MOM THA 的磨损
的金属表面

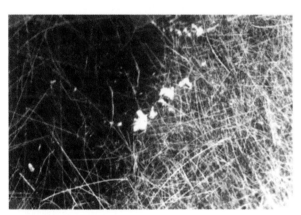

图 4-4　在先前的陶瓷对陶瓷界面碎
裂后，陶瓷颗粒作为第三体与金属
头摩擦

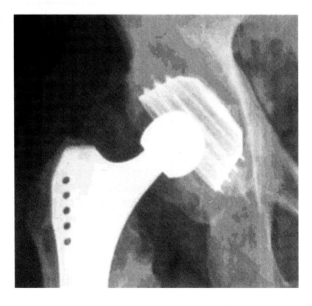

PJI 病因学诊断的金标准。诊断阈值为在超声裂解液体中浓度为 50CFU/ml。较低的计
数则考虑为低毒力感染，特别是分离出来为痤疮丙酸杆菌属。

　　必须要强调的是，要避免使用拭子，特别是来自于窦道渗出物的拭子。在这些标本

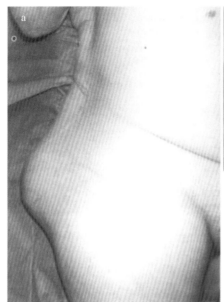
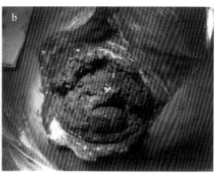

图 4-5　（a，b）在 MOM THA 中出现的巨大肉芽肿

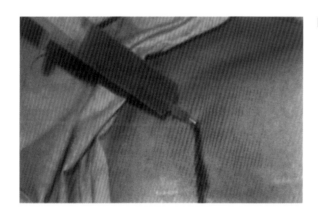

图 4-6　脓样的假性滑液

中，总能培养出一些东西来，但是只在非常少见的情况下，这些微生物与感染关节相一致[3,16]。

在定义上，脓液是指黄白色，有时候是绿色、蓝色，或者血性的集合物，通常是黏性的，富含蛋白的炎性渗出物，形成于组织中，由多形核白细胞（PMN）、坏死的液化组织、微生物以及组织液组成。它一般聚集在感染灶周围。

*假性脓液*与脓液类似，但它不是由感染引起的。很多 MOM 界面的穿刺液看上去是脓液，但是新鲜关节液的微观检查和染色涂片的细胞学沉淀评估显示了另外不同的情景。肉眼上，它们（假性脓液）像牛奶般、黄色、灰色、巧克力棕色、黄灰色以及金属灰色（图 4-7），或者甚至是黑色和血性的。有时候，裸眼就可能观察到穿刺液里面充满了金属碎屑。

图 4-7 从 MOM THA 中获得的灰色假性脓液

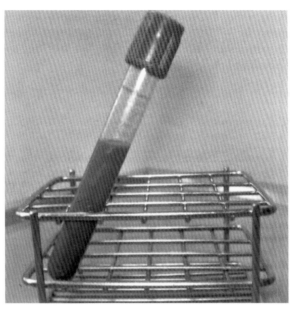

　　细胞学检查是很难理解的。白细胞计数有时候很难完成，因为在标本中有太多的碎屑和颗粒（关节组织和假体残留物）。白细胞很少见，通常总是在诊断 PJI 的阈值以下。对分类细胞计数来说，可用 Pappenheim 染色来处理穿刺液细胞沉淀涂片。在 MOM 涂片中，我们可以找到淋巴细胞、PMN（3%～85%）（这些细胞都已经空泡化或者溶解了），以及单核巨噬细胞（3%～27%）（这些细胞都吞噬了深紫色的金属颗粒）。有时候，在金属病的标本中，嗜伊红细胞约占 3%～13%。除了涂片周围的紫色金属颗粒之外，在有些标本中，也可以见到 PE 颗粒。它们常是透明的，呈轻度蓝色的小斑块（图 4-8）。

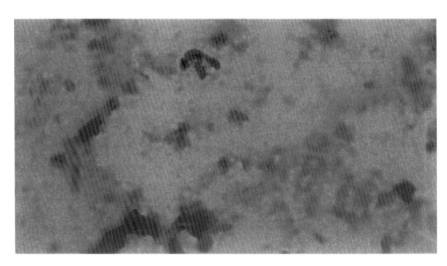

图 4-8　假性脓液显微镜下的 PE 染色表现，以及金属颗粒

参考文献

1. Trampuz A, Piper KE, Jacobson MJ, Hanssen AD, Unni KK, Osmon DR, Mandrekar JN, Cockerill FR, Steckelberg JM, Greenleaf JF, Patel R. Sonication of removed hip and knee prostheses for diagnosis of infection. N Engl J Med. 2007;357:654–63.
2. AAOS (American academy of orthopedic surgeons). The diagnosis of periprosthetic joint infections in the hip or knee. Guideline and evidence report. 1st ed. AAOS, Rosmont. 2010. http://www.aaos.org/research/guidelines/guide.asp
3. Del Pozzo JL, Patel R. Infections associated with prosthetic joints. N Eng J Med. 2009; 361:787–94.
4. Mihalič R, Trebše R, Terčič D, Trampuž A. Synovial fluid cell count for rapid and accurate intraoperative diagnosis of prosthetic joint infection. In: 10th EFORT Congress, Vienna. 2009.
5. Trampuž A, Hanssen AD, Osmon DR, Mandrekar J, Steckelberg JM, Patel R. Synovial fluid leukocyte count and differential for the diagnosis of prosthetic knee infection. Am J Med. 2004;117:556–62.
6. Canadian Hip Resurfacing Study Group. A survey on the prevalence of pseudotumors with metal-on-metal hip resurfacing in Canadian academic centers. J Bone Joint Surg. 2011;93 Suppl 2:118–21.
7. Milošev I, Trebše R, Simon K, Andrej C, Venčeslav P. Results and retrieval analysis in Sikomet metal-on-metal total hip arthroplasty at a mean follow-up of seven years. J Bone Joint Surg Am. 2006;88:1173–82.
8. Glyn-Jones S, Roques A, Taylor A, Kwon YM, McLardy-Smith P, Gill HS, Walter W, Tuke M, Murray D. The in vivo linear and volumetric wear of hip resurfacing implants revised for pseudotumor. J Bone Joint Surg. 2011;93:2180–8.
9. Bauer TW, Parvizi J, Kobayashi N, Krebs V. Diagnosis of periprosthetic infection. J Bone Joint Surg. 2006;88:869–82.
10. Trampuž A, Hanssen AD, Osmon DR, Mandrekar J, Steckelberg JM, Patel R. Synovial fluid leukocyte count and differential for diagnosis of prosthetic knee infection. Am J Med. 2006;117:556–62.
11. Bernard L, Lubbeke A, Stern R, Bru JP, Feron JM, Peyramond D, Denormandie P, Arvieux C, Chirouze C, Perronne C, Hoffmeyer P. Value of preoperative investigations in diagnosing prosthetic joint infection: retrospective cohort study and literature review. Scand J Infect Dis. 2004; 36:410–6.
12. Ali F, Wilkinson JM, Cooper JR, Kerry RM, Hamer AJ, Norman P, Stockley I. Accuracy of joint aspiration for the preoperative diagnosis of infection in total hip arthroplasty. J Arthroplasty. 2006;21:221–6.
13. Meermans G, Haddad FS. Is there a role for tissue biopsy in the diagnosis of periprosthetic infection? Clin Ortop. 2010;468:1410–7.
14. Costerton JW. Biofilm theory can guide the treatment of device-related orthopaedic infections. Clin Orthop Relat Res. 2005;437:7–11.
15. Tunney MM, Patrick S, Gorman SP. Improved detection of infection in hip replacements: a currently underestimated problem. J Bone Joint Surg. 1998;80:568–72.
16. Mackowiak PA, Jones SR, Smith JW. Diagnostic value of sinus-tract cultures in chronic osteomyelitis. JAMA. 1978;239:2772–5.

5

关节假体感染分类
Classification of Prosthetic Joint Infections

Rihard Trebše 和 Anže Mihelič

（钟群杰　译　李章来　校）

摘　要　本章阐述了 PJI 分类系统的发展过程以及蕴含的原理。本章讨论了它们的特点，并进行对比，以便理解它们的优缺点。对最重要并且使用最为广泛的分类方法进行了详细阐述。

关键词　分类·感染·症状·现状

5.1　引　言

关节假体感染（PJI）的临床表现差异很大。它可以在假体植入后立即以暴发性感染的形式出现，或者在以后假体存在的任何时间出现，或者完全无临床症状。通常情况下，PJI 是在对事先认为是无菌性松动的假体进行评估或者翻修时偶然发现的。因为存在着各种各样的临床表现和过程，以及各种不同的诊断和治疗方式，所以需要对 PJI 进行分组。尽管存在着很多种可以用于分类的临床变量，但初次植入假体和症状出现的时间间隔似乎是进行分类的最有用的临床决定因素，因为它可以指导治疗模式的选择。感染的发展过程是第二个最重要的用于分类的因素（表 5-1）。

表 5-1　关节假体感染分类

分类	特征
取决于感染的来源	
围术期	术中或术后即刻就有微生物定植
血源性	微生物从远处的感染源通过血液或者淋巴管定植
从附近感染灶蔓延（邻近的）	微生物从附近感染源直接定植（比如，刺伤、邻近的骨髓炎、皮肤和软组织感染、腰大肌脓肿）
取决于症状出现的时间	
早期感染（<1 个月）	在术中或者术后头几天获得，通常是毒力较高的微生物（比如，金黄色葡萄球菌或者革兰氏染色阴性的病菌）
延期和（或）隐匿感染（1~24 个月）	大部分为围术期获得，低毒力微生物（比如，凝固酶阴性葡萄球菌或者丙酸菌属痤疮）
晚期感染（>24 个月）	大部分为从远处的感染灶经过血源性或者淋巴源性而获得，包括围术期的隐匿感染

5.2 分类系统

第一个 PJI 的分类系统是由 Coventry 发表的[1]。它是以对全髋关节感染的分析为基础的。他将感染分为术后急性感染（来自于术中污染），延迟感染（在术后至少 8 周以上出现，通常是隐匿性的，很少有临床表现），以及晚期血源性感染（可以在手术后任何时间发生，在本质上通常是急性的）。后来 Fitzgerald 对该分类系统进行补充完善[2]。这是当前使用最为频繁的分类系统[9]。这个分类系统是以症状的持续时间为基础的，这意味着症状的准确发作时间是必需的，而这个时间有时候很难确定。因此，这个系统对隐匿性或者低级别的感染不适用，因为临床症状在开始时不明显，而且发作时间也很难确定。隐匿性感染是在手术中定植的，而且只引起疼痛和早期的假体松动，或者根本没有这些表现。通常也没有实验室检查的炎症表现阳性结果。

这个分类系统忽略了由其他途径引起的感染，例如那些由刺伤或者邻近感染灶播散而来的，如起源于脊柱的腰大肌脓肿播散造成的髋关节感染，或者，皮肤坏死或伤口破裂引起的感染。

目前，由 Toms 提出的改良分类系统似乎更加合理[7]。早期急性感染定义为在假体植入后头 6 周内发生的感染。延迟感染包括隐匿性、慢性以及无临床症状的感染，无论感染发作的具体时间。晚期感染常为先前无任何人工关节问题的患者突然发作。Tsukajama 等建议增加第四类分型，意外发现术中有一份微生物标本是阳性，如果发生在事先认为是无菌性松动的髋关节置换翻修中，那么至少要采取五份标准，以及其中至少要有两份是阳性，且是同一种病原菌[8]。

为了提高 PJI 诊断的准确性以及确定它的严重程度，Zimmerli 发明了一种评分系统，包括影像学、实验室以及其他参数。它用于提高这些评分系统的准确性，并成为分析治疗成功与否的基础。这个评分系统还没有在临床实践和研究工作中广泛应用。原因可能是它的特异性太低[9]。

5.3 Fitzgerald 分类系统

考虑到临床症状及其发生的时间，按照 Fitzgerald 分类系统，我们将人工关节感染划分为三类：

5.3.1 早期感染

早期感染发生在术后的头一个月内，通常可以见到受累关节的严重疼痛，体温升高以及关节渗出。在感染发生的早期，伤口愈合可能受到影响，假体周围的伤口出现红肿和温度升高。在感染过程中，在假体周围可以出现临床上有重要意义的蜂窝织炎或者组织坏死，并且伴随出现流脓的瘘管。随着时间的推移，瘘管出现上皮化和慢性化。关节的活动度和功能受到重大的损害，这种情况也限制了患者的行动能力，如果患者的下肢关节受累的话。在流脓的瘘管形成后，全身症状开始减轻。只有在很少的情况下，开放性瘘管存在的同时出现败血症。未经治疗的出现瘘管的感染可以持续数年，少数可以自动愈合[4]。PJI 可以造成人工关节的逐步松动，并伴随疼痛。松动并不是在所有患者中都很明显。Tsukajama 报道了在 106 例髋关节感染中，有 59％出现了松动[8]。少见的是，在局部症状开始出现前，菌血症的全身症状就开始出现了，特别是免疫系统受损的患者以及外源性有毒微生物感染的患者。

5.3.2　延迟感染

延迟感染定义上是指发生在术后 1～24 个月内的任何时间。这种患者通常在术后早期就没有彻底摆脱疼痛。随着时间推移，疼痛可能加重（但这不是必需的），通常取决于关节的使用程度。在一些病例中，感染通常发生在假体植入后的任何时间，表现为逐渐加重的疼痛和活动度受限。可以有逐渐出现的排出分泌物的窦道和（或）假体松动。低毒力感染可以呈现为只有疼痛，而没有其他症状和（或）早期松动，或者只有松动。临床上以及实验室检查很难与无菌性假体松动区别开来[6]。低毒力微生物，比如凝固酶阴性的葡萄球菌和丙酸菌属痤疮等厌氧菌是最常见的致病菌。延迟感染在临床上可以是潜在隐匿性的，并且没有实验室阳性指标。它可以造成早期松动，也可能是在初次置换术的数十年后进行翻修时的偶然发现[8]。

5.3.3　晚期感染

晚期感染通常发生在人工关节植入后两年或两年以上，或者任何时候，最常见于血源性播散。最常见的菌血症来源于皮肤、呼吸道、消化道以及牙周的微生物。金黄色葡萄球菌和革兰氏染色阴性的病原菌是最常见的致病菌。临床症状通常是暴发性的，类似于早期术后感染。

在最新的回顾性研究中，Giulieri 等报道了在研究了 16 年的 63 例人工关节感染的患者中，29％为早期感染，41％为延迟感染，以及 30％为晚期感染[3]。Murdoch 等证明了在 44 例人工关节感染中，金黄色葡萄球菌造成的感染占 15 例[5]。根据某些估算，这种感染的发生率估计在每年 0.2％左右。

参考文献

1. Coventry MB. Treatment of infections occurring in total hip surgery. Orthop Clin North Am. 1975;6:991–1003.
2. Fitzgerald Jr RH, Nolan DR, Ilstrup DM, Van Scoy RE, Washington JA, Coventry MB. Deep wound sepsis following total hip arthroplasty. J Bone Joint Surg Am. 1977;59:847–55.
3. Giulieri SG, Graber P, Ochsner P, Zimmerli W. Management of infection associated with total hip arthroplasty according to a treatment algorithm. Infection. 2004;32:222–8.
4. Hunter G, Dandy D. The natural history of the patient with an infected total hip replacement. J Bone Joint Surg Br. 1977;59:293–7.
5. Murdoch DR, Roberts SA, Fowler Jr VG. Infection of orthopedic protheses after *Saphylococcus aureus* bacteremia. Clin Infect Dis. 2001;32:647–9.
6. Steckelberg JM, Osmon DR. Prosthetic joint infection. In: Bisno AL, Waldvogel FA, editors.

Infections associated with indwelling medical devices. 3rd ed. Washington, DC: American Society for Microbiology; 2000.

7. Toms AD, Davidsom D, Masri BA, Duncan CP. The management of periprosthetic infection in total joint arthroplasty. J Bone Joint Surg Br. 2006;88:149–55.

8. Tsukajama DT, Estrada R, Gustilo RB. Infections after total hip arthroplasty: a study of the treatment of one hundred and six infections. J Bone Joint Surg Am. 1996;78:512–23.

9. Zimmerli W, Ochsner PE. Management of infection associated with prosthetic joints. Infection. 2003;31:99–108.

6

关节置换术后感染的流行病学
The Epidemiology of Total Joint Arthroplasty Infections

David J. Jaekel，Kevin L. Ong，Edmund C. Lau 和 Steven M. Kurtz

（张宝庆 译 李晓未 校）

摘　要　关节假体感染（PJI）是关节置换术后一种少见的并发症，但对患者有着极其重大的影响。本章总结了大量文献研究，以就关节置换术后 PJI 的流行病学内容达成共识。美国和其他国家全膝关节置换术（TKA）或全髋关节置换术（THA）后假体周围感染的发生率为 0.7%～1.1%，至 2030 年这个数字估计将达到 6.5%～6.8%。TKA 术后感染率高于 THA，前者大约是后者的 2 倍。60% 的初次置换术后感染在第 1 年就得到诊断，且大部分感染病例都发生在术后 2 年以内。在所有翻修的原因中，感染逐渐变为最常见的病因（大约为 TKA 翻修术的 25%，THA 翻修术的 15%）。若之前因感染曾行翻修术治疗，那么翻修术后再次感染的概率也会增高，发生率大概为 10%～33%。目前我们关注的最大的危险因素包括性别、体重指数（BMI）$>50kg/m^2$、手术时间延长、缺少抗生素骨水泥和有伴随疾病等。其他部位的关节置换术，如椎间盘置换术和全肩关节置换术，与 TKA 有着相近的感染率（1.3%～3.8%）。但与之不同的是，肘关节置换术后感染率可高达 12%，这可能是由于肘关节皮下组织环境差，仅由很薄的软组织覆盖所造成。

关键词　预测·发生率·髋·膝·肘·肩

6.1　引　言

关节置换术（如 TKA、THA 等等）是对重度关节炎患者在减轻疼痛、改善功能方面效价比最高且最有效的手术之一。假体设计及手术技术正在不断提高以延长假体使用寿命、减少副作用[1-4]。尽管有了长足的进步，但对 TKA 和 THA 感染进行翻修手术的负担（定义为所进行的初次和翻修关节置换术的总和中，需要进行翻修术的百分比）并没有随着时间降低，在许多手术中甚至是增加了[5-8]。许多因素与翻修手术量的增高有关，包括初次手术量的增加、更长的假体寿命、年轻和活动量大的人群手术增多等等[9-10]。另外，Kurtz 等最近的研究预测截至 2030 年，初次及翻修 THA 手术量将翻一倍，TKA 大约会增长 1/5[7,11]。

正如前文所述，假体置换术后感染的翻修手术是一种少见却又灾难性的并发症——

延长住院周期、增加住院费用以及更高的复发率。由于假体周围感染的性质所致，使它难以治愈并且对全身性应用抗生素无反应。尽管 THA、TKA 术后短期感染率据报道分别低达 0.2% 和 0.4%[12-13]，事实上数以千计的患者术后仍有疼痛感，并且因为不恰当的医疗报销，给医院带来经济负担[14-15]。为进一步了解感染后翻修手术对社会经济的影响，明确其发病率及危险因素是一个重要的方面。关节置换术后感染发病率的数据来自于从单中心到大规模多中心研究及国家注册登记机构等多种来源。

其他章节中已讨论过关节置换术后感染问题的发展及演变，本章主要目的是统计全球关节置换人群中假体感染的发病率以及明确哪些危险因素未来对感染后翻修影响最大。数据中心及国际登记机构是手术及其临床应用等资料的最大来源，我们以此总结并比较了感染的发生率，同时回顾各种危险因素、抗生素骨水泥的应用、假体类型等对感染发展的影响。最后，我们对翻修手术后感染的发生率与初次手术进行了比较研究。

6.2 登记系统

假体登记系统为澳大利亚及欧洲的关节置换术的临床应用现状提供了长期、大范围的数据来源。登记机构不仅仅是基本临床信息、患者信息、关节置换术及其翻修术信息的储存工具，登记机构建立后，这些信息可以持续地反馈给临床医生，以使手术技术不断发展。瑞典在 20 世纪 70 年代首先建立了骨科植入物的登记机构，随之全欧洲、澳大利亚也相继建立起来。早期瑞典建立的登记机构使其能够在医院系统内部从头开始记录膝关节置换术数量的增长过程。

国家性登记机构的建立在我们了解全球关节置换手术的实施及结果方面意义重大，但这并不是评估关节置换术应用现状的唯一手段。例如，美国与德国目前就没有一个国家性关节置换术登记机构。

在下面的部分中，将介绍的是一些没有完整假体登记机构的国家所建立的政府化的数据信息库，这些数据信息库提供了当前关节置换术实施现状的必要信息，否则在这些国家假体信息将难以被收集。

6.3 公共数据来源

即使在建立了假体登记机构的国家，政府化的数据库依然是关节置换手术数据的重要来源。政府建立的数据库能够收集电子医院出院记录，而医保数据库可收集个人完整的保险赔偿历史。一些比较特殊的髋、膝关节置换手术在数据库中按照第 9 版的《Revision of the International Classification of Diseases，Clinical Modification》被分类出来。手术及临床医生的书写记录用语以《当前手术名词术语（Current Procedural Terminology，CPT）》为依据。在美国，有 3 种可用的政府化数据库作为公共信息来源，它们将在下面的章节中阐述。

6.3.1　全国医院出院调查

全国医院出院调查（NHDS）[16]每年由国家卫生统计中心（NCHS）负责实施。这项调查项目从 1965 年开始，一直记录着来自全美非联邦、非军队化的社区医院内在统计学上有代表性的样本。它是目前在美国能够得到的时间最长、记录最完善的住院患者出入院信息数据库。全国医院出院调查项目在过去 10 年中有了长足的发展，涉及的医院从 430 家增长到 490 家，并且每年能够收集到大约 300 000 例的出院记录。NHDS 数据库包含了患者个人信息（如年龄、性别等）、疾病诊断、手术操作、使用的医疗资源和就诊机构的性质等多方面。

6.3.2　全国性的住院患者样本库

全国住院患者样本库（NIS）1988 年由美国医疗保健研究与质量局（AHRQ）的医疗花费与使用计划（HCUP）建立，其在出院记录数量及医院数目等方面相比 NHDS 有着更大的样本量[17]。特别是，NIS 涵盖了 NHDS 2 倍的医院数以及 25 倍的出院记录数量（平均每年约有 5 000 000～8 000 000 份记录）。NIS 每年对全美 20% 的住院患者进行收集取样，并获得患者的付款、治疗信息（包括开支、赔偿等），这使得对一些特定检查或手术的经济影响的评估更加容易进行。

6.3.3　医疗保险

医疗保险及救助中心（CMS）的数据显示，占 5% 的医疗保险受限数据集（Limited Data Set，LDS）包含了 7 个部分：住院、门诊、家庭卫生机构、专业护理设施、临终关怀、医师运送（physician carrier）（B 部分）以及非一次性的医用设备。LDS 同时也跟踪了患者死亡信息或少量的通过规定途径退出的数据。医疗保险受益人通过一个加密的身份数字密码识别，这个密码与数据库的各个部分按时间联系在一起。基于这个原因，医疗资源的使用记录能够通过多个不同的系统（如住院、门诊或家庭临终关怀等）追查到。医疗保险数据也被 100% 记录下来，这里指的是医保受益人。在所有的 7 个部分中，住院、门诊、家庭卫生机构、专业护理设施和临终关怀的数据全部以这种形式记录，而另外的 physician carrier 和长期医用设备数据并不在此列。

6.4　感染发生率

6.4.1　初次人工关节置换术后感染发生率

过去观点认为，全膝关节置换术的数量要大于全髋关节置换术，因此 Kurtz 等分析了从 1990 年到 2004 年的 NIS 数据后认为，两者的感染数有着相似的趋势。截至 2004 年，也就是这项研究报告的最后一年，5838 例膝关节置换术因感染施行翻修手术治疗，而同时仅有约 3352 例髋关节因感染行翻修手术（表 6-1，表 6-2）[18]。

表 6-1   髋关节初次置换及翻修术后感染比例及资源利用统计

年份	非感染			感染			感染翻修比例	下限 95% 感染手术比例	上限 95% 感染手术比例
	非感染手术	手术住院费	平均住院时间（天）	感染手术	手术住院费	平均住院时间（天）			
1990	163 818	$39 057	10.6	1104	$67 415	22.2	0.66%	0.51%	0.80%
1991	165 908	$39 531	9.8	922	$82 258	21.1	0.54%	0.43%	0.65%
1992	178 757	$39 598	9.0	1192	$72 182	17.7	0.66%	0.56%	0.77%
1993	167 648	$36 559	8.1	1154	$79 147	20.2	0.67%	0.54%	0.81%
1994	177 128	$35 294	7.0	1207	$65 147	14.9	0.66%	0.51%	0.82%
1995	175 767	$32 556	6.3	1092	$54 720	13.4	0.61%	0.50%	0.73%
1996	182 786	$31 343	5.5	1350	$55 249	12.1	0.71%	0.60%	0.83%
1997	188 358	$31 748	5.1	1534	$54 224	10.7	0.79%	0.68%	0.90%
1998	187 984	$30 456	4.8	1797	$48 793	10.0	0.92%	0.75%	1.10%
1999	189 888	$30 782	4.8	1844	$51 014	10.2	0.94%	0.79%	1.10%
2000	199 937	$32 589	4.7	1989	$59 955	10.8	0.96%	0.82%	1.11%
2001	224 631	$34 046	4.7	2398	$60 596	10.6	1.04%	0.91%	1.18%
2002	238 958	$35 696	4.5	2879	$64 839	10.8	1.17%	1.01%	1.32%
2003	235 684	$39 261	4.4	2878	$73 658	11.2	1.17%	1.03%	1.32%
2004	262 089	$39 654	4.3	3352	$70 378	9.7	1.23%	1.07%	1.40%

以 Kurtz 等数据来源为参考[18]

表 6-2   膝关节初次置换及翻修术后感染比例及资源利用统计

年份	非感染			感染			感染后手术比例	下限 95% 感染手术比例	上限 95% 感染手术比例
	非感染手术	手术住院费	平均住院时间（天）	感染手术	手术住院费	平均住院时间（天）			
1990	175 789	$35 578	9.7	1090	$59 491	18.3	0.63%	0.52%	0.74%
1991	200 698	$35 910	9.0	1197	$54 295	15.7	0.61%	0.49%	0.74%
1992	237 165	$35 340	8.2	1629	$58 560	14.9	0.71%	0.59%	0.84%
1993	232 067	$33 394	7.4	1470	$53 109	15.7	0.65%	0.53%	0.76%
1994	256 174	$32 808	6.4	1577	$43 594	10.5	0.63%	0.54%	0.73%
1995	263 169	$30 095	5.6	1793	$43 868	10.3	0.69%	0.58%	0.81%
1996	293 850	$29 316	5.0	2105	$38 420	8.5	0.74%	0.63%	0.85%
1997	313 111	$29 565	4.6	2479	$43 568	8.3	0.82%	0.71%	0.92%
1998	292 706	$28 560	4.4	2771	$40 331	8.0	0.98%	0.85%	1.11%
1999	307 938	$28 890	4.3	2984	$43 279	7.4	1.00%	0.87%	1.12%
2000	324 100	$29 446	4.3	3051	$45 231	7.7	0.97%	0.86%	1.08%
2001	359 755	$30 750	4.3	3644	$53 109	9.1	1.04%	0.93%	1.15%
2002	402 247	$32 245	4.1	4273	$51 459	8.3	1.09%	0.96%	1.22%
2003	429 459	$34 507	4.0	5324	$57 202	8.1	1.26%	1.11%	1.40%
2004	490 180	$35 769	3.9	5838	$56 275	7.6	1.21%	1.07%	1.36%

以 Kurtz 等数据来源为参考[18]

　　Kurtz 等同时计算了因感染所行的翻修手术在所有初次及翻修手术中的比例，2004年 THA 和 TKA 中这一比例分别是 1.23% 和 1.21%。另外，NIS 数据表明从 1990 年至 2004 年，全髋及全膝关节置换术后感染的比例几乎均翻了一倍。随着时间增长，感染发生的趋势不断上涨是有统计学意义的（$P<0.0001$），每年大约能增长 5 个百分点（图 6-1）[18]。在抽样研究选取的年份中，平均的感染比例 THA 是 0.88%，TKA 是 0.92%。然而，这一比例明显低于实际 THA 术后感染的比例[18]。在对 NIS 数据的进一步研究中，我们制作了一个短期预测其未来发展趋势的模型，由此估计截至 2030年，感染的发生率在 THA、TKA 术后分别可达到 6.5% 及 6.8%（图 6-2）[19]。NIS 数据同时表明患者住院长度急剧缩短，而这可能影响初次住院过程中早期感染发现的概率，并延迟从感染发生到施行翻修术的时间[18]。

　　多个美国单中心研究表明，不同的人群有着相近的感染发生率。Pulido 等随访了9245 位患者，感染整体上发病率为 0.7%（TKA1.1%，THA0.3%）（表 6-3，表 6-4）[20]。Malinzak 等随访了 1991—2004 年间 8494 例关节置换术患者，报道 TKA、THA 术后感染率分别为 0.52%、0.47%[21]。如果只关注医保 LDS 数据并限定研究人群年龄大于 65 岁，那么感染的发生率在 TKA、THA 术后分别能达到 2.01%[22] 和2.22%[23]。这一结果表明随着年龄增长，感染的风险会更高，在后面的章节中我们将

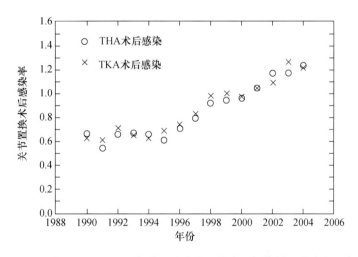

图 6-1　美国 1994—2004 年髋、膝关节置换术后假体周围感染发生率

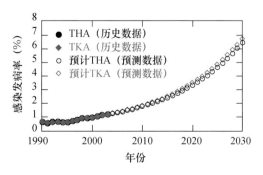

图 6-2　截至 2030 年，预计关节置换术后感染总体的发病率，包括初次置换及翻修手术。来源于 Krutz 等[19]

详细讨论。

国际上，临床医院及医生也普遍报道了约 1% 的术后感染率（表 6-3，表 6-4）[24-27]。在膝关节方面，无论是单中心研究还是芬兰关节置换登记系统 1997—2006 年的数据分析都表明，芬兰国内 TKA 术后 0.8%～0.9% 的病例发生了感染[25-26]。与之相近，日本的一项从 1995 年至 2006 年的单中心研究表明 TKA 术后感染率约为 0.8%[27]。挪威关节置换登记系统 2005—2006 年数据显示，THA 术后感染的概率为 0.7% 左右[24]。美国和其他国家的研究表明，普通人群关节置换术后感染的可能性是相近的，估计均为 0.7%～1.1%。总之，感染仍是一种少见的并发症，但会极大地影响患者的生存状态以及医疗资源的利用。随着翻修手术的不断增加，感染对关节置换术后患者的影响将越来越大[18]。

表 6-3　全髋关节置换术后感染率

国家	感染率%	研究时间	文献来源	数据来源
美国	0.88	1990—2004	Kurtz 等[18]	NIS
美国	1.23	2004	Kurtz 等[18]	NIS
美国	0.3	2001—2006	Pulido 等[20]	单机构
美国	0.47	1991—2004	Malinzak 等[21]	单机构
美国	2.22	1997—2006	Ong 等[23]	Medicare 5%
挪威	0.7	2005—2006	Dale 等[24]	挪威登记系统

表 6-4　全膝关节置换术后感染率

国家	感染率%	研究时间	文献来源	数据来源
美国	0.92	1990—2004	Kurtz 等[18]	NIS
美国	1.21	2004	Kurtz 等[18]	NIS
美国	1.1	2001—2006	Pulido 等[20]	单机构
美国	0.52	1991—2004	Malinzak 等[21]	单机构
美国	2.01	1997—2006	Kurtz 等[22]	Medicare 5%
芬兰	0.8	2002—2006	Jamsen 等[26]	单机构
芬兰	0.9	1997—2006	Jamsen 等[25]	芬兰关节登记系统
日本	0.8	1995—2006	Susuki 等[27]	单机构

6.4.2　翻修手术的时机

感染可能在初次关节置换术后的任何时间内发生，包括术后 2 周到 3 年以上[20,23-24,27-28]。尽管如此，了解感染最有可能发生的时间段可以帮助我们更好地采取措施，预防感染。在美国的一项 9245 例患者的研究中，Pulido 等报道 27% 的关节置换术后感染发生在最初的 30 天内，而 65% 的感染诊断在第 1 年内即被修正。平均的诊断时间是术后约 1.2 年[20]。Malinzak 所做的回顾性研究中，83.7% 的感染在术后 2 年内诊断，平均发生感染的时间是 9.6 个月[21]。大于 65 岁的老年人，5% 的医保数据显示

73%～77%的初次 THA、TKA 术后感染在 2 年内得到诊断[22-23]。特别是对于 TKA 手术，2 年内的感染率为 1.55%，但在术后 2～10 年内这一数字降到了 0.46%[22]。芬兰关节置换登记系统统计在 1997—2004 年，68%的假体周围感染出现在术后第 1 年，这与美国的 TKA 数据一致[25-26]。尽管并未以年为单位对诊断进行分析，Suzuki 等发现在他们日本的研究机构中，65%的初次 TKA 术后感染的病例感染在 3 个月内即会发生[27]。挪威关节置换登记系统显示，初次 THA 术后因感染行翻修手术的时间平均在47 天（从 4 天至 1782 天）[24]。澳大利亚关节置换登记系统的随访研究也表明，感染后翻修手术的发生率在术后第一年迅速增长，在 1 年后则逐渐下降[29]。尽管数据来源自不同的种群和地区，但普遍的结论是 60%以上的感染在术后 1 年内即被发现，而绝大多数会在 2 年内得到诊断。

6.4.3 翻修手术中的感染比例

虽然翻修手术中的感染比例看起来同样很低，但是当与其他引起内植入物失败的原因相比，无论是全膝置换或者全髋置换，感染预计都是最主要的翻修原因之一。以NIS 1990—2003 年的数据为参考，Kurtz 等通过建模发现导致翻修手术的感染还将增加。THA 术后感染数目预计将从 2005 年的 3400 例增长到 2030 年的 46 000 例。由于膝关节置换数目更大，TKA 术后的感染量预计将从 2005 年的 6400 例增长到 2030 年的175 500 例。除翻修手术数量外，模型还预测因 THA 术后感染而行翻修术在翻修手术中所占比例将从 2005 年的 8.4%上升到 2030 年的 47.5%，同时 TKA 翻修手术中因感染而进行的比例则会从 2005 年的 16.8%升高至 2030 年的 65.5%（图 6-3）[19]。按照这一模型，如果继续保持现在的趋势，截至 2016 年（TKA）或 2025 年（THA），50%的翻修手术住院花销将用于感染病例[19]。

之后 NIS 的一项数据分析（2005—2006 年）显示，感染是 THA 翻修手术第三常见病因（约 14.8%）和 TKA 翻修手术最常见的病因（约 25.2%）[30-31]（表 6-5）。感染是 THA（约 74.3%）和 TKA（约 79.1%）术后打开关节腔、取出假体最主要的指征。对所有类型的关节置换手术而言，翻修手术中感染的比例均高于 Kurtz 等的研究预测值，这可能预示着其增长速度也高于预期[19,30-31]。澳大利亚关节置换登记系统2010 年年度总结中指出，感染是 THA 翻修术第三常见原因（约 15.4%）和 TKA 翻修术第二常见原因（约 17.1%）[29]。与之相似，挪威 2007—2010 年期间 15%～20%的THA 翻修手术起因是感染[32]，而瑞典 2008 年的数字是 17%[33]。在瑞典人群中，

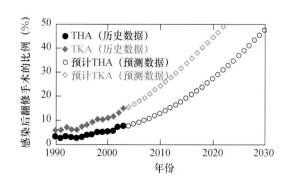

图 6-3　截至 2030 年翻修手术中感染的预计比例。数据来源于 Kurtz 等[19]

2001 年估计有 20％的 TKA 翻修手术是感染引起的[34]。尽管与瑞典的其他翻修手术原因相比，感染的发生率会从术后 2 年的 25.9％降至术后 10 年的 2.9％。

表 6-5　各种原因翻修术中感染的比例

国家	髋/膝	感染率％	研究时间	文献来源	数据来源
美国	髋	8.4	1990—2004	Kurtz 等 2007[19]	NIS
美国	髋	14.8	2005—2006	Bozic 等[31]	NIS
澳大利亚	髋	8.2	2010	关节登记系统[29]	登记系统
挪威	髋	15～20	2009	关节登记系统[32]	登记系统
瑞典	髋	10.8	2008	关节登记系统[34]	登记系统
美国	膝	16.7	1990—2004	Kurtz 等 2007[19]	NIS
美国	膝	25.2	2005—2006	Bozic 等[30]	NIS
澳大利亚	膝	15.4	2010	关节登记系统[29]	登记系统
瑞典	膝	约 20	2011	关节登记系统[34]	登记系统

相同的趋势也可见于超高交联聚乙烯（UHMWPE）髋臼衬垫的翻修病例中。一项 212 例衬垫翻修病例的研究中，最常见的原因依次是松动（35％），不稳定（28％）和感染（21％）[28]。几乎所有的病例和统计数据均显示，感染是继无菌性松动后最常见的翻修病因。唯一的例外来自 Bozic 等的研究，他认为感染是 TKA 翻修术最主要的原因（约 25.2％），之后是松动（约 16.1％）。最近有一些学者提出，在许多无菌性松动和固定不良的病例中，亚临床感染是其真正的诱因[35-37]。当我们以更有效的检测方式，如聚合酶链式反应试验和移植物超声裂解等，来检测表面细菌时，如果有大量细菌被发现，则所谓"无菌性松动"便是可疑感染性的[35-37]。随着越来越精确的感染假体诊断技术，感染也许会成为翻修手术的首要病因。然而，即使不依赖这些技术，近 20 年内，假体周围感染依然很有可能成为美国和全球范围内关节置换手术失败的最主要原因。

6.4.4　翻修术后感染

由于术后疼痛、住院周期长、分期手术等原因，初次置换术后假体感染已经是一项严峻而沉重的考验。除此之外，感染后翻修手术往往伴随着更高的再感染风险[25,38-40]。不考虑翻修原因的情况下，TKA 翻修术相比初次手术有着更低的无感染生存率，再感染率可高达 8.25％（芬兰关节置换登记系统）[25]。然而，特别为感染准备的膝关节置换器材，其感染率为 10％～33％[38-40]。多数关于再感染率的研究结论来自小规模样本调查，这就解释了感染率变异较大的原因。迄今最大规模的研究来自梅奥诊所 1998—2006 年期间因感染而行 TKA 翻修术的 368 例患者[40]。有 15.8％的患者出现了再感染，86％的病例定义为晚期慢性感染。再感染的时间中位数为 3.6 年（0.01～7.82 年），其中唯一有意义的感染危险因素就是慢性淋巴结水肿[40]。这项研究集中于先前报道的再感染时间范围，并强调了关节感染进展的长期影响。

6.5　危险因素

假体周围感染与各种各样的危险因素有关，包括性别、异体输血等（表 6-6）[13-14,20-27,41-42]。之前本章节中提到过，TKA 术后感染率相比 THA 略高一点，但意义重大[18,20-21]，而一个普遍的危险因素就是性别。8 项感染危险因素研究和多个国家的登记系统数据显示，男性相比女性会有更高的感染风险[13,22-27,33-34,43]。澳大利亚髋与膝关节登记系统 2010 年度报告中指出，男性术后 9 年内的累计感染率是 1.3%，这一数字在女性中只有 0.6%[29]。在一项对 2022 例初次 TKA 手术病例的回顾性研究中，Suzuki 等认为二者感染率差异可能是因为两性间皮肤层的 pH 值、皮脂敏感性和皮肤厚度的不同[27]。Dale 等则提出这是由于两性间敏感阈值或病原菌种群的差异导致的[24]。

BMI 值过高也是一种常见的假体周围感染危险因素[20-21,23,27,41-42]。Malinzak 等对 6108 例 THA 和 TKA 患者进行了回顾性分析后认为，BMI>$50kg/m^2$ 人群感染率约为 7.0%，40～$50kg/m^2$ 的人群感染率为 1.1%，低于 $40kg/m^2$ 人群感染率只有 0.47%。对于 TKA 病例而言，BMI>$40kg/m^2$ 的人群感染率要比 BMI<$40kg/m^2$ 者高 3.3 倍。这一比率升高的确切原因目前尚不清楚，但它与 BMI 及肥胖必定有重要的关联[21]。

手术时间延长也会升高关节置换术患者假体周围感染的风险，这可能是与增加了伤口暴露于细菌（主要是葡萄球菌、大肠埃希菌等）和其他能引起假体周围感染的侵袭性微生物的时间有关[20,22-23,44]。接受公共医疗救助的患者感染发生率也更高[18,22-23,45]。Ong 等人为，患者的社会经济能力预示着他不同的营养水平、肥胖、内科合并症等一系列可能使患者更易出现假体周围感染的因素[23]。TKA 翻修手术感染率在大型非教学市区医院要明显高于远离城市的教学医院机构[18,30]。但是，这一差异更有可能是翻修手术治疗模式的不同导致的，而非医院本身的问题。市区非教学医院通常是翻修手术（包括感染翻修）的推荐医院，而初次手术往往是由其他医院完成的[18]。

表 6-6　文献中假体周围感染的常见高危因素总结

男性
BMI/肥胖
手术时间延长
需要公共救助
糖尿病
大型城市非教学医院
未使用抗生素骨水泥
ASA 风险评分>2 分
术前合并症
术后并发症
类风湿关节炎
TKA 翻修手术
血液损失较多

年龄
急诊手术相对择期手术
术前曾行切开手术或内固定
术前营养状态
尿路感染
异体输血

ASA，美国麻醉医师协会健康状态分类系统

骨水泥的应用同样会影响髋、膝关节置换术后感染的概率[24-26,46]。对 TKA 初次或翻修手术而言，未使用抗生素骨水泥都是明确的翻修原因之一[25]。芬兰关节置换登记系统的数据分析发现，缺少骨水泥会导致戏剧性的效果，而抗生素骨水泥联合静脉用抗生素的确能明显降低感染的发生率[25]。大量 THA 临床结果表明，当不使用抗生素骨水泥时，感染的概率可能会升高 50%[24,46]。抗生素骨水泥的使用也能在某些案例中使肘关节置换术后的感染率从 11% 降至 5%[47]。骨水泥作为载体可以保证抗生素直接到达移植物表面和局部组织环境，而静脉用抗生素却可能并不足以减少感染。

大量研究都将糖尿病列为感染的高危因素，然而，Bolognesi 等做的一项包含 751 340 例初次及翻修髋膝关节置换术病例的研究发现糖尿病患者术后感染的出现率并非增高[21,23,48-49]。糖尿病与高 BMI 值紧密相关，血糖水平也会在手术或创伤后升高，这些都可能对糖尿病作为一项危险因素造成影响[21]。疾病的患者管理也能解释糖尿病作为危险因素的矛盾之处。Marchant 等回顾性比较了 NIS 1998—2005 年间糖尿病控制组和非控制组患者，并发现若糖尿病得不到有效控制，伤口感染的可能性将大大增加（2.28%）[49]。其他文献的研究中并未将糖尿病管理列入风险分析。

美国麻醉医师协会健康状态分类系统（ASA）会在手术前对患者的身体状况进行评估。文献报道，ASA 评分大于 2 分与感染的高风险有关[20,24,26]。ASA 评分作为一项危险因素意味着即使在合并症很少的情况下，感染的概率也会增加。术前存在的合并症与术后较差的功能改善和更多的并发症密切相关[22-23]。Ong 等和 Kurtz 等也将合并症作为假体周围感染的一级危险因素（通过校正的 Charlson 指数测量）[22-23]。有趣的是，Bozic、Ries、Jamsen 等进行研究后认为，与术前合并症有关的术后并发症同样是假体周围感染的危险因素[14,25]。

与骨关节炎（OA）相较，挪威及芬兰的关节置换登记系统都将类风湿关节炎（RA）列为一项重要的感染危险因素[25-26,32]。一项 2002—2006 年包含 2647 例患者的研究显示，RA 关节置换术后的感染率为 2.45%，而 OA 为 0.82%[26]。其他文献中提到的危险因素包括贫血[14]、高龄[24]、急诊（相对于择期手术）[24]、TKA 翻修术[25]、种族[13]、之前的切开复位内固定术[27]、机体营养状态[50]、尿路感染[20]、异体输血等[20]（表 6-6）。

许多关于危险因素的文献都以 Charlson 合并症指数来确定患者当前存在的合并症，但 Bozic 等提出，Charlson 指数并不能帮助我们明确某些特殊的疾病对患者转归的影响，特别是在老龄人群中[51]。这一指标的局限性在于之前存在不同合并症的患者可能会得到相近的 Charlson 评分。为了改善它对老龄人群应用的受限状况，Bozic 等利用

5％国家医疗保险样本库来检测 TKA 患者中感染与术前存在的合并症的关系，并建立回归分析模型来评估感染与 29 种独立的合并症的关联。经过校正 29 种合并症的结果发现，其中 13 种对 TKA 术后感染有显著影响。按照重要性排序，依次为充血性心力衰竭、慢性肺病、术前贫血、糖尿病、抑郁症、肾病、肺循环疾病、肥胖、风湿性疾病、精神病、转移性肿瘤、周围血管病和心脏瓣膜疾病（表 6-7）。与其他数据库相比，5％的医疗保险样本库中可以将一些特殊的疾病作为感染的危险因素。这项研究的目的在于帮助手术医师对 65 岁以上高龄人群提供更好的临床决策[51]。

表 6-7 老龄医保患者 TKA 术后感染的危险因素（Bozic 等[51]）

假体周围感染危险因素	校正的危险比值
充血性心力衰竭	1.28
慢性肺部疾病	1.22
术前贫血	1.26
糖尿病	1.19
抑郁	1.28
肾脏疾病	1.38
肺循环疾病	1.42
肥胖	1.22
风湿性疾病	1.18
精神疾病	1.26
转移瘤	1.59
周围血管病	1.13
心脏瓣膜疾病	1.15

由于髋关节置换假体的摩擦面有多种材料类型，Bozic 等比较了不同的摩擦面材料组合的术后感染发生率[41]。髋关节假体摩擦界面经典的搭配是金属对聚乙烯（M-PE）、金属对金属（M-M），或陶瓷对陶瓷（C-C），利用 2005—2007 年住院患者 100％医保报销申领表的数据对这 3 种接触面进行比较。通过合理校正患者及医院等因素后，相比 C-C，M-M 界面有更高的感染风险（分别为 0.32％，0.59％）。感染的风险在 M-M 与 M-PE 组间和 C-C 与 M-PE 组间均无明显差异。虽然这一不同接触面的结果有显著意义，但是其临床影响依然是未知数[41]。

6.6 其他关节置换术：脊柱、肩、肘

到目前为止，髋、膝关节置换术依然是应用最广泛的关节置换手术，因此这方面得到的感染数据量也是最大的。尽管如此，现在已有许多研究开始着眼于其他关节置换术后感染的进展状况，包括椎间盘置换术（TDR）、肩关节置换术（TSA）和肘关节置换术（TEA）。即使与 TKA 和 THA 手术相比，TDR 术后远期的感染率也是相当低的[52-53]。在回顾了 NIS 2005—2006 年的 7170 例 TDR 手术后发现，仅有 1.3％的翻修

病例（2/165）与植入物感染有关。感染的发生率明显低于 THA（9.6％的翻修手术）和 TKA（17.4％的翻修手术）的同期数据。不能否认的是，二者间的人群特点和健康状况有很大的差异。尽管如此，NIS 的数据依然提示椎间盘置换术的感染风险要低于其他关节置换术。

尽管缺少大型、多中心研究和国家数据库的研究，在对英国、法国、德国和西班牙的 84 篇文献进行系统性综述后我们得到了 TSA 术后并发症的临床结论[54]。分析显示 14 项研究中有 30 例感染的病例，整体的感染发生率约为 3.8％。感染是其第二常见的并发症，仅次于假体松动（约 4.7％）[54]。尽管这篇综述是来自多个不同文献数据的总结，我们依然确信，肩关节置换后感染率能与其他关节置换术相提并论。

不同文献报道的初次肘关节置换术后感染率差异很大，从 1％到 12.5％，但通常认为其感染率要高于其他主要的关节置换手术[47,55-56]。感染率的增加在很大程度上与肘关节皮下组织环境较差，仅由很薄的软组织覆盖有关[55-56]。另外，有很大一部分行 TEA 手术的患者由于治疗类风湿关节炎的药物副作用、创伤性关节炎或之前手术等的多方面影响，术前处于免疫功能低下、局部软组织条件不良的状态[56]。已知的假体周围感染的危险因素包括过去曾行肘关节手术、感染的病史、类风湿关节炎（Ⅳ期）、精神疾病和术后伤口引流等。而银屑病关节炎、免疫低下状态、糖尿病虽会升高感染风险，但影响较小[55]。具有多个共存的危险因素（如类风湿关节炎，且之前曾行手术治疗过）的患者据报道术后感染率可高达 31％[55,57]。

6.7 感染的经济学影响

除了治疗困难、发病率升高等因素外，因感染而行翻修手术的患者会比其他原因行翻修手术的患者承担更大的经济压力。Bozic 和 Ries 对 2001 年 3 月至 2002 年 12 月之间的关节置换患者进行了一项回顾性研究后发现，与初次置换术或无菌性松动后翻修术相比，髋关节置换术后感染的病例治疗往往需要更长的住院周期、住院花费和门诊费用[14]。特别是，THA 感染翻修术的直接医疗花费比无菌性松动后翻修术高 2.8 倍，比初次 THA 高 4.8 倍[14]。在法国也得出了相似的结论——Klouche 等报道 THA 感染翻修手术的花费比非感染翻修术高 2.6 倍，比初次 THA 高 3.6 倍[58]。Kurtz 等分析了 NIS 1990—2004 年间所有 TKA、THA 手术后发现，感染后翻修术的花费分别比非感染的关节置换术高 1.52 倍和 1.76 倍，而住院时间分别长 1.87 和 2.21 倍[18]。

医院同样能深切体会到感染翻修手术的巨大经济负担。Hebert 等的一项研究揭示，感染后 TKA 的治疗需要花费其他翻修手术 2 倍的医疗资源，而不恰当的报销政策导致每治疗一个医保患者或常规患者，医院分别会净损失 30 000 美金或 15 000 美金[59]。此外，刚刚讨论的花费只是直接的医疗花费，这仅仅是 THA 感染后巨大经济负担的一部分。在大多数病例中，感染会导致更长的住院时间、更多的门诊就诊数量等，而这些都需要占用患者大量的工作时间，影响日常活动和生活质量[18]。高额花费更进一步揭示了感染相比其他并发症的严重性和深远影响。

6.8　总　结

　　概括来讲，对文献进行完整回顾分析后显示，感染目前困扰着全世界大约 1% 的关节置换手术患者，并且随着患者人群的扩大和向年轻人群的延伸，这一数字仍将不断增加。感染已成为翻修手术的最大病因，并会导致住院费用的激增和住院时间的延长。随着关节置换的患者在未来几年里成倍增加和报销制度的不完善，一些卫生健康机构已经开始认识到感染翻修手术带来的经济影响。新的器械和技术期望能够帮助医生控制感染的增长趋势。因此，明确感染的影响因素将有利于我们改进技术来更有效地解决这些问题。文献报道的最常见危险因素包括性别、BMI＞50kg/m² 、手术时间延长、未使用抗生素骨水泥和术前合并症等等。以此为基础，临床医生开始实行有效的、针对性措施来减少术前存在不良状态人群及高风险人群的感染率。

参考文献

1. Berger RA, Rosenberg AG, Barden RM, Sheinkop MB, Jacobs JJ, Galante JO. Long-term followup of the Miller-Galante total knee replacement. Clin Orthop Relat Res. 2001;388:58–67.
2. Indelli PF, Aglietti P, Buzzi R, Baldini A. The Insall-Burstein II prosthesis: a 5- to 9-year follow-up study in osteoarthritic knees. J Arthroplasty. 2002;17:544–9.
3. Quintana JM, Arostegui I, Escobar A, Azkarate J, Goenaga JI, Lafuente I. Prevalence of knee and hip osteoarthritis and the appropriateness of joint replacement in an older population. Arch Intern Med. 2008;168:1576–84.
4. Rorabeck CH, Murray P. Cost effectiveness of revision total knee replacement. Instr Course Lect. 1997;46:237–40.
5. Berry DJ, Harmsen WS, Cabanela ME, Morrey BF. Twenty-five-year survivorship of two thousand consecutive primary Charnley total hip replacements: factors affecting survivorship of acetabular and femoral components. J Bone Joint Surg Am. 2002;84:171–7.
6. Bourne RB, Maloney WJ, Wright JG. An AOA critical issue. The outcome of the outcomes movement. J Bone Joint Surg Am. 2004;86-A:633–40.
7. Kurtz SM, Ong K, Lau E, Mowat F, Halpern M. Projections of primary and revision hip and knee arthroplasty in the United States from 2005 to 2030. J Bone Joint Surg Am. 2007; 89(4):780–5.
8. Soderman P, Malchau H, Herberts P. Outcome after total hip arthroplasty: part I. General health evaluation in relation to definition of failure in the Swedish National Total Hip Arthroplasty register. Acta Orthop Scand. 2000;71:354–9.
9. Maloney WJ. National joint replacement registries: has the time come? J Bone Joint Surg Am. 2001;83-A:1582–5.
10. Saleh KJ, Santos ER, Ghomrawi HM, Parvizi J, Mulhall KJ. Socioeconomic issues and demographics of total knee arthroplasty revision. Clin Orthop Relat Res. 2006;446:15–21.
11. Kurtz SM, Ong KL, Lau E, Manley MT. Current and projected utilization of total joint replacement. In: Ducheyne P, Healy K, Hutmacher DW, Grainger DW, Kirkpatrick CJ, editors. Comprehensive biomaterials. Oxford: Elsevier Science; 2011.
12. Katz JN, Barrett J, Mahomed NN, Baron JA, Wright RJ, Losina E. Association between hospital and surgeon procedure volume and the outcomes of total knee replacement. J Bone Joint Surg Am. 2004;86-A:1909–16.
13. Mahomed NN, Barrett J, Katz JN, Baron JA, Wright J, Losina E. Epidemiology of total knee

replacement in the United States Medicare population. J Bone Joint Surg Am. 2005;87: 1222–8.

14. Bozic KJ, Ries MD. The impact of infection after total hip arthroplasty on hospital and surgeon resource utilization. J Bone Joint Surg Am. 2005;87:1746–51.

15. Sculco TP. The economic impact of infected joint arthroplasty. Orthopedics. 1995;18:871–3.

16. National Hospital Discharge Survey. National Center for Health Statistics. http://www.cdc. gov/nchs/nhds/about_nhds.htm (2009).

17. The Nationwide Inpatient Sample (NIS). Healthcare Cost and Utilization Project (HCUP): Agency for Healthcare Research and Quality. http://www.hcup-us.ahrq.gov/nisoverview.jsp (2008).

18. Kurtz SM, Lau E, Schmier J, Ong KL, Zhao K, Parvizi J. Infection burden for hip and knee arthroplasty in the United States. J Arthroplasty. 2008;23:984–91.

19. Kurtz SM, Ong KL, Schmier J, Mowat F, Saleh K, Dybvik E, Karrholm J, Garellick G, Havelin LI, Furnes O, Malchau H, Lau E. Future clinical and economic impact of revision total hip and knee arthroplasty. J Bone Joint Surg Am. 2007;89 Suppl 3:144–51.

20. Pulido L, Ghanem E, Joshi A, Purtill JJ, Parvizi J. Periprosthetic joint infection: the incidence, timing, and predisposing factors. Clin Orthop Relat Res. 2008;466:1710–5.

21. Malinzak RA, Ritter MA, Berend ME, Meding JB, Olberding EM, Davis KE. Morbidly obese, diabetic, younger, and unilateral joint arthroplasty patients have elevated total joint arthroplasty infection rates. J Arthroplasty. 2009;24:84–8.

22. Kurtz SM, Ong KL, Lau E, Bozic KJ, Berry D, Parvizi J. Prosthetic joint infection risk after TKA in the Medicare population. Clin Orthop Relat Res. 2010;468:52–6.

23. Ong KL, Kurtz SM, Lau E, Bozic KJ, Berry DJ, Parvizi J. Prosthetic joint infection risk after total hip arthroplasty in the Medicare population. J Arthroplasty. 2009;24:105–9.

24. Dale H, Skramm I, Lower HL, Eriksen HM, Espehaug B, Furnes O, Skjeldestad FE, Havelin LI, Engesaeter LB. Infection after primary hip arthroplasty. Acta Orthop. 2011;82:646–54.

25. Jamsen E, Huhtala H, Puolakka T, Moilanen T. Risk factors for infection after knee arthroplasty. A register-based analysis of 43,149 cases. J Bone Joint Surg Am. 2009;91:38–47.

26. Jamsen E, Varonen M, Huhtala H, Lehto MU, Lumio J, Konttinen YT, Moilanen T. Incidence of prosthetic joint infections after primary knee arthroplasty. J Arthroplasty. 2010;25:87–92.

27. Suzuki G, Saito S, Ishii T, Motojima S, Tokuhashi Y, Ryu J. Previous fracture surgery is a major risk factor of infection after total knee arthroplasty. Knee Surg Sports Traumatol Arthrosc. 2011;19:2040–4.

28. Kurtz SM, Medel FJ, MacDonald DW, Parvizi J, Kraay MJ, Rimnac CM. Reasons for revision of first-generation highly cross-linked polyethylenes. J Arthroplasty. 2010;25:67–74.

29. Graves S, Davidson D, de Steiger R, Tomkins A. Annual report 2010. Australian National Joint Replacement Registry. Adelaide: Australian Orthopaedic Association; 2010.

30. Bozic KJ, Kurtz SM, Lau E, Ong K, Chiu V, Vail TP, Rubash HE, Berry DJ. The epidemiology of revision total knee arthroplasty in the United States. Clin Orthop Relat Res. 2010;468:45–51.

31. Bozic KJ, Kurtz SM, Lau E, Ong K, Vail TP, Berry DJ. The epidemiology of revision total hip arthroplasty in the United States. J Bone Joint Surg Am. 2009;91:128–33.

32. Annual report 2010. The Norwegian Arthroplasty Register. Bergen: Centre of Excellence of Joint Replacements; 2010.

33. Garellick G, Karrholm J, Rogmark C, Herberts P. Annual report 2008. Swedish Hip Arthroplasty Register. Göteborg: Department of Ortopaedics, Sahlgrenska University Hospital; 2009

34. Lidgien L, Sundberg M, Dahl AW, Robertsson O. Annual report 2010. The Swedish Knee Arthroplasty Register. Lund: Department of Orthopedics, Lund University Hospital; 2010.

35. Dempsey KE, Riggio MP, Lennon A, Hannah VE, Ramage G, Allan D, Bagg J. Identification of bacteria on the surface of clinically infected and non-infected prosthetic hip joints removed during revision arthroplasties by 16S rRNA gene sequencing and by microbiological culture.

Arthritis Res Ther. 2007;9:R46.

36. Ince A, Rupp J, Frommelt L, Katzer A, Gille J, Lohr JF. Is "aseptic" loosening of the prosthetic cup after total hip replacement due to nonculturable bacterial pathogens in patients with low-grade infection? Clin Infect Dis. 2004;39:1599–603.

37. Kobayashi N, Procop GW, Krebs V, Kobayashi H, Bauer TW. Molecular identification of bacteria from aseptically loose implants. Clin Orthop Relat Res. 2008;466:1716–25.

38. Azzam K, McHale K, Austin M, Purtill JJ, Parvizi J. Outcome of a second two-stage reimplantation for periprosthetic knee infection. Clin Orthop Relat Res. 2009;467:1706–14.

39. Hanssen AD, Osmon DR. Evaluation of a staging system for infected hip arthroplasty. Clin Orthop Relat Res. 2002;403:16–22.

40. Kubista B, Hartzler RU, Wood CM, Osmon DR, Hanssen AD, Lewallen DG. Reinfection after two-stage revision for periprosthetic infection of total knee arthroplasty. Int Orthop. 2011;36(1):65–71.

41. Bozic KJ, Ong K, Lau E, Kurtz SM, Vail TP, Rubash HE, Berry DJ. Risk of complication and revision total hip arthroplasty among Medicare patients with different bearing surfaces. Clin Orthop Relat Res. 2010;468:2357–62.

42. Swierstra BA, Vervest AM, Walenkamp GH, Schreurs BW, Spierings PT, Heyligers IC, van Susante JL, Ettema HB, Jansen MJ, Hennis PJ, de Vries J, Muller-Ploeger SB, Pols MA. Dutch guideline on total hip prosthesis. Acta Orthop. 2011;82:567–76.

43. Parvizi J, Johnson BG, Rowland C, Ereth MH, Lewallen DG. Thirty-day mortality after elective total hip arthroplasty. J Bone Joint Surg Am. 2001;83-A:1524–8.

44. Smabrekke A, Espehaug B, Havelin LI, Furnes O. Operating time and survival of primary total hip replacements: an analysis of 31,745 primary cemented and uncemented total hip replacements from local hospitals reported to the Norwegian Arthroplasty Register 1987–2001. Acta Orthop Scand. 2004;75:524–32.

45. Webb BG, Lichtman DM, Wagner RA. Risk factors in total joint arthroplasty: comparison of infection rates in patients with different socioeconomic backgrounds. Orthopedics. 2008;31:445.

46. Parvizi J, Saleh KJ, Ragland PS, Pour AE, Mont MA. Efficacy of antibiotic-impregnated cement in total hip replacement. Acta Orthop. 2008;79:335–41.

47. Kim JM, Mudgal CS, Konopka JF, Jupiter JB. Complications of total elbow arthroplasty. J Am Acad Orthop Surg. 2011;19:328–39.

48. Bolognesi MP, Marchant Jr MH, Viens NA, Cook C, Pietrobon R, Vail TP. The impact of diabetes on perioperative patient outcomes after total hip and total knee arthroplasty in the United States. J Arthroplasty. 2008;23:92–8.

49. Marchant Jr MH, Viens NA, Cook C, Vail TP, Bolognesi MP. The impact of glycemic control and diabetes mellitus on perioperative outcomes after total joint arthroplasty. J Bone Joint Surg Am. 2009;91:1621–9.

50. Font-Vizcarra L, Lozano L, Rios J, Forga MT, Soriano A. Preoperative nutritional status and post-operative infection in total knee replacements: a prospective study of 213 patients. Int J Artif Organs. 2011;34:876–81.

51. Bozic KJ, Lau E, Kurtz S, Ong K, Berry DJ. Patient-related risk factors for postoperative mortality and periprosthetic joint infection in Medicare patients undergoing TKA. Clin Orthop Relat Res. 2012;470:130–7.

52. Gerometta A, Rodriguez Olaverri JC, Bittan F. Infection and revision strategies in total disc arthroplasty. Int Orthop. 2011;36(2):471–4.

53. Kurtz SM, Lau E, Ianuzzi A, Schmier J, Todd L, Isaza J, et al. National revision burden for lumbar total disc replacement in the United States: epidemiologic and economic perspectives. Spine 2010;35:690–6.

54. Zumstein MA, Pinedo M, Old J, Boileau P. Problems, complications, reoperations, and revisions in reverse total shoulder arthroplasty: a systematic review. J Shoulder Elbow Surg/Am

Shoulder Elbow Surg. 2011;20:146–57.

55. Beadel G, King G. Revision elbow arthroplasty. In: Williams GR, Yamaguchi K, Ramsey ML, Galatz LM, editors. Shoulder and elbow arthroplasty. Philadelphia: Lippincott Williams and Wilkins; 2005. p. 428.

56. Voloshin I, Schippert DW, Kakar S, Kaye EK, Morrey BF. Complications of total elbow replacement: a systematic review. J Shoulder Elbow Surg/Am Shoulder Elbow Surg. 2011;20:158–68.

57. Morrey BF, Bryan RS. Infection after total elbow arthroplasty. J Bone Joint Surg Am. 1983;65:330–8.

58. Klouche S, Sariali E, Mamoudy P. Total hip arthroplasty revision due to infection: a cost analysis approach. Orthop Traumatol Surg Res. 2010;96:124–32.

59. Hebert CK, Williams RE, Levy RS, Barrack RL. Cost of treating an infected total knee replacement. Clin Orthop Relat Res. 1996;331:140–145.

7

关节置换的感染并发症
Septic Complications in Arthroplasty

Gerold Labek

（刘　强　译　李晓未　校）

　　摘　要　本章中所列举的初次和翻修的全膝及全髋置换手术的翻修率，是根据登记系统数据得出的。我们将分别针对初次置换术和翻修术，探讨导致翻修的感染性因素。登记系统对于提高关节置换手术效果的作用也将进行探讨。

　　关键词　并发症·髋关节·膝关节·感染

7.1　引言及感染的危险因素

　　关节置换术后的感染并发症给患者造成沉重的负担，其治疗则会造成高额的医疗开销。

　　大数据集所得出的相关结论只能建立在平均值的基础上，但具体到单个患者的情况，则需要考虑诸多的变异。

　　感染风险取决于若干危险因素。除了由于激素治疗、HIV 感染等造成的免疫功能抑制之外，高龄、酗酒、肝肾功能受损、糖尿病、类风湿关节炎、肥胖、既往膝关节手术史也是并发症发生率增加的危险因素[1-8]。而有既往感染事件或骨髓炎病史的患者，其感染风险同样相应增加。

7.2　流行病学

　　诸多临床研究表明，全关节置换术后由于感染并发症而导致的翻修率为 $0.39\%\sim0.7\%$[3,9-11]。

　　无论如何，将临床研究数据与登记系统数据进行直接比较是行不通的。二者的本质差异在于对失败病例的定义不同。与一些临床研究不同的是，登记系统中，认定失败病例必须有植入关节的一部分被取出或者更换，因此，碎屑清理及软组织手术则不包括在翻修手术之内。

　　即便如此，登记系统中的平均翻修率仍然高于临床研究数据。表 7-1 和表 7-2 显示的是全球范围内的、经过病例数和随访时间校正的高质量登记系统所提供的平均翻修率。

全膝置换手术的翻修原因，排在无菌性松动之后，第二常见的是感染性松动，初次置换术后终身感染性松动的发生率为 1.63%，这意味着每 61 个患者中就有 1 位受此影响。

表 7-1 初次全髋关节置换的翻修率及其原因

翻修原因	占总翻修例数的百分比（%）	初次置换术后的发生率（%）	初次置换术后的绝对风险值（1/x 人）
无菌性松动	55.24	7.94	13
脱位	11.79	1.69	59
感染性松动	7.45	1.07	93
假体周围骨折	6.07	0.87	115
磨损	4.18	0.78	128
不明原因的疼痛	3.74	0.52	193
假体断裂	2.48	0.31	323

数据来源：全部为 2009 年全世界发表的包含翻修原因的国家关节置换手术登记数据报告（包括瑞典、挪威、加拿大、芬兰、澳大利亚）

表 7-2 初次全膝关节置换的翻修率及其原因

翻修原因	占总翻修例数的百分比（%）	初次置换术后的发生率（%）	初次置换术后的绝对风险值（1/x 人）
无菌性松动	29.83	2.44	41
感染性松动	14.93	1.63	61
不明原因的疼痛	9.49	1.63	112
磨损	8.15	0.65	153
关节不稳定	6.23	0.50	200
假体断裂	4.73	0.43	234
假体周围骨折	3.07	0.24	417

数据来源：全部为 2009 年全世界发表的包含翻修原因的国家关节置换手术登记数据报告（包括瑞典、挪威、加拿大、芬兰、澳大利亚）

全髋关节置换术后感染性松动的发生率则相对较低，为 1.07%，即每 93 个患者中就有 1 位受此影响。排在无菌性松动和脱位之后，感染并发症是全髋关节置换的翻修术的第三常见原因。

从年份来看，并发症的发生并不是一个线性过程。在初次置换术后的最初几年之内，感染和脱位的发生呈现积累状态。初次术后 3 年内，大约有 20% 的翻修手术是由于感染并发症所致，这一比例与全髋关节置换后脱位的发生率几乎相同。

在拥有全世界最好的质控系统之一的瑞典，时间轴显示，等级系统最开始启用的几年之内，并发症发生率随时间显著下降（如表 7-3）。但是，在 1987 年初次置换患者翻修率经历了 0.5% 的低点之后，并发症发生率出现了小幅上升。

表 7-3 瑞典初次置换术后翻修率

1979—2008 年初次全髋关节置换术后，各种原因所致的翻修手术例数及其时间间隔

翻修原因	0～3 年		4～6 年		7～10 年		10 年以上		总例数	总体比例
无菌性松动	2810	43.2%	3593	81.7%	5174	86.1%	6268	86.0%	17 845	73.7%
脱位	1312	20.2%	231	5.3%	207	3.4%	259	3.6%	2009	8.3%
深部感染	1335	20.5%	215	4.9%	153	2.5%	100	1.4%	1803	7.5%
骨折	415	6.4%	240	5.5%	343	5.7%	517	7.1%	1515	6.3%
技术差错	464	7.1%	26	0.6%	17	0.3%	12	0.2%	519	2.1%
假体断裂	56	0.9%	74	1.7%	108	1.8%	117	1.7%	355	1.5%
疼痛	67	1.0%	11	0.3%	4	0.1%	7	0.1%	89	0.4%
其他	41	0.6%	9	0.2%	5	0.1%	9	0.1%	64	0.3%
总计	6500	100%	4399	100%	6011	100%	7289	100%	24 199	100%

数据来源：瑞典全国髋关节置换术登记系统 2008 年年鉴

　　得益于严格的改善措施，并发症发生率从 1980 年前后的 4% 下降到如今的 0.5%。但是，最近几年罕见更加有效的改善措施出现（图 7-1）。

　　与全膝或全髋关节置换术相比，膝关节单髁置换术的平均术后感染并发症发生率较低（图 7-2）。

　　膝关节置换术的患者中存在不同性别之间的差异。男性患者较女性患者的感染所致翻修率更高，这在全膝关节置换的患者中具有显著性差异（图 7-3）。

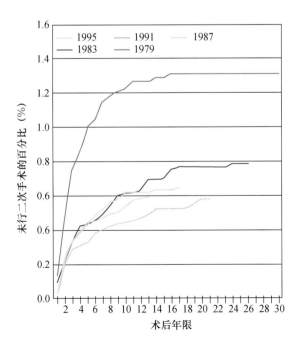

图 7-1 瑞典全髋关节置换术后深部感染所致的翻修风险-时间曲线

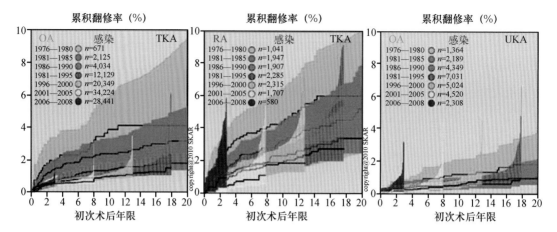

图 7-2 瑞典膝关节置换术后由深部感染所致的翻修率-时间分布。以感染所致翻修为终点，比较累积翻修率，可以发现全膝置换（TKA）和单髁置换（UKA）的翻修率均随时间而上升。但是，相比 2001—2005 年，2006—2008 年的感染所致翻修率有所增加。（数据来源：瑞典膝关节置换术登记系统 2010 年年鉴）

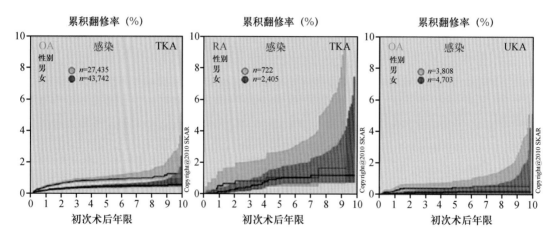

图 7-3 瑞典全膝置换患者术后感染并发症的性别分布。以翻修术为终点，累积翻修率（1999 年到 2008 年）显示行全膝置换的骨关节炎患者中，男性较女性的风险更高（相对危险度为 2.0）。在类风湿关节炎患者中呈现出同样的趋势，但无显著性差异。由于植入假体较小，单髁置换患者的翻修率比全膝置换患者低，即便如此，单髁置换的男性患者由感染所致翻修率仍比女性高 2.9 倍。全膝置换术中，类风湿关节炎患者的翻修率高于骨关节炎患者（相对危险度为 1.7）。（数据来源：瑞典膝关节置换术登记系统 2010 年年鉴）

7.2.2　翻修手术的感染并发症

　　翻修术后的感染并发症发生率的记录涉及方法学的问题。为保证统计评估的准确性，必须采集患者的既往病史。由于分析终点是二次翻修手术，大样本量的、依从性高的患者群体成为基本要求。实际上，只能通过高质量的全国或地区性的关节置换登记系统来达到这一要求。每个患者的最初情况可能差异较大，这也使得仅仅将能通过登记系统所覆盖的大样本量患者才纳入考量之中。

本文所引用的最好的文章可能是由挪威关节置换登记系统所发表的[12]。尽管感染并发症并非该文章的讨论终点，而且感染并发症患者被排除在进一步评估之外，但是，该文章给出了一些基本数据。初次全髋关节置换手术的 78 534 名患者中，有 5137 名实施了翻修手术。其中，375 名患者由于术后感染而被排除在进一步评估之外。这表明，翻修原因中，感染并发症占 7.3%。

599 名实施翻修手术的患者中，有 76 人新发感染（12.7%）。而在 98 名实施二次翻修手术的患者中，有 12 人由于新发感染而再次进行翻修手术（12.2%）。

如果将这些值加上，并且假设初次术后的并发症发生率为 1%，那么我们只能认为感染并发症在第 3 次翻修术后患者中的发生率为 1/3。

以往有一篇挪威登记系统发表的文章指出，有数量尚不明确的一部分慢性感染性松动患者被登记为非感染原因所致的翻修患者。否则，很难解释为什么无菌性松动的患者中不同的抗生素治疗方案与不同的翻修率之间存在相关性[13]。

评估这些数据时也要考虑到 1997 年时诊断感染并发症可用的诊断方法。但是，应严格分析是否当前所有的低度感染性并发症都能够安全确诊。

至于不同治疗方法的成功率，目前仅能对现有数据进行粗略的分析和评估。

7.2.3　感染并发症的治疗

最近发表的一篇 meta 分析对目前针对感染并发症的治疗所发表的文献进行了很好的综述[14]。

目前有几种主要治疗措施可以根据患者症状来进行选择应用。

保留植入假体的清创术是针对短期症状患者最常应用的治疗措施，文献发表的根治率在 26% 到 71% 之间。

采用抗生素骨水泥的一期翻修手术，文献报道的成功率在 90% 以上。但是，这一治疗措施的整个过程对术者和微生物学家要求很高。

二期翻修手术是众多治疗措施中的金标准。文献报道的成功率与一期翻修手术相似，但其适应证常有变化。而且，假体再次植入前的治疗方案也无统一标准。但是，对于多数患者，推荐进行微生物敏感的大剂量抗生素治疗 6 周。绝大多数研究推荐在抗生素治疗后 6~12 周进行二次假体植入手术，具体视病原体的杀灭程度而定。

抗生素骨水泥垫片或旷置物可以有效实现局部的高浓度抗生素，同时尽可能保持患者的活动能力，并减轻软组织收缩。但是，活动能力减退仍然是二期翻修手术常见的远期不良结果，特别是对于膝关节置换术的患者。

假体摘除手术可作为有严重骨质破坏或其他治疗方法效果不佳的患者的挽救性措施，但是针对其效果的文献为数不多。Ganse 等报道了髋关节的二期翻修手术与假体摘除手术相比，两者 52 个月后的临床效果相似，HHS 均在 60 分左右[15]。

针对这一题目的诸多临床研究中，方法学的缺陷应当考虑在内。其入组病例数相对较小，统计学效度常常较低。所采集的数据常常存在较大的差异及不同观察者之间的变异。

因此，尚无法从目前的数据得出一个标准治疗方案，更不用说不同类型患者的个体化治疗。

7.3 结 论

对现有数据进行综合分析可以得出，不同国家的初次关节置换手术效果存在明显差异。得益于严格的质量控制和对接诊医师的定期反馈，瑞典在 10 年之内实现了翻修率减半，翻修率及感染性并发症发生率均是如此。近来建立的登记系统，其相应质控机制尚未完全建立，则得出更高的绝对数值。相对危险度分析得出，几乎所有国家的翻修术中，有约 10% 是由于感染性并发症所致。

然而，即便是在最佳条件下，每 200 例初次置换中也会出现 1 例由于感染所致的翻修手术。而细菌生物膜的形成尤为棘手[16]。

近年来，多重耐药菌和小型变异菌株的出现，很可能会继续对感染并发症的诊断和治疗造成困难，而提高实验室诊断技术只能在一定程度上解决这一问题。

除了感染诊断和治疗方面的进展，不应忘记经典的手术原则。手术时机、手术间内人数、遵循无菌原则及操作所带来的软组织损伤等，这些因素都对并发症发生率有影响。标准化的操作及团队成员的密切配合可以有明显的改善作用。主刀医生规范自身医疗行为的意识和意愿是关键。

但是，感染并发症最重要的影响因素是所需进行的翻修手术次数，无论进行翻修手术的原因是什么。

参考文献

1. Wilson MG, et al. Infection as a complication of total knee-replacement arthroplasty. Risk factors and treatment in sixty-seven cases. J Bone Joint Surg Am. 1990;72(6):878–83.
2. Berbari EF, et al. Risk factors for prosthetic joint infection: case control study. Clin Infect Dis. 1998;27(5):1247–54.
3. Peersman G, et al. Infection in total knee replacement: a retrospective review of 6489 total knee replacements. Clin Orthop Relat Res. 2001;392:15–23.
4. Chiu FY, et al. Cefuroxime-impregnated cement at primary total knee arthroplasty in diabetes mellitus. A prospective, randomized study. J Bone Joint Surg Br. 2001;83(5):691–5.
5. Meding JB, et al. Total knee replacement in patients with diabetes mellitus. Clin Orthop Relat Res. 2003;416:208–16.
6. Winiarsky R, et al. Total knee arthroplasty in morbidly obese patients. J Bone Joint Surg Am. 1998;80(12):1770–4.
7. Amin AK, et al. Does obesity influence the clinical outcome at 5 years following total knee replacement for osteoarthritis? J Bone Joint Surg Br. 2006;88(3):335–40.
8. Krushell RJ, et al. Primary total knee arthroplasty in morbidly obese patients: a 5 to 14 year follow-up study. J Arthroplasty. 2007;22(6 Supp 2):77–80.
9. Blom AW, et al. Infection after total knee arthroplasty. J Bone Joint Surg Br. 2004;86(5):688–91.
10. Hanssen AD, Rand JA. Evaluation and treatment of infection at site of total hip and knee arthroplasty. Instr Course Lect. 1999;48:111–22.
11. Pulido L, et al. Periprosthetic joint infection: the incidence, timing and predisposing factors.

Clin Orthop Relat Res. 2008;446(7):1710–5.

12. Lie SA, et al. Failure rates for 4762 revision total hip arthroplasties in the Norwegian Arthroplasty Register. J Bone Joint Surg Br. 2004;86(4):504–9.

13. Espehaug B, et al. Antibiotic prophylaxis in total hip arthroplasty. Review of 10,905 primary cemented total hip replacements reported to the Norwegian Arthroplasty Register, 1987–1995. J Bone Joint Surg Br. 1997;79(4):590–5.

14. Senthi S, et al. Infection in total hip replacement: meta-analysis. Int Orthop (SICOT). 2011;35:253–60.

15. Ganse B, et al. Two-stage hip revision arthroplasty: the role of the excision arthroplasty. Eur J Orthop Surg Traumatol. 2008;18(3):223–8.

16. Stewart PS, Costerton JW. Antibiotic resistance of bacteria in biofilms. Lancet. 2001;358(9276):135–8.

8

全关节置换的围术期预防

Perioperative Antibiotic Prophylaxis in Total Joint Arthroplasty

Nataša Faganeli

（曹争明　译　李晓未　校）

摘　要　本章主要阐述了全关节置换围术期抗生素预防的基本原理。目前对初次关节置换只有 1a 水平的专家建议，同时由于关节翻修手术的复杂性及异质性以及缺乏随机对照试验结果的支持，针对翻修手术的专家建议仍然缺失。本章综述了目前的文献及可用的数据，总结了相关的专家建议。

关键词　抗生素·预防·时机·关节假体

8.1　背　景

手术部位感染（surgical site infection，SSI）是指手术操作后出现的切口感染，与医疗保健相关。SSI 的感染范围可能由浅表至深部组织，甚至达到器官间隙[1]。根据 2006—2008 年间美国国家医疗卫生安全网络提供的数据来看，美国髋关节置换手术 SSI 发生率为 0.67%～2.4%，膝关节置换手术发生率为 0.58%～1.6%[2]。欧洲疾病预防和控制中心报告，欧洲国家 2007 年髋关节假体 SSI 累积发生率为 1.2%[3]，踝关节置换 SSI 发生率曾报告高达 15%，肘关节置换为 1.2%，肩关节置换为 0.7%[4-6]。

骨科手术后 SSI 是高花费的并发症之一，这是由于再住院，住院时间延长，需要额外手术，以及手术与最终效果之间的康复和护理工作比未感染病例更加困难[5,7]。Whitehouse 及其同事估计，骨科 SSI 造成单个患者总住院时间平均延长 2 周，再住院率翻倍，医疗花费增加超过 300%。骨科 SSI 患者出现体能受限大幅度增加，生活质量明显下降。

鉴于有力证据的支持，高度推荐初次全关节置换围术期应用抗生素预防以限制严重感染事件的发生[1,9-14]。支持抗生素预防的大多数可用数据来源于接受全髋或全膝关节置换的患者入组试验。目前缺乏关于肘、肩和踝关节置换围术期抗生素预防效果的数据。类似地，我们推断可应用相同的抗生素预防[5]。

必须强调的是，围术期抗生素预防的目的不在于彻底消毒，而是将术中污染的微生物负荷减少到不至于突破宿主防御的水平[14]。从这个角度来说，显然手术抗生素预防是一个短暂的过程，手术开始前使用，手术结束后很短时间内停用，如果要继续应用，则需要手术以后再应用。

围术期应用抗生素的效果，与合理地预防性应用抗生素，包括选择正确的抗生素种类、严格把握用药时间、剂量及停药时间密切相关。然而，其他因素，比如手术医生的经验和技术，器械消毒问题，术前准备以及患者潜在的身体状况，可能对 SSI 发生率造成很大影响[15]。

实践要点

- 围术期抗生素预防是所有接受初次全关节置换患者的标准方案。
- 要达到围术期应用抗生素的效果，只有选择合适的抗生素、合理的使用时间、剂量及停药时间。
- 手术抗生素预防是手术技术本身的附属，而不是替代。
- 常规预防性应用抗生素不应用作抗生素治疗。

接受有创操作的关节置换患者，假体血源性细菌种植风险增加。置换术后最初 2 年内是最关键的时期。根据美国矫形外科医师协会（AAOS）建议，所有关节置换患者，术后 2 年内在进行高风险牙科操作前，应该预防性应用抗生素；而高风险患者，术后终身在进行高风险牙科操作前，预防性应用抗生素。此外，AAOS 也建议在进行消化道或泌尿生殖道操作前，应用抗生素预防[16-17]。

8.2　外科常见病原菌

全关节置换后 SSI 主要源于皮肤种植菌或外来性空气传播的微生物。最常见的病原菌包括金黄色葡萄球菌、表皮葡萄球菌，以及其他种类的凝固酶阴性葡萄球菌，而肠球菌、链球菌和革兰氏染色阴性菌，比如假单胞菌属和克雷伯杆菌属则较少见[18]。造成关节置换手术发生 SSI 的辅助因素是葡萄球菌属能在骨科植入物表面产生细菌生物膜。生物膜保护细菌不受抗生素作用，并且增加其对抗生素抵抗能力。

选择预防用的抗生素应该对多数常见外科病原菌具有良好的抗菌活力。抗生素的选择受到细菌抗药性及在宿主定植区域的发展的影响。耐甲氧西林金黄色葡萄球菌（MRSA），尤其是耐甲氧西林凝固酶阴性葡萄球菌（CoNS）的患病率正在稳固增长。术前应用莫匹罗星去定植化处理作为围术期抗生素预防的一种辅助手段，显示了对显著降低关节置换术后 SSI 发生率的良好效果[5]。

8.3　抗生素的选择

没有数据支持在全关节置换围术期抗生素预防方面某种抗生素比另一种抗生素更有效[9]。抗生素的选择应当根据其抗菌谱、药物动力学和安全性、局部抗药类型、有效性及花费来决定。

头孢唑啉是第一代头孢菌素类药物，在初次全关节置换围术期预防用药中研究和应用最多。最近推荐使用第二代头孢菌素类药物头孢呋辛作为全髋关节置换的围术期用药[19]。总体来说，更推荐使用头孢唑啉，因为其对葡萄球菌具有更大的固有效力，副作用和抗菌谱更窄，在骨、肌肉和滑膜中分布更好，而且花费少。

为避免出现严重过敏或者对 β-内酰胺的不良反应，最近开始使用克林霉素作为替代药物[18,20]，尽管罕有数据支持其常规预防应用[13]。然而，克林霉素对 CoNS 的抗菌谱可靠性差。为防止由于出现耐甲氧西林的 CoNS 菌株造成感染高发，对于 β-内酰胺药物过敏的患者应当使用万古霉素作为预防用药[5,19]。

对于 β-内酰胺类药物曾出现类似"真过敏"（例如，荨麻疹、低血压、支气管痉挛、血管性水肿）病史或严重药物反应（药物热、中毒性表皮松解）病史，这些是需要获得的关键信息，因为这是使用头孢菌素类药物的绝对禁忌证。然而，如果患者报告对青霉素出现药物热、药疹，但无过敏反应，则头孢菌素可安全地使用[21]。术中应用"实验剂量法"无文献支持，且不能预防潜在的过敏反应。必须强调，过敏反应并不是剂量依赖的，实验剂量最长在使用后 1h 内造成过敏反应[22]。

实践要点

- 必须辨别开非免疫介导的药物反应和免疫介导的药物反应。
- 如果患者诉说对青霉素有药物热、药疹病史，而未出现过敏反应，则可安全地使用头孢菌素。
- 如果曾出现严重青霉素过敏（例如，低血压、呼吸困难），应当使用可替代的药物如克林霉素。
- 如过敏史不清楚而认为患者"青霉素过敏"是不公平的。

既往有 MRSA 感染病史的患者，骨科 SSI 发生 MRSA 感染（＞10％）和耐甲氧西林表皮葡萄球菌（MRSE）感染（＞20％）的概率较高，且对于 MRSA 定植的患者，应当使用万古霉素作为围术期预防用药[5]。万古霉素对骨科 SSI 感染的多数常见高耐药病原菌具有足够的抗菌活性，同时能在用药后几分钟内在骨、滑膜和肌肉组织中达到高浓度[23]。另外，万古霉素对革兰氏染色阴性病原菌和厌氧菌无效。某些医疗机构将万古霉素同头孢唑啉或庆大霉素配伍使用，但并无相关证据支持[12]。

对于携带 MRSA 风险高的患者，应在择期关节置换前进行筛检，但普遍筛检尚存争议。确定感染 MRSA 或携带者的患者，接受择期关节置换手术前，可鼻内使用莫匹罗星去定植化作为抗生素预防的辅助方法[5,20,24]。

实践要点

- 预防用抗生素的选择应当根据抗菌谱、局部抗药类型、患者过敏反应确定，且符合目前的专家建议。
- 万古霉素应当用于治疗明确感染，而非用于常规预防。
- 万古霉素作为预防只用于明确有 MRSA 定植的患者，或近期的 MRSA 暴发。
- 在明确发生 I 型 β-内酰胺过敏反应的情况下，万古霉素作为预防应当仅在 CoNS 感染率高的机构使用。

　　抗生素预防的静脉应用是明确的，因其可确保快速、可靠且可预测的血清和组织浓度。

8.4　起始剂量时机

　　文献中有大量数据都支持推荐的抗生素初次肠外剂量时机，即在行手术切口前60min 内[25]。在这个时间段内给予抗生素，对于切开时和整个手术期间确保在切口部位达到足够的血清和组织浓度是十分必要的。足够的浓度是指超过手术操作可能存在病菌的最小抑菌浓度（MIC）。必须考虑抗生素的药代动力学特性，以在目标时间内完成输液。

　　临床上的标准方案是，在麻醉诱导时静脉应用头孢唑啉，间断输液超过 20～30min。该原则也适用于 β-内酰胺类药物和克林霉素。万古霉素溶液的输液速度必须不超过 10mg/min，防止发生输液相关事件（例如，"红人"综合征）。对于预防性应用万古霉素，应当在手术开始前 1～2h（通常在病房开始输液），间断输液超过 60min。在手术开始前全部输完抗生素溶液是很必要的。

　　使用近端止血带时，必须在扎止血带前输完抗生素。一些专家建议 10min 后再扎止血带[18]。

8.5　剂　量

　　预防用药需要的抗生素剂量与治疗感染的剂量相同，该观点已被普遍接受。基于可用的数据，是否根据体重确定预防用抗生素的剂量没有结论性建议[5]。

　　头孢唑啉的建议剂量是，体重＜80kg 的患者给予 1g 静脉输液，体重＞80kg 的患者给予 2g 静脉输液。严重肾损害（肌酐清除率＜35ml/min）患者，剂量必须较常规减半[26]。

　　克林霉素的推荐剂量是 600mg 静脉输液。肾损害患者无须调整剂量[27]。

　　万古霉素的推荐剂量是 1g 静脉注射（10～15mg/kg 体重）。对于肾损害患者，由常规剂量开始，如需要再次间断给药必须调整剂量[28]。

8.6　术中重复剂量

　　术中再次给药剂量是根据血清和组织中预防用抗生素的浓度-时间曲线决定的[5,26-28]。预防用抗生素在切口部位的浓度在手术期间必须超过 MIC，以能持续起效。如果手术时间超过抗生素的两个半衰期，建议术中追加剂量：头孢唑啉每 3～5h 追加一次，克林霉素每 3～6h 追加一次，万古霉素每 6～12h 追加一次。对由于肾损害而使抗生素半衰期延长的患者，术中不能追加剂量。

如果发生出血时间长或量大（>1500ml），术中也应该追加剂量[5]。

8.7　持续时间

全关节置换手术中抗生素预防的持续时间仍存在争议。越来越多的证据表明，术后 24h 后继续应用抗生素预防可能并无益处。然而，没有充足的证据支持单剂量应用方案，目前推荐预防应用抗生素不应超过 24h[5,10]。根据其药代动力学范围，肾功能正常的患者 24h 用药方案为：头孢唑啉每 6～8h 静脉输注 1～2g，克林霉素每 8h 静脉输注 600mg，万古霉素每 12h 静脉输注 1g（10～15mg/kg 体重）。

没有证据支持延长应用抗生素预防至拔除所有引流管对患者有益[19]。

8.8　抗生素骨水泥

含有抗生素的骨水泥（antibiotic-loaded bone cement，ALBC）并没与显示出比静脉应用抗生素更优越，有证据表明抗生素与骨水泥的结合比单纯静脉应用抗生素预防在降低 SSI 风险方面效果更显著[29]。预先混合的商业化 ALBC 符合特定科学和技术要求标准，比手工混合 ALBC 在机械和洗脱性能方面更优越。因此，只有工业化制备的抗生素骨水泥才能达到预防应用目标。氨基糖苷类抗生素（庆大霉素和妥布霉素）和林可酰胺类抗生素（克林霉素和红霉素）是仅有的能用于商业化 ALBC 的抗生素。它们具有合适的物理和洗脱性能，抗菌谱广且过敏发生率低。没有证据支持骨水泥中一种抗生素比另一种更有效。美国食品和药品监督管理局（FDA）仅批准预先混合的含抗生素骨水泥用于全关节置换的二期翻修，不能常规用于初次关节置换的预防。对于初次关节置换常规应用 ALBC，观点不统一[5,13,30]。然而，由于缺乏对照试验，ALBC 在初次关节置换手术中的临床效果尚不确定。然而，ALBC 合并静脉输注抗生素在世界范围内广泛用于初次关节置换手术预防感染[20,31-33]。

8.9　关节翻修中抗生素预防

没有证据指导关节置换翻修手术中抗生素的预防应用。对于推断发生关节假体感染的患者，如果通过术前穿刺抽吸未能识别出病原菌，在翻修手术中培养结果未获得以前暂不予预防性抗生素治疗已变成普遍采用的措施[34]。因为担心术前应用抗生素预防会导致术中培养结果出现假阴性，造成对这些患者未给出最佳诊断和适当治疗。另一方面，错过最佳时机的延迟抗生素应用可能会使未感染患者更易感染或使已感染患者发生额外的感染[25]。目前的数据显示，对已明确感染的患者术前应用抗生素治疗不会对分离已感染病原菌造成干扰。作者建议，对于已确定感染的患者和无感染临床证据的患者，应当术前给予抗生素预防。暂停抗生素预防对那些有感染临床迹象但术前穿刺阴性的患者可能有益。暂停抗生素预防的方案仍然是理论上的,需要进一步研究[35-37]。

另一个问题是关节置换翻修手术中预防用抗生素的选择。目前有人根据耐药类型的变化,担心通常用于初次关节置换中的头孢菌素(例如头孢唑啉)的效果。一些作者建议将万古霉素静脉输注或庆大霉素静脉输注加入常规抗生素预防方案[38]。然而,应当注意术前抗生素预防是用来防止术中污染发展成 SSI,而不是为了治疗已存在的感染。关节置换翻修手术中预防用抗生素的选择应当遵守与初次置换相同的原则,例如,抗菌数据、局部抗药类型和患者是否过敏。

静脉输注抗生素预防和含抗生素骨水泥联合应用在关节翻修手术中是可取的[39]。

关于围术期抗生素预防的建议总结见表 8-1。

表 8-1　全关节置换围术期抗生素预防建议

药物选择	头孢唑啉	如果患者诉说对青霉素出现药物热或药疹,而无青霉素过敏史,可安全地使用头孢菌素类药物
	克林霉素	对 β-内酰胺类出现 I 型过敏反应且耐甲氧西林 CoNS 发生率低
	万古霉素	对 β-内酰胺类出现 I 型过敏反应且耐甲氧西林 CoNS 发生率高
		已明确 MRSA 定植或近期 MRSA 暴发感染时
用药时机	头孢唑啉,克林霉素	麻醉诱导时间段输注超过 20～30min(止血带加压前全部输完)
	万古霉素	手术开始前 1～2h(通常在病房)间断输注超过 60min(止血带加压前全部输完)
用药剂量	头孢唑啉 1g 输注 体重＜80kg	肌酐清除率＜35ml/min 患者剂量减半
	头孢唑啉 2g 输注 体重＞80kg	
	克林霉素 600mg 输注	肾功能损害患者无须调整剂量
	万古霉素 1g 输注	肾功能损害患者从常规剂量开始 追加剂量,必要时必须调整
术中再次用药	头孢唑啉 3～5h 后 克林霉素 3～6h 后 万古霉素 6～12h 后	需再次用药的情况:手术时间延长,出血＞1500ml
用药持续时间	头孢唑啉静脉输注 1～2g/6～8h 克林霉素静脉输注 600mg/8h 万古霉素静脉输注 1g(10～15mg/kg)/12h	用药持续时间不能超过 24h!

8.10　结　论

初次全关节置换围术期抗生素预防具有有力的证据支持。多数可用的支持数据包括全髋或全膝置换。对肘、肩和踝关节置换的效果缺乏数据；然而，可使用相同的抗生素预防。

要达到围术期抗生素预防的效果，只有合理应用预防性抗生素，包括适当的抗生素选择、用药时机、剂量和持续时间。麻醉师应该负责管理抗生素应用以优化适当的时机。

预防用抗生素的选择应当与现有建议一致；然而，应该考虑抗菌敏感类型的固有范围。须凭过硬的临床判断辨别出非常规病例，必要时使用可替代药物。

然而，手术抗生素预防是良好手术技术的辅助，而不是替代。

ALBC 在初次关节置换中是否常规应用存在不同的观点。但是，ALBC 联合静脉输注抗生素预防在世界范围内广泛用于防止初次关节置换感染。

目前由于大部分翻修病例存在的异质性和复杂性，以及缺乏随机对照试验，对髋关节翻修手术抗生素预防没有明确的建议。关节翻修手术抗生素预防的选择应当遵守与初次置换相同的原则，例如，抗菌数据、局部抵抗类型和患者是否过敏。根据当前数据，在已知感染病例或没有感染的临床证据的病例，关节翻修术围术期抗生素预防不应当保守。

静脉输注抗生素预防和含抗生素骨水泥联合应用在关节翻修手术中是可取的。

近期在全关节置换中，头孢菌素类药物（头孢唑啉）广泛使用，其效果及安全范围都有保证。

对 β-内酰胺类明确存在 I 型过敏反应的情况下，可使用克林霉素。只有在 MRSA 定植或有 MRSA 或 MRSE 感染病史及手术部位 MRSA 或 MRSE 暴发的情况下，可使用万古霉素。万古霉素只有在耐甲氧西林 CoNS 固有发生率高且对 β-内酰胺类发生 I 型过敏的情况下，才能作为可接受的替代药物。

重要信息

- 围术期抗生素预防是初次关节置换的标准流程。
- 围术期抗生素预防不仅要与当前的建议一致，也要符合修正建议。
- 麻醉师应当负责管理抗生素，以最优化合适的用药时机和剂量。
- 围术期抗生素预防不能超过术后 24h。
- 没有数据支持延长使用抗生素预防至所有引流管拔除后存在益处。
- 静脉输注抗生素预防和含抗生素骨水泥联合应用在防止初次关节置换感染中是可取的。
- 由于标准化的洗脱和机械性能，只应当使用商业化的抗生素骨水泥。
- 没有针对髋关节翻修手术抗生素预防的建议。关节翻修手术中预防用抗生素的选择应当根据与初次置换相同的原则，不能误用作抗生素治疗。
- 对关节假体周围感染低风险以及明确诊断关节假体周围感染正接受再次手术的患者，术前预防性抗生素应用不应当保守。

参考文献

1. National Collaborating Centre for Women's and Children's Health. Surgical site infection: prevention and treatment of surgical site infection. London (UK): National Institute for Health and Clinical Excellence (NICE); October 2008. p. 142.

2. Edwards JR, Peterson KD, Mu Y, et al. National Healthcare Safety Network (NHSN) report: data summary for 2006 through 2008, issued December 2009. Am J Infect Control. 2009;37:783–805.

3. European Centre for Disease Prevention and Control. Annual epidemiological report on communicable diseases in Europe. Stockholm: European Centre for Disease Prevention and Control; 2009.

4. Gougoulias N, Khanna A, Maffulli N. How successful are current ankle replacements? A systematic review of the literature. Clin Orthop Relat Res. 2010;468:199–208.

5. American Society of Health-System Pharmacists. Draft therapeutic guidelines on antimicrobial prophylaxis in surgery. 2011. http://www.ashp.org/DocLibrary/Policy/PracticeResources/Orthopedics-ForPublicComment.aspx. Accessed 10 June 2011.

6. Bohsali KI, Wirth MA, Rockwood Jr CA. Complications of total shoulder arthroplasty. J Bone Joint Surg Am. 2006;88-A(10):2279–92.

7. Bosco 3rd JA, Slover JD, Haas JP. Perioperative strategies for decreasing infection: a comprehensive evidence-based approach. J Bone Joint Surg Am. 2010;92:232–9.

8. Whitehouse JD, Friedman ND, Kirkland KB, Richardson WJ, Sexton DJ. The impact of surgical site infections following orthopedic surgery at a community hospital and a university hospital: adverse quality of life, excess length of stay, and extra cost. Infect Control Hosp Epidemiol. 2002;23:183–9.

9. AlBuhairan B, Hind D, Hutchinson A. Antibiotic prophylaxis for wound infections in total joint arthroplasty. J Bone Joint Surg Br. 2008;90-B:915–9.

10. American Academy of Orthopaedic Surgeons. Information statement: recommendations for the use of intravenous antibiotic prophylaxis in primary total joint arthroplasty. http://www.aaos.org/about/papers/advistmt/1027.asp. Accessed 12 Dec 2010.

11. Association for Professionals in Infection Control and Epidemiology. APIC elimination guide: guide to the elimination of orthopedic surgical site infections. 2010. http://www.apic.org/downloads/ortho_guide.pdf. Accessed 29 Aug 2011.

12. Meehan J, Jamali AA, Nguyen H. Prophylactic antibiotics in hip and knee arthroplasty. J Bone Joint Surg Am. 2009;91:2480–90.

13. Bratzler DW, Houck PM, for the surgical Infection Prevention Guidelines Writers Workgroup. Antimicrobial prophylaxis for surgery: an Advisory Statement from the National Surgical Infection Prevention Project. Clin Infect Dis. 2004;38:1706–15.

14. Mangram AJ, Horan TC, Pearson ML, Silver LC, Jarvis WR, the Hospital Infection Control Practices Advisory Committee. Guideline for the prevention of surgical site infection, 1999. Infect Control Hosp Epidemiol. 1999;20:247–80.

15. Hansen AD, Osmon DR, Nelson CL. Prevention of deep prosthetic joint infection. J Bone Joint Surg Am. 1996;78-A(3):458–71.

16. Bosco 3rd JA, Slover JD, Haas JP. Perioperative strategies for decreasing infection: a comprehensive evidence-based approach. An Instructional Course Lecture, American Academy of Orthopaedic Surgeons. J Bone Joint Surg Am. 2010;92(1):232–9.

17. American Academy of Orthopedic Surgeons. Information statement: antibiotic prophylaxis for bacteremia in patients with joint replacements. February 2009. Available at: http://www.aaos.org/about/papers/advistmt/1033.asp. Accessed 12 Mar 2011.

18. Gradl G, Horn C, Postl LK, Miethke T, Gollwitzer H. Antibiotic prophylaxis in primary and revision hip arthroplasty: what is the evidence? Orthopade. 2011;40(6):520–7.

19. Bratzler DW, Hunt DR. The surgical infection prevention and surgical care improvement projects: national initiatives to improve outcomes for patients having surgery. Clin Infect Dis.

2006;43(3):322.

20. Matar WY, Jafari SM, Restrepo C, Austin M, Purtill JJ, Parvizi J. Preventing infection in total joint arthroplasty. J Bone Joint Surg Am. 2010;92 Suppl 2:36–46.

21. DePestel DD, Benninger MS, Danziger L, LaPlante KL, May C, Luskin A, Pichichero M, Hadley JA. Cephalosporin use in treatment of patients with penicillin allergies. J Am Pharm Assoc (2003). 2008;48(4):530–40. Review. Erratum in: J Am Pharm Assoc (2003). 2008;48(5):572.

22. James M, Martinez EA. Antibiotics and perioperative infections. Best Pract Res Clin Anaesthesiol. 2008;22(3):571–84.

23. Eshkenazi AU, Garti A, Tamir L, Hendel D. Serum and synovial vancomycin concentrations following prophylactic administration in knee arthroplasty. Am J Knee Surg. 2001;14(4): 221–3.

24. Harbarth S, Fankhauser C, Schrenzel J, Christenson J, Gervaz P, Bandiera-Clerc C, Renzi G, Vernaz N, Sax H, Pittet D. Universal screening for methicillin-resistant Staphylococcus aureus at hospital admission and nosocomial infection in surgical patients. JAMA. 2008;299(10): 1149–57.

25. Classen DC, Evans RS, Pestotnik SL, Horn SD, Menlove RL, Burke JP. The timing of prophylactic administration of antibiotics and the risk of surgical-wound infection. N Engl J Med. 1992;326(5):281.

26. Cefazolin. In: Lexi-Drugs Online [Internet Database]. Hudson: Lexi-Comp, Inc.

27. Clindamycin. In: Lexi-Drugs Online [Internet Database]. Hudson: Lexi-Comp, Inc.

28. Vancomycin. In: Lexi-Drugs Online [Internet Database]. Hudson: Lexi-Comp, Inc.

29. Engesaeter LB, Lie SA, Espehaug B, Furnes O, Vollset SE, Havelin LI. Antibiotic prophylaxis in total hip arthroplasty: effects of antibiotic prophylaxis systemically and in bone cement on the revision rate of 22,170 primary hip replacements followed 0–14 years in the Norwegian Arthroplasty Register. Acta Orthop Scand. 2003;74(6):644–51.

30. Jiranek W. Antibiotic-loaded cement in total hip replacement: current indications, efficacy, and complications. Orthopedics. 2005;28 Suppl 8:s873–7.

31. American Academy of Orthopedic Surgeons. Information statement: antibiotic laden cement: current state of the art. May 2007. Available at: http://www.aaos.org/news/bulletin/may07/clinical7.asp. Accessed 29 Aug 2011.

32. de Beer J, Petruccelli D, Rotstein C, Weening B, Royston K, Winemaker M. Antibiotic prophylaxis for total joint replacement surgery: results of a survey of Canadian orthopedic surgeons. Can J Surg. 2009;52(6):E229–34.

33. NHS QIS. Antibiotic prophylaxis in surgery. A national clinical guideline. July 2008. Scottish Intercollegiate Guidelines Network. Edinburgh: SIGN; July 2008. www.sign.ac.uk

34. Achermann Y, Vogt M, Leunig M, Wüst J, Trampuz A. Improved diagnosis of periprosthetic joint infection by multiplex PCR of sonication fluid from removed implants. J Clin Microbiol. 2010;48(4):1208–14.

35. Ghanem E, Parvizi J, Clohisy J, Burnett S, Sharkey PF, Barrack R. Perioperative antibiotics should not be withheld in proven cases of periprosthetic infection. Clin Orthop Relat Res. 2007;461:44–7.

36. Burnett RS, Aggarwal A, Givens SA, McClure JT, Morgan PM, Barrack RL. Prophylactic antibiotics do not affect cultures in the treatment of an infected TKA. A prospective trial. Clin Orthop Relat Res. 2010;468:127–34.

37. American Academy of Orthopaedic Surgeons. Board of Directors. The diagnosis of periprosthetic joint infections of the hip and knee. Guideline and evidence report. June 2010.

38. Sharma D, Douglas J, Coulter C, Weinrauch P, Crawford R. Microbiology of infected arthroplasty: implications for empiric peri-operative antibiotics. J Orthop Surg (Hong Kong). 2008;16(3):339–42.

39. Jämsen E, Huhtala H, Puolakka T, Moilanen T. Risk factors for infection after knee arthroplasty. A register-based analysis of 43,149 cases. J Bone Joint Surg Am. 2009;91(1):38–47.

9

关节假体感染的危险因素
Risk Factors for Prosthetic Joint Infections

René Mihalič 和 Matevž Topolovec

（曹争明 译 李晓未 校）

摘　要　假体周围感染（prosthetic joint infection，PJI）是矫形外科领域最具灾难性的并发症。PJI 的危险因素可分为两组：患者相关危险因素和手术相关危险因素。本章提出和讨论了两组中最重要的危险因素，给出并探讨将 PJI 风险减少至最低水平的相关措施的一些建议。

关键词　患者•免疫抑制•危险因素•糖尿病•体重指数

9.1　引　言

鉴别和研究手术部位感染（SSI）的危险因素非常重要，因为感染对患者的健康和功能状态造成不良影响，消耗大量宝贵的卫生资源。研究者已经利用单变量和多变量分析鉴定和调查了 SSI 的危险因素。因此，已经鉴别出了骨科 SSI 的多种危险因素。

全关节置换的危险因素可以分成两组。在第一组中，危险因素与患者状态直接相关，即患者相关危险因素（表 9-1）。在第二组中，危险因素与手术操作有关，分为术前和术中，称为手术相关危险因素（表 9-1）。

表 9-1　可增加 SSI 风险的患者相关危险因素和手术相关危险因素

患者相关危险因素	手术相关危险因素
年龄	术前备皮
肥胖	术前皮肤消毒
糖尿病及高血压	刷手及洗手
吸烟	手术巾
营养不良	手套
免疫系统功能低下	手术面罩
类风湿或自身免疫性疾病	手术鞋及手术室地面
非甾体抗炎药（NSAIDs）	手术衣
皮质类固醇	手术室环境
改变病情抗风湿药（DMARDs）	手术室医务人员的活动
生物制剂	手术器械
关节以远部位存在感染	手术技术
	手术持续时间
	抗生素预防

对于每一个手术切口，在入侵手术切口的细菌和患者依赖免疫系统的防御机制之间存在对抗。Altemeier 和 Culbertson[1]曾经指出切口感染是以下方程的结果：

$$SSI 风险 = 细菌污染剂量 \times 毒力 / 患者抵抗力$$

对于多数 SSI，病原菌来源于患者皮肤、黏膜或中空脏器的内在菌群[1]。SSI 外源性病原菌包括手术室医务人员（尤其是参加手术的人员）[2-3]，手术室环境（包括空气），和手术期间带入无菌区域的所有工具、器械和材料[4]。另外，内源性因素还包括能对患者免疫系统造成不良影响，从而增加 SSI 风险的疾病和体质状态。

两组中这些危险因素中的多数能被消除或改善，从而降低 SSI 风险。不仅对于骨科医师，对于医疗组的其他成员也要尽可能多地指导降低 SSI 风险的相关措施。

9.2　患者相关风险

患者特点可能影响 SSI 发生率。我们能通过识别以下患者相关因素以判定其术中发展成 SSI 的风险增加。

9.2.1　年龄

许多研究报告称 SSI 风险随年龄增长而增加[5-7]。免疫系统功能紊乱和共存疾病的积累可能是其原因。其他研究称年龄本身不是 SSI 的独立危险因素[8-9]。Kaye 等[10]进行的研究揭示 65 岁前感染风险随年龄增长而呈线性增加。65 岁以后，年龄每增长一岁，感染风险降低约 1.2%。这种现象可以解释为，虚弱的老年患者比健康同龄人较少接受外科干预，进而导致对年长者的筛选：只有相对健康、SSI 风险较低的患者接受手术；而相对年轻的患者中，健康者或体质稍弱者均接受手术。这些发现能引导我们做出推断，在考虑感染风险时，由并存病和免疫功能决定的生物学年龄比实际年龄更重要。

9.2.2　肥胖

一些研究已经证实，肥胖（BMI≥30kg/m²）是关节置换手术中感染的一项危险因素[11-15]。Namba 等进行的一项研究证实，肥胖患者进行全膝关节置换的感染风险增加 6.7 倍，进行全髋关节置换的感染风险提高 4.7 倍[16]。Waisbren 等在其研究中指出，体脂比（body fat share，BFS）在确定 SSI 风险中比 BMI 更敏感且更精确，因为它能更精确地反映身体组分[17]。在研究中，他们将肥胖定义为：男性 BFS 超过 25%，女性 BFS 超过 31%。以 BFS 标准定义的肥胖，其相关 SSI 风险增加 5 倍。有些假设解释了肥胖与 SSI 发生率增加的联系。这些解释中最重要的有，手术切除范围较大，血肿形成的频率增加，进而导致引流时间延长[15]，根据体重调整剂量不准确而造成预防性抗生素在组织的水平下降[18]，脂肪组织低灌注、组织氧合降低、氧分压下降及随之中性粒细胞对病原菌的氧化杀灭潜能下降[19]。中性粒细胞对病原菌的杀灭潜能结合抗生素预防应用，对于降低在皮肤切开后细菌污染时发生 SSI 的风险尤其重要。

对于肥胖患者，通过控制体重，确定围术期预防性抗生素的合适剂量以及糖尿病患者血糖控制水平，有可能降低 SSI 风险。

9.2.3　糖尿病和高血糖症

在所有的骨科领域中，糖尿病都与 SSI 风险增加相关[20-22]。SSI 风险增加的原因可能部分在于疾病对患者生理功能的影响，但是，更可能的原因是更加有害的围术期高血糖症的影响[21,23-24]。Jämsen 等人进行的研究揭示了血糖水平高于 7mmol/L 的患者，与血糖水平低于 6.1mmol/L 患者相比，全膝关节置换手术感染的风险增加了 4 倍[21]。需要进一步的研究来估计围术期最佳的血糖水平。我们认为糖尿病患者在血糖水平控制好之前，不适合行择期骨科手术。

9.2.4　吸烟

吸烟是发生术后严重并发症，尤其是切口愈合相关并发症的非常重要的危险因素[25]。吸烟可延迟切口愈合，增加 SSI 风险[26]。吸烟产物导致微血管痉挛，烟雾中的一氧化碳与血红蛋白结合可产生无功能碳氧血红蛋白，以上两者共同造成组织缺氧[27]。根据美国疾病控制和预防中心（CDC）的建议，择期手术患者术前应停止吸烟至少 30 天[4,28]。我们的建议是：应当终身戒烟，或者至少到切口愈合以后。

9.2.5　营养不良

营养状态差是各种骨科手术后深部感染的一个众所周知的危险因素[27,29]。良好的营养对确保适当的免疫功能和术后伤口愈合至关重要[18]。具有胃肠道疾病、肾衰竭、癌症、酗酒者，尤其是老年患者，存在营养不良风险。定义营养不良的一些实用且容易获得的参数有 BMI<18.4kg/m², 总淋巴计数<1800/μl，血清白蛋白水平<35g/L，或者总的血清转铁蛋白水平<180g/L[30]。Green 等在其研究中提示，符合营养不良标准的患者伤口并发症发生率增加[29]。德国的医院内营养不良研究发现，德国住院患者中有四分之一存在营养不良[31]。这项研究结果提示，即使发达国家也低估了存在的营养不良问题。骨科择期手术患者若存在营养不良的客观证据，术前及术后应当提供营养支持。目的在于改善总淋巴细胞计数，增加血清白蛋白和转铁蛋白水平，提高切口愈合能力，减少感染风险。围术期患者应当摄入充足的蛋白、日常维生素以及矿物质[18,32-33]。

9.2.6　人类免疫缺陷病毒（HIV）

基础科学研究已经显示，免疫防御受损可导致患者对手术常见病原菌及机会性微生物的易感性增加[34]。然而，多数临床研究没有证实无症状 HIV 阳性患者比 HIV 阴性患者术后早期并发症的发生率增加[35]。HIV 阳性患者发生迟发血源性感染的风险可能增加，由于随着疾病发展，宿主的免疫防御功能降低[35]。因此，规律体检，在牙科、骨科手术或其他有创操作前预防性应用抗生素，早期发现及治疗可能存在的感染，这些都非常必要。一些非骨科手术领域的研究指出了特定的高危因素，包括淋巴细胞 CD4 绝对计数<200/μl 以及病毒载量>10 000/ml[18]。

准备择期进行骨科手术的 HIV 阳性患者，应该仔细评估，尤其关注其免疫状态，包括 CD4 淋巴细胞计数、机会性感染病史、血清白蛋白水平、营养状态及整体健康状态[35]。如果患者没有机会性感染的病史，CD4 淋巴细胞计数＞200/μl，多形核淋巴细胞计数＞1000/μl，血清白蛋白浓度＞25g/L，以及没有皮肤无反应性状态存在，那么患者的感染风险就会降低[35]。

9.2.7 类风湿疾病

类风湿关节炎（RA）患者进行全关节置换发生术后感染的风险要比原发骨关节炎患者增加 2～3 倍[18,36-38]。RA 患者频繁接受复杂的药物治疗，包括 NSAIDs、皮质类固醇、甲氨蝶呤、DMARDs 以及生物制剂。所有这些药物对伤口愈合及潜在的感染风险具有直接或间接影响。由于疾病本身的复杂性及药物治疗的复杂性，尚没有基于证据的围术期药物治疗方案的建议。

根据可用数据，我们提出以下几点建议：

- *NSAIDs* 通过两个已知的机制减少炎症和疼痛。通过抑制环氧化酶-1（COX-1）和环氧化酶-2（COX-2），NSAIDs 可抑制花生四烯酸转化为前列腺素、前列环素和血栓素[37]。根据此机制，NSAIDs 抑制血小板功能，增加术中及术后出血的风险，从而增加了术后感染风险。第二个已知的机制是 NSAIDs 能抑制白细胞活性，导致细胞免疫功能降低。骨科择期手术前，应当按照药物半衰期停止使用这类药物，建议术前停药 3～5 个半衰期[39]。

- *皮质类固醇*是治疗 RA 经常使用的药物。围术期皮质类固醇的管理对降低感染风险非常重要。它涉及在能减轻关节炎症必要的皮质醇最小剂量及可能导致围术期并发症的不必要的高水平之间设立一个平衡点。过量应用可导致免疫抑制，增加蛋白分解代谢，抑制炎症反应，所有这些可导致切口愈合不良及增加感染风险。相反地，皮质醇用量不足可导致疾病加重及肾上腺功能不全[37,40]。我们建议所有接受慢性皮质醇治疗的患者围术期使用平常剂量的皮质醇。应激剂量皮质醇的使用存在争议[41]。据我们所知，对于应激剂量皮质醇使用没有基于证据的指南。我们建议，应激剂量皮质醇不应当常规应用，但是可个别地应用，参考激素治疗的时间、皮质醇累积剂量、预计手术应激水平而定。

- *DMARDs* 定义为能延迟或停止类风湿疾病进展的一类药[42]。此类药物包括甲氨蝶呤、来氟米特、硫氮磺吡啶、羟化氯喹、肌内金和青霉胺。甲氨蝶呤是 RA 的主要治疗药物，因为它药效长，耐受好，费用低，临床反应率超过 60%[43]。通常选择 DMADs 作为 RA 的起始治疗[44]。甲氨蝶呤是一种具有抗炎作用的叶酸类似物，能减少细胞因子产量，包括白细胞介素（IL）-1、IL-8 和肿瘤坏死因子（TNF）[37]。停药时，患者在 4 周内有复发风险。一般情况下，围术期不需停用甲氨蝶呤。只有患者患有肾功能不全、糖尿病控制不佳或肝、肺疾病时，围术期才停用甲氨蝶呤 1 周[37]。RA 患者如没有以上其他有关慢性疾病，甲氨蝶呤治疗与感染风险增加无明显相关性[45-46]。来氟米特是嘧啶合成的抑制物，作用于正在快速分裂的细胞，如淋巴细胞。它半衰期约两周。大型安慰剂对照研究证明来氟米特及甲氨蝶呤具有相似的效果[47]。关于来氟米特对潜在感染风险的影响，文献中很少有证据。一项研究揭示，来氟米特增加早期切口愈合期间并发症的风险[48]，但另一项研究证实其与感染风险增加无关[49]。根据其作用机制及半衰期，我们建议骨科择期手术前 2 周应当停用来氟米特。没有可用证据说明术后何时再开始继续应用来氟米特。我们建议术后尽可能晚地再次使用来氟米特，至少在患者稳定且手术切口愈合以后。需要进一步进行设计方案更好的试验，以获取关于感染风险和围术期治疗方案的更精确数据。其他 DMARDs 通常用作一线抗 RA 药物的备选辅助用药。它们通常是药效低且毒力低，与感染风险增加无关[50]。一般来说，这些药物在围术期不应停药。

- *生物制剂*是一类 TNF-α 或 IL-1 抑制剂。它们能降低宿主的炎症反应，抑制宿主对感染的防御能力。骨科择期手术围术期生物制剂的使用方面存在许多相互矛盾的数据。许多数据证实是否停用生物制剂在术后感染和切口愈合方面没有差别[51-53]。另一方面，许多研究结果与此相反[54-56]，包括使用生物制剂后很快发生关节假体感染[57-58]。这可提示这类药物造成的免疫抑制的严重风险。大多数研究强调需要进行大型、高质量的试验。目前证据较少，难以根据术后感染和切口愈合问题制定关于围术期生物制剂使用的指南。我们建议术前生物制剂应当停用四个半衰期[59]，但是停用的最佳时机仍然难以确定[60]。根据可用数据及这类药物的免疫抑制特性，我们建议应当在患者稳定、无反应期外及切口愈合以后再开始生物制剂治疗。

9.2.8　手术部位远处共存的感染

手术部位远处共存的感染被认为是发生关节假体感染的危险因素。如果患者无明确炎症性疾病，出现白细胞计数增高伴分化左移及 C 反应蛋白（CRP）水平增高，应该怀疑有潜在的感染。尤其重要的是口腔内的炎症和细菌聚集。所有这些能在术后早期及许多年后发展成潜在的感染源[61-63]。关节假体感染的其他潜在来源包括尿道、呼吸道及胃肠道感染，慢性骨髓炎，细菌性皮肤感染及静脉性溃疡。我们建议如果可能，推迟择期骨科手术直至手术部位远处共存感染愈合，另外，建议具有骨科植入物的患者在接受有创操作前采取合适的抗生素预防。

9.3　手术相关因素

1867 年 Lister[64]首次报告手术中消毒操作，论证了减少空气源性微生物带来的立竿见影的益处。在 20 世纪 60 年代，Charnley[65]介绍了超净空气体系的概念。为预防或减少围术期感染，我们必须考虑术前抗生素的使用、患者及手术医生术前皮肤准备、手术室问题、手术室纪律及规定、术野暴露、手术引流及敷料使用等相关问题的可用证据。

9.3.1　术前备皮

术前手术部位备皮是一种常见的操作。然而，我们必须注意备皮造成的微小皮肤破损可能造成细菌增殖，尤其是术前几小时备皮损伤。Cochrane 研究组[66]所做的一项 meta 分析显示，使用剃刀刮去毛发明显比使用剪刀造成的手术部位感染的相对风险高（相对风险 2.02；95％可信区间为 1.21～3.36）[66]。另外，该分析显示术前是否除去毛发对术后感染率没有影响。术前即刻除去毛发比术前 24h 以内或 24h 以上除去毛发出现 SSI 的概率降低[67]。不管何时除去毛发，手术时应该使用剪刀而不是剃刀[68]。

9.3.2　术前皮肤消毒

皮肤消毒是用来减少切口周围皮肤微生物的数量，以降低 SSI 发生率。一些消毒剂可用来进行术前皮肤准备。最常用的消毒剂为碘伏、含酒精产品及氯己定（洗必泰）葡萄酸盐溶液。Cochrane 研究组[69]所做的一项 meta 分析显示，清洁手术中几种皮肤消毒剂效果没有差别。Adams 等[70]也证实所有用来比较的消毒剂均达到了 5 个数量级的清除率。对伤口愈合过程的影响同样重要。Cooper 等[71]发现碘伏对成纤维细胞和角化细胞毒性最大。根据 Fletcher 等[72]的建议，洗必泰擦洗比碘伏消毒降低皮肤污染时间长，同时对皮肤的毒性及刺激性更小。Noorani[73]最近发表的 meta 分析也得出了相同的结论。

9.3.3　刷洗手臂

外科刷洗手臂也是手术准备的一项常规步骤。肥皂清洗已被淘汰，因为消毒剂能更大程度地减少细菌计数，比如酒精。刷手的最佳消毒剂尚未确定。Parienti 等[74]发现，酒精溶液刷手与传统碘伏或洗必泰刷手在降低感染率方面没有差异。不仅其抗菌活性，手术室工作人员重复使用的可接受性也很重要。Widmer 等[75]支持使用酒精刷手作为手臂的手术准备。另外，参加手术人员对酒精的耐受比其他消毒剂更好。尽管尚不知道合适的刷手持续时间，传统操作中所推荐的时间不尽相同[75]。生产厂家推荐的时间，通常 2～6min，是建议考虑的时间[27,75-76]。

9.3.4　手术铺巾

灭菌手术铺巾用来制造手术区域和潜在细菌感染源之间的屏障。French 等[77]比较了塑料粘贴手术巾与布料手术巾。他们发现塑料粘贴手术巾可预防渗透及皮肤细菌侧移，减少切口污染；所使用的也是灌注塑料巾（例如，碘伏灌注塑料巾）粘贴于预期手术切口部位。然而，根据文献，使用碘伏灌注手术巾能降低皮肤污染，但不能降低感染率[78-79]。

9.3.5　手术手套

起初手套是用来保护医生的，后来逐渐意识到手套也能保护患者[80]。因为骨科手术手套穿孔发生率高，手术医生应当戴双层手套[81-82]。在规律的间隔时间更换手套能降低手套穿孔和污染的发生率[83]。另外，铺手术巾时，应当使用一副单独的外层手套[81]。

9.3.6　手术面罩

手术面罩的使用是现代手术装束的标准方案（图 9-1）。它既能保护患者免受来自穿戴者呼吸道的细菌污染，也能避免穿戴者的口鼻受到患者的体液污染。然而，一些

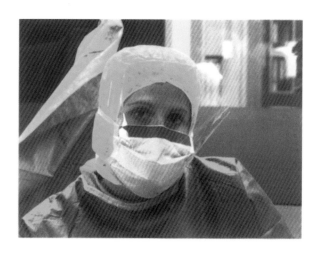

图 9-1　手术面罩

研究质疑手术面罩在降低 SSI 风险中的效果[84-85]。但是有些报告，例如 Gaillaerd 等的报告[86]，强调了手术面罩在预防 SSI 中的作用。无论如何，鉴于对 HIV 及其他血源性病毒的高度重视，戴面罩还是有益处的。

9.3.7　手术鞋及手术室地板

手术室的鞋子及地板是术后感染的潜在来源。空气中发现的细胞有高达 15％ 来源于地板上细菌的散播[87]。然而，Knochen 等[88]相信，如果安装了层流通风系统，不必频繁消毒及清扫地板。手术用鞋也已成为研究的对象。建议参加手术人员使用手术室准备的专用鞋[89]。更换鞋子及其他衣物应该尽可能远离手术室区域[90]。

9.3.8　手术衣

手术人员刷洗手臂后穿手术衣，可预防手术团队与患者之间潜在感染源的直接接触传播。手术衣是用可重复使用或一次性使用材料制成的。Baykasoglu[91]报告的一项费用/效益分析显示，一次性使用手术衣可提供最高的受益率。不管采用哪种材料，都不能被液体及病毒渗透[4,92]。但是，手术医生应该避免用手套重复接触手术衣[92-93]。

9.3.9　手术室环境

尽管许多术前及术中的措施已经显示能减少 SSI 率，但是很多人认为手术室环境是最重要的一项因素（图 9-2）。空气层流及紫外线照射系统是降低细菌计数及 SSI 率的重要措施。空气层流体系可显著降低切口的细菌污染[94]。然而，并没有显示明显降低感染率。Brandt 等[95]指出层流通风的手术室环境对降低 SSI 感染并无益处，甚至与髋关节置换术后发生严重 SSI 的风险明显增加有关。但是，手术团队及手术切口相对于空气层流单元的位置似乎也很重要[96]。空气层流单元可水平或竖直安放。

手术室空气可采用紫外线灯进行消毒。紫外线灯能杀灭手术室地板表面及空气中的细菌，而不是简单地减少细菌计数[97]。Berg 等[98]认为紫外线灯比超净空气罩更有效。正如 Ritter 等[99]总结的那样，考虑到安全预防，紫外线灯成为降低手术室内关节置换手术感染风险的一项有效方法。

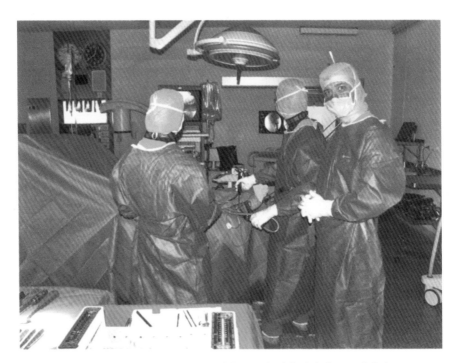

图 9-2 手术室的环境。手术团队正在进行关节镜辅助的踝关节融合术（照片来自 Rihard Trebše）

9.3.10 手术室医务人员的移动

医务人员包括外科医生、麻醉医生及护士，也包括技师、学生及搬运工，是细菌污染的主要来源[100-101]。Ritter 等[102]也发现当手术室门敞开时室内微生物计数增加。另外，Babkin 等[103]认识到从手术室门进出频繁是 SSI 的危险因素。因此，手术室内医务人员的数量及活动应当保持在低水平。

9.3.11 手术器械

器械污染也是感染的潜在途径（图 9-3）。Chosky[104]等发现在超净空气手术室比在传统增压通气手术室手术器械的污染减少 28 倍。已证实器械打开的时间与其污染成正相关[105]。另外，盖上器械可降低污染率[104-105]。

但是，必须特别注意盆、吸引器及冲洗液的飞溅，以及手术灯手柄[92,106-107]，因为它们是手术室经常被污染的物体。

9.3.12 手术技术

良好的手术技术被认为可降低 SSI 风险。为解释这个理念，有许多问题需要进一步考虑。一个问题是切口冲洗。主要的争论在于是使用高压脉冲冲洗还是低压冲洗球冲洗。一些研究已证实高压脉冲冲洗比低压脉冲冲洗或冲洗球冲洗更有效[108-109]。然而，一般担心高压或低压脉冲冲洗可能造成骨骼深部细菌种植，导致肌肉骨骼破坏[110-112]。Fletcher[72]的结论是，如果污染轻微应当使用低压冲洗。含有杆菌肽、新霉

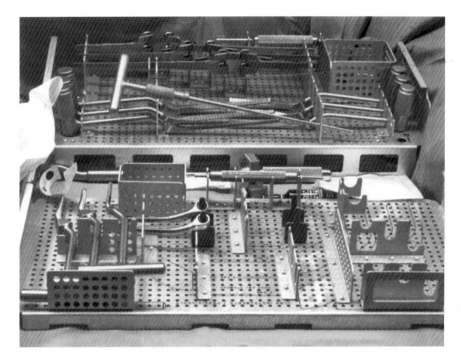

图 9-3　全肘关节置换的手术器械（照片来自 Rihard Trebše）

素和肥皂的许多溶液受到检测，并与正常的生理盐水相比较。结果让人迷惑。Anglen 等[113]显示，肥皂水溶液比抗生素溶液或单纯的生理盐水在去除金属表面表皮葡萄球菌方面更有优势。相反，Owens 等[114]的一项研究显示，细菌计数反弹最高者检测于肥皂水组（120％），反弹最低的是正常生理盐水组（68％）。另外的突出问题是关于切口引流的长期争论。Parker 等[115]的一项 meta 分析提示，封闭负压引流增加输血需求，且没有显著益处。然而，Kim 等[116]支持这样的观点，伤口引流减少引流量、淤斑形成和红斑。他们一致认为，无论是使用负压引流或不使用，不影响全髋关节置换术后伤口并发症和感染的发生率。Drinkwater 和 Neil[117]的结论是，如果使用引流，最佳的时间不应超过 24h。

其他手术操作，如维持有效止血、正确闭合死角、闭合手术切口前局部应用抗生素、使用不同的外科技术等，可能影响 SSI 的产生，但关于这些问题的讨论已经超出了本章的范围。

9.3.13　手术持续时间

许多涉及大量病例的研究已经显示，手术持续时间是围术期关节感染的一个独立危险因素[118-120]。

9.3.13.1　术后问题

手术结束且伤口闭合后，发生 SSI 的风险并未停止。正确的伤口护理和包扎技术对减少感染风险是必要的。敷料应可渗透、防水、透明、吸水性好且柔韧[121]。使用抗菌敷料可以限制细菌增长，并可能减少感染的风险[122]。更换敷料时，伤口应该用生理盐水或自来水冲洗，而不是用抗菌剂[71,123]。总体上，保持伤口的清洁和干燥是很重要的。

9.4 结 论

很少有一件事情可如此严重危及患者，导致关节假体感染（PJI）的结果。关节假体感染可导致严重的并发症，甚至导致患者死亡。尽管采取了所有的措施，感染的风险仍然永远存在。

病原菌的数量及毒力超过宿主的生理承受能力时，即发生感染。为降低关节假体感染风险，我们必须注意潜在的外源性及内源性危险因素（手术相关及患者相关因素）。我们的任务是，尽可能减少那些危险因素，确保最佳的实施手术治疗及术后管理的条件。

参考文献

1. Altemeier WA, Culbertson WR. Surgical infection. In: Moyer C et al., editors. Surgery; principles and practice. 3rd ed. Philadelphia: JB Lippincott Co.; 1965.
2. Albrich WC, Harbarth S. Health-care workers: source, vector, or victim of MRSA? Lancet Infect Dis. 2008;8:289–301.
3. Hughes SP, Anderson FM. Infection in the operating room. J Bone Joint Surg Br. 1999;81: 754–5.
4. Mangram AJ, Horan TC, Pearson ML, Silver LC, Jarvis WR. Guideline for prevention of surgical site infection, 1999. Hospital Infection Control Practices Advisory Committee. Infect Control Hosp Epidemiol. 1999;20:250–78.
5. De Boer AS, Mintjes-de Groot AJ, Severijnen AJ, van den Berg JM, van Pelt W. Risk assessment for surgical-site infections in orthopedic patients. Infect Control Hosp Epidemiol. 1999; 20:402–7.
6. Delgado-Rodriguez M, Gomez-Ortega A, Sillero-Arenas M, Llorca J. Epidemiology of surgical-site infections diagnosed after hospital discharge: a prospective cohort study. Infect Control Hosp Epidemiol. 2001;22:24–30.
7. Scott JD, Forrest A, Feuerstein S, Fitzpatrick P, Schentag JJ. Factors associated with postoperative infection. Infect Control Hosp Epidemiol. 2001;22:347–51.
8. Olsen MA, Lock-Buckley P, Hopkins D, Polish LB, Sundt TM, Fraser VJ. The risk factors for deep and superficial chest surgical-site infections after coronary artery bypass graft surgery are different. J Thorac Cardiovasc Surg. 2002;124:135–45.
9. Malone DL, Genuit T, Tracy JK, Gannon C, Napolitano LM. Surgical site infections: reanalysis of risk factors. J Surg Res. 2002;103:89–95.
10. Kaye KS, Schmit K, Pieper C, Sloane R, Caughlan KF, Sexton DJ, Schmader KE. The effect of increasing age on the risk of surgical site infection. J Infect Dis. 2005;191: 1056–62.
11. Dowsey MM, Choong PF. Obesity is a major risk factor for prosthetic infection after primary hip arthroplasty. Clin Orthop Relat Res. 2008;466:153–8.
12. Luebbeke A, Moons KGM, Garavaglia G, et al. Outcomes of obese and nonobese patients undergoing revision total hip arthroplasty. Arthritis Rheum. 2008;59:738–45.
13. Dowsey MM, Choong PF. Obese diabetic patients are at substantial risk for deep infection after primary TKA. Clin Orthop Relat Res. 2009;467:1577–81.

14. Samson AJ, Mercer GE, Campbell DG. Total knee replacement in the morbidly obese: a literature review. ANZ J Surg. 2010;80:595–9.

15. Patel VP, Walsh M, Sehgal B, Preston C, DeWal H, Di Cesare PE. Factors associated with prolonged wound drainage after primary total hip and knee arthroplasty. J Bone Joint Surg Am. 2007;89:33–8.

16. Namba RS, Paxton L, Fithian DC, Stone ML. Obesity and perioperative morbidity in total hip and total knee arthroplasty patients. J Arthroplasty. 2005;20 Suppl 3:46–50.

17. Waisbren E, Rosen H, Bader AM, Lipsitz SR, Rogers Jr SO, Eriksson E. Percent body fat and prediction of surgical site infection. J Am Coll Surg. 2010;210:381–9.

18. Moucha CS, Clyburn T, Evans RP, Prokuski L. Modifiable risk factors for surgical site infection. J Bone Joint Surg Am. 2011;93:398–404.

19. Kabon B, Nagele A, Reddy D, Eagon C, Fleshman JW, Sessler DI, Kurz A. Obesity decreases perioperative tissue oxygenation. Anesthesiology. 2004;100:274–80.

20. Olsen MA, Nepple JJ, Riew KD, Lenke LG, Bridwell KH, Mayfield J, Fraser VJ. Risk factors for surgical site infection following orthopaedic spinal operations. J Bone Joint Surg Am. 2008;90:62–9.

21. Jämsen E, Nevalainen P, Kalliovalkama J, Moilanen T. Preoperative hyperglycemia predicts infected total knee replacement. Eur J Intern Med. 2010;21:196–201.

22. Edmonston DL, Foulkes GD. Infection rate and risk factor analysis in an orthopaedic ambulatory surgical center. J Surg Orthop Adv. 2010;19:174–6.

23. Mraovic B, Suh D, Jacovides C, Parvizi J. Perioperative hyperglycemia and postoperative infection after lower limb arthroplasty. J Diabetes Sci Technol. 2011;5:412–8.

24. Marchant Jr MH, Viens NA, Cook C, Vail TP, Bolognesi MP. The impact of glycemic control and diabetes mellitus on perioperative outcomes after total joint arthroplasty. J Bone Joint Surg Am. 2009;91:1621–9.

25. Møller AM, Villebro N, Pedersen T, Tønnesen H. Effect of preoperative smoking intervention on postoperative complications: a randomised clinical trial. Lancet. 2002;359:114–7.

26. Nagachinta T, Stephens M, Reitz B, Polk BF. Risk factors for surgical wound infection following cardiac surgery. J Infect Dis. 1987;156:967–73.

27. American Academy of Orthopaedic Surgeons Patient Safety Committee, Evans RP. Surgical site infection prevention and control: an emerging paradigm. J Bone Joint Surg Am. 2009;91 Suppl 6:2–9.

28. Cierny G, Rao N. Procedure-related reduction of the risk of infection. In: Cierny G, McLaren AC, Wongworawat MD, editors. Orthopaedic knowledge update: musculoskeletal infection. Rosemont: American Academy of Orthopaedic Surgeons; 2009.

29. Greene KA, Wilde AH, Stulberg BN. Preoperative nutritional status of total joint patients. Relationship to postoperative wound complications. J Arthroplasty. 1991;6:321–5.

30. Dobbins RL, Wilson JD. Nutritional requirements and assessment. In: Fauci AS, Braunwald E, Isselbacher KJ, Wilson JD, Martin JB, Kasper DL, Hauser SL, Longo DL, editors. Harrison's principles of internal medicine. 14th ed. New York: McGraw-Hill; 1998.

31. Pirlich M, Schütz T, Norman K, Gastell S, Lübke HJ, Bischoff SC, Bolder U, Frieling T, Güldenzoph H, Hahn K, Jauch KW, Schindler K, Stein J, Volkert D, Weimann A, Werner H, Wolf C, Zürcher G, Bauer P, Lochs H. The German hospital malnutrition study. Clin Nutr. 2006;25:563–72.

32. Fairfield KM, Fletcher RH. Vitamins for chronic disease prevention in adults: scientific review. JAMA. 2002;287:3116–26.

33. Fletcher RH, Fairfield KM. Vitamins for chronic disease prevention in adults: clinical application. JAMA. 2002;287:3127–9.

34. Gurkan I, Wenz JF. Perioperative infection control: an update for patient safety in orthopedic surgery. Orthopedics. 2006;29:329–39.

35. Luck Jr JV, Logan LR, Benson DR, Glasser DB. Human immunodeficiency virus infection:

complications and outcome of orthopaedic surgery. J Am Acad Orthop Surg. 1996;4: 297–304.

36. Luessenhop CP, Higgins LD, Brause BD, Ranawat CS. Multiple prosthetic infections after total joint arthroplasty. Risk factor analysis. J Arthroplasty. 1996;11:862–8.

37. Howe CR, Gardner GC, Kadel NJ. Perioperative medication management for the patient with rheumatoid arthritis. J Am Acad Orthop Surg. 2006;14:544–51.

38. Jämsen E, Huhtala H, Puolakka T, Moilanen T. Risk factors for infection after knee arthroplasty. A register-based analysis of 43,149 cases. J Bone Joint Surg Am. 2009;91:38–47.

39. Robinson CM, Christie J, Malcolm-Smith N. Nonsteroidal antiinflammatory drugs, perioperative blood loss, and transfusion requirements in elective hip arthroplasty. J Arthroplasty. 1993;8:607–10.

40. Oelkers W. Adrenal insufficiency. N Engl J Med. 1996;335:1206–12.

41. Lamberts SW, Bruining HA, de Jong FH. Corticosteroid therapy in severe illness. N Engl J Med. 1997;337:1285–92.

42. O'Dell JR. Therapeutic strategies for rheumatoid arthritis. N Engl J Med. 2004;350: 2591–602.

43. Bathon JM, Martin RW, Fleischmann RM, Tesser JR, Schiff MH, Keystone EC, Genovese MC, Wasko MC, Moreland LW, Weaver AL, Markenson J, Finck BK. A comparison of etanercept and methotrexate in patients with early rheumatoid arthritis. N Engl J Med. 2000;343: 1586–93.

44. Mikuls TR, O'Dell J. The changing face of rheumatoid arthritis therapy: results of serial surveys. Arthritis Rheum. 2000;43:464–5.

45. Grennan DM, Gray J, Loudon J, Fear S. Methotrexate and early postoperative complications in patients with rheumatoid arthritis undergoing elective orthopaedic surgery. Ann Rheum Dis. 2001;60:214–7.

46. Loza E, Martinez-Lopez JA, Carmona L. A systematic review on the optimum management of the use of methotrexate in rheumatoid arthritis patients in the perioperative period to minimize perioperative morbidity and maintain disease control. Clin Exp Rheumatol. 2009;27:856–62.

47. Olsen NJ, Stein CM. New drugs for rheumatoid arthritis. N Engl J Med. 2004;350:2167–79.

48. Fuerst M, Möhl H, Baumgärtel K, Rüther W. Leflunomide increases the risk of early healing complications in patients with rheumatoid arthritis undergoing elective orthopedic surgery. Rheumatol Int. 2006;26:1138–42.

49. Tanaka N, Sakahashi H, Sato E, Hirose K, Ishima T, Ishii S. Examination of the risk of continuous leflunomide treatment on the incidence of infectious complications after joint arthroplasty in patients with rheumatoid arthritis. J Clin Rheumatol. 2003;9:115–8.

50. Pieringer H, Stuby U, Biesenbach G. Patients with rheumatoid arthritis undergoing surgery: how should we deal with antirheumatic treatment? Semin Arthritis Rheum. 2007;36:278–86.

51. Hirano Y, Kojima T, Kanayama Y, Shioura T, Hayashi M, Kida D, Kaneko A, Eto Y, Ishiguro N. Influences of anti-tumour necrosis factor agents on postoperative recovery in patients with rheumatoid arthritis. Clin Rheumatol. 2010;29:495–500.

52. den Broeder AA, Creemers MC, Fransen J, de Jong E, de Rooij DJ, Wymenga A, de Waal-Malefijt M, van den Hoogen FH. Risk factors for surgical site infections and other complications in elective surgery in patients with rheumatoid arthritis with special attention for anti-tumor necrosis factor: a large retrospective study. J Rheumatol. 2007;34:689–95.

53. Talwalkar SC, Grennan DM, Gray J, Johnson P, Hayton MJ. Tumour necrosis factor alpha antagonists and early postoperative complications in patients with inflammatory joint disease undergoing elective orthopaedic surgery. Ann Rheum Dis. 2005;64:650–1.

54. Kawakami K, Ikari K, Kawamura K, Tsukahara S, Iwamoto T, Yano K, Sakuma Y, Tokita A, Momohara S. Complications and features after joint surgery in rheumatoid arthritis patients treated with tumour necrosis factor-alpha blockers: perioperative interruption of tumour necrosis factor-alpha blockers decreases complications? Rheumatology (Oxford). 2010;49:341–7.

55. Ruyssen-Witrand A, Gossec L, Salliot C, Luc M, Duclos M, Guignard S, Dougados M. Complication rates of 127 surgical procedures performed in rheumatic patients receiving tumor necrosis factor alpha blockers. Clin Exp Rheumatol. 2007;25:430–6.

56. Giles JT, Bartlett SJ, Gelber AC, Nanda S, Fontaine K, Ruffing V, Bathon JM. Tumor necrosis factor inhibitor therapy and risk of serious postoperative orthopedic infection in rheumatoid arthritis. Arthritis Rheum. 2006;55:333–7.

57. Yurube T, Takahi K, Owaki H, Fuji T, Kurosaka M, Doita M. Late infection of total knee arthroplasty inflamed by anti-TNFalpha, Infliximab therapy in rheumatoid arthritis. Rheumatol Int. 2010;30:405–8.

58. Mori S, Tomita Y, Horikawa T, Cho I, Sugimoto M. Delayed spinal infection after laminectomy in a patient with rheumatoid arthritis interruptedly exposed to anti-tumor necrosis factor alpha agents. Clin Rheumatol. 2008;27:937–9.

59. Ward M, Liang MH, Burns T, Singh G. RA treatment study group: improvement in RA management. Joint Bone Spine. 2009;76:435–7.

60. Crawford M, Curtis JR. Tumor necrosis factor inhibitors and infection complications. Curr Rheumatol Rep. 2008;10:383–9.

61. Kaar TK, Bogoch ER, Devlin HR. Acute metastatic infection of a revision total hip arthroplasty with oral bacteria after noninvasive dental treatment. J Arthroplasty. 2000;15:675–8.

62. LaPorte DM, Waldman BJ, Mont MA, Hungerford DS. Infections associated with dental procedures in total hip arthroplasty. J Bone Joint Surg Br. 1999;81:56–9.

63. Waldman BJ, Mont MA, Hungerford DS. Total knee arthroplasty infections associated with dental procedures. Clin Orthop Relat Res. 1997;343:164–72.

64. Lidwell OM. Joseph Lister and infection from the air. Epidemiol Infect. 1987;99:568–78.

65. Charnley J. A clean-air operating enclosure. Br J Surg. 1964;51:202–5.

66. Tanner J, Woodings D, Moncaster K. Preoperative hair removal to reduce surgical site infection (review). Cochrane Database Syst Rev. 2006;3:CD004122.

67. Seropian R, Reynolds BM. Wound infections after preoperative depilatory versus razor preparation. Am J Surg. 1971;121:251–4.

68. Pfiedler Enterprises. Preoperative hair removal: impact on surgical site infections. A nursing continuing education self-study activity. http://www.pfiedler.com/1091/index.html (2008). Accessed 23 Sept 2011.

69. Edwards PS, Lipp A, Holmes A. Preoperative skin antiseptics for preventing surgical wound infections after clean surgery (review). Cochrane Database Syst Rev. 2004;3:CD003949.

70. Adams D, Quayum M, Worthington T, Lambert P, Elliott T. Evaluation of a 2% chlorhexidine gluconate in 70% isopropyl alcohol skin disinfectant. J Hosp Infect. 2005;61:287–90.

71. Cooper ML, Laxer JA, Hansbrough JF. The cytotoxic effects of commonly used topical antimicrobial agents on human fibroblasts and keratinocytes. J Trauma. 1991;31:775–82.

72. Fletcher N, Sofianos D, Berkes MB, Obremskey WT. Prevention of perioperative infection. J Bone Joint Surg Am. 2007;89:1605–18.

73. Noorani A, Rabey N, Walsh SR, Davies RJ. Systematic review and meta-analysis of preoperative antisepsis with chlorhexidine versus povidone-iodine in clean-contaminated surgery. Br J Surg. 2010;97:1614–20.

74. Parienti JJ, Thibon P, Heller R, Le Roux Y, von Theobald P, Bensadoun H, Bouvet A, Lemarchand F, Le Coutour X. Antisepsie Chirurgicale des mains Study Group. Hand-rubbing with an aqueous alcoholic solution vs traditional surgical hand-scrubbing and 30-day surgical site infection rates: a randomized equivalence study. JAMA. 2002;288:722–7.

75. Widmer AF, Rotter M, Voss A, Nthumba P, Allegranzi B, Boyce J, Pittet D. Surgical hand preparation: state-of-the-art. J Hosp Infect. 2010;74:112–22.

76. O'Shaughnessy M, O'Malley VP, Corbett G, Given HF. Optimum duration of surgical scrub-time. Br J Surg. 1991;78:685–6.

77. French ML, Eitzen HE, Ritter MA. The plastic surgical adhesive drape: an evaluation of its

efficacy as a microbial barrier. Ann Surg. 1976;184:46–50.

78. Geelhoed GW, Sharpe K, Simon GL. A comparative study of surgical skin preparation methods. Surg Gynecol Obstet. 1983;157:265–8.

79. Ritter MA, Campbell ED. Retrospective evaluation of an iodophor-incorporated antimicrobial plastic adhesive wound drape. Clin Orthop Relat Res. 1988;228:307–8.

80. Klenerman L. The evolution of orthopaedic surgery. London: The Royal Society of Medicine Press; 1998.

81. McCue SF, Berg EW, Saunders EA. Efficacy of double-gloving as a barrier to microbial contamination during total joint arthroplasty. J Bone Joint Surg Am. 1981;63:811–3.

82. Sanders R, Fortin P, Ross E, Helfet D. Outer gloves in orthopaedic procedures. Cloth compared with latex. J Bone Joint Surg Am. 1990;72:914–7.

83. Al-Maiyah M, Bajwa A, Mackenney P, Port A, Gregg PJ, Hill D, Finn P. Glove perforation and contamination in primary total hip arthroplasty. J Bone Joint Surg Br. 2005;87:556–9.

84. Tunevall TG. Postoperative wound infections and surgical face masks: a controlled study. World J Surg. 1991;15:383–7.

85. Orr NW. Is a mask necessary in the operating theatre? Ann R Coll Surg Engl. 1981;63:390–2.

86. Gaillard T, Gaillard C, Martinaud C, Védy S, Pons S, Brisou P. Epidemic surgical site infections attributable to incorrect use of face masks. J Hosp Infect. 2009;71:192–3.

87. Hambraeus A, Bengtsson S, Laurell G. Bacterial contamination in a modern operating suite. 3. Importance of floor contamination as a source of airborne bacteria. J Hyg. 1978;80:169–74.

88. Knochen H, Hübner NO, Below H, Assadian O, Külpmann R, Kohlmann T, Hildebrand K, Clemens S, Bartels C, Kramer A. Influence of floor disinfection on microbial and particulate burden measured under low turbulence air flow in ophthalmological operation theatres. Klin Monbl Augenheilkd. 2010;227:871–8.

89. Amirfeyz R, Tasker A, Ali S, Bowker K, Blom A. Theatre shoes – a link in the common pathway of postoperative wound infection? Ann R Coll Surg Engl. 2007;89:605–8.

90. Nagai I, Kadota M, Takechi M, Kumamoto R, Ueoka M, Matsuoka K, Jitsukawa S. Studies on the mode of bacterial contamination of an operating theatre corridor floor. J Hosp Infect. 1984;5:50–5.

91. Baykasoğlu A, Dereli T, Yilankirkan N. Application of cost/benefit analysis for surgical gown and drape selection: a case study. Am J Infect Control. 2009;37:215–26.

92. Davis N, Curry A, Gambhir AK, Panigrahi H, Walker CR, Wilkins EG, Worsley MA, Kay PR. Intraoperative bacterial contamination in operations for joint replacement. J Bone Joint Surg Br. 1999;81:886–9.

93. Howard JL, Hanssen AD. Principles of a clean operating room environment. J Arthroplasty. 2007;22:6–11.

94. Knobben BA, van Horn JR, van der Mei HC, Busscher HJ. Evaluation of measures to decrease intra-operative bacterial contamination in orthopaedic implant surgery. J Hosp Infect. 2006;62:174–80.

95. Brandt C, Hott U, Sohr D, Daschner F, Gastmeier P, Rüden H. Operating room ventilation with laminar airflow shows no protective effect on the surgical site infection rate in orthopedic and abdominal surgery. Ann Surg. 2008;248:695–700.

96. Salvati EA, Robinson RP, Zeno SM, Koslin BL, Brause BD, Wilson Jr PD. Infection rates after 3175 total hip and total knee replacements performed with and without a horizontal unidirectional filtered air-flow system. J Bone Joint Surg Am. 1982;64:525–35.

97. Taylor GJ, Bannister GC, Leeming JP. Wound disinfection with ultraviolet radiation. J Hosp Infect. 1995;30:85–93.

98. Berg M, Bergman BR, Hoborn J. Ultraviolet radiation compared to an ultra-clean air enclosure. Comparison of air bacteria counts in operating rooms. J Bone Joint Surg Br. 1991;73:811–5.

99. Ritter MA, Olberding EM, Malinzak RA. Ultraviolet lighting during orthopaedic surgery and the rate of infection. J Bone Joint Surg Am. 2007;89:1935–40.

100. Ritter MA, Eitzen H, French ML, Hart JB. The operating room environment as affected by people and the surgical face mask. Clin Orthop Relat Res. 1975;111:147–50.
101. Bethune DW, Blowers R, Parker M, Pask EA. Dispersal of *Staphylococcus aureus* by patient and surgical staff. Lancet. 1965;1(7383):480–3.
102. Ritter MA. Operating room environment. Clin Orthop Relat Res. 1999;369:103–9.
103. Babkin Y, Raveh D, Lifschitz M, Itzchaki M, Wiener-Well Y, Kopuit P, Jerassy Z, Yinnon AM. Incidence and risk factors for surgical infection after total knee replacement. Scand J Infect Dis. 2007;39:890–5.
104. Chosky SA, Modha D, Taylor GJ. Optimisation of ultraclean air. The role of instrument preparation. J Bone Joint Surg Br. 1996;78:835–7.
105. Dalstrom DJ, Venkatarayappa I, Manternach AL, Palcic MS, Heyse BA, Prayson MJ. Time-dependent contamination of opened sterile operating-room trays. J Bone Joint Surg Am. 2008;90:1022–5.
106. Robinson AH, Drew S, Anderson J, Bentley G, Ridgway GL. Suction tip contamination in the ultraclean-air operating theatre. Ann R Coll Surg Engl. 1993;75:254–6.
107. Anto B, McCabe J, Kelly S, Morris S, Rynn L, Corbett-Feeney G. Splash basin bacterial contamination during elective arthroplasty. J Infect. 2006;52:231–2.
108. Svoboda SJ, Bice TG, Gooden HA, Brooks DE, Thomas DB, Wenke JC. Comparison of bulb syringe and pulsed lavage irrigation with use of a bioluminescent musculoskeletal wound model. J Bone Joint Surg Am. 2006;88:2167–74.
109. Brown LL, Shelton HT, Bornside GH, Cohn Jr I. Evaluation of wound irrigation by pulsatile jet and conventional methods. Ann Surg. 1978;187:170–3.
110. Kalteis T, Lehn N, Schröder HJ, Schubert T, Zysk S, Handel M, Grifka J. Contaminant seeding in bone by different irrigation methods: an experimental study. J Orthop Trauma. 2005;19:591–6.
111. Bhandari M, Schemitsch EH. High-pressure irrigation increases adipocyte-like cells at the expense of osteoblasts in vitro. J Bone Joint Surg Br. 2002;84:1054–61.
112. Wheeler CB, Rodeheaver GT, Thacker JG, Edgerton MT, Edlich RF. Side-effects of high pressure irrigation. Surg Gynecol Obstet. 1976;143:775–8.
113. Anglen J, Apostoles PS, Christensen G, Gainor B, Lane J. Removal of surface bacteria by irrigation. J Orthop Res. 1996;14:251–4.
114. Owens BD, White DW, Wenke JC. Comparison of irrigation solutions and devices in a contaminated musculoskeletal wound survival model. J Bone Joint Surg Am. 2009;91:92–8.
115. Parker MJ, Roberts CP, Hay D. Closed suction drainage for hip and knee arthroplasty. A meta-analysis. J Bone Joint Surg Am. 2004;86-A:1146–52.
116. Kim YH, Cho SH, Kim RS. Drainage versus nondrainage in simultaneous bilateral total hip arthroplasties. J Arthroplasty. 1998;13:156–61.
117. Drinkwater CJ, Neil MJ. Optimal timing of wound drain removal following total joint arthroplasty. J Arthroplasty. 1995;10:185–9.
118. Ong KL, Kurtz SM, Lau E, Bozic KJ, Berry DJ, Parvizi J. Prosthetic joint infection risk after total hip arthroplasty in the Medicare population. J Arthroplasty. 2009;24 Suppl 6:105–9.
119. Ridgeway S, Wilson J, Charlet A, Kafatos G, Pearson A, Coello R. Infection of the surgical site after arthroplasty of the hip. J Bone Joint Surg Br. 2005;87:844–50.
120. Willis-Owen CA, Konyves A, Martin DK. Factors affecting the incidence of infection in hip and knee replacement: an analysis of 5277 cases. J Bone Joint Surg Br. 2010;92:1128–33.
121. Tustanowski J. Effect of dressing choice on outcomes after hip and knee arthroplasty: a literature review. J Wound Care. 2009;18:449–450, 452, 454.
122. Lipp C, Kirker K, Agostinho A, James G, Stewart P. Testing wound dressings using an in vitro wound model. J Wound Care. 2010;19:220–6.
123. Cho CY, Lo JS. Dressing the part. Dermatol Clin. 1998;16:25–47.

10

关节假体感染的发病机制
Pathogenesis of Prosthetic Joint Infections

Rihard Trebše 和 Jurij Štalc

（吴 旭 译 侯云飞 校）

摘 要 每个伤口都是受污染的，但不是所有的伤口都会导致关节假体周围感染（PJI）的结局。这一发病过程涉及细菌黏附，这也是 PJI 发展的早期及连续的生物膜形成的基本过程。生物膜的发展是发生慢性 PJI 的一个重要步骤。由于其物理和化学特性，它组成了一个能够保护细菌的基本结构，使得细菌免受宿主免疫防御和抗生素等的影响。要了解诊断原则和治疗模式，就必须了解 PJI 发病机制的基础。

关键词 发病机制·相互作用·生物膜·细菌·宿主

10.1 引 言

人工关节感染（PJI）在某些情况下可能很难诊断，在大多数情况下也难以治疗。了解诊断工具和治疗方法的价值，并认识到其固有的局限性，了解调控 PJI 发生和发展的过程及其机制就非常重要。病情可能演变成一个稳定的状态，依靠宿主免疫系统、植入物的生物相容性、病原菌毒力因子和医疗行为之间的动态作用而治愈（表10-1）。

表 10-1 在有无异物情况下引起感染所需细菌最小剂量的差异

研究（研究对象）	异物种类	所需最小感染剂量		细菌
		无异物	有异物	
Elek 1857（人）	缝线	6×10^6	3×10^1	金黄色葡萄球菌
Jame 1881（鼠）	缝线	10^6	$<10^2$	金黄色葡萄球菌
Zimmerli 1832（幼猪）	金属块	$>10^7$	10^2	金黄色葡萄球菌
Widmer 1833（幼猪）	金属块	$>10^7$	10^3	表皮葡萄球菌

10.2 细菌黏附

细菌微生物往往附着于假体表面，因为在固体表面上成长是大多数细菌的首选[27]。细菌可以不同的方式到达植入物的表面：手术过程中的直接接种，菌血症导致的血源性播散，或从一个邻近脓毒性病灶传播[26]。所有的手术伤口都可被认为是受污染的，因为在术野准备和消毒时，皮肤腺体内总是独立存在着一些细菌。尽管如此，并非所有的伤口都会感染。由微生物的侵袭和宿主机体防御的交互作用导致了临床感染。感染的发展有三个重要因素：接种细菌的剂量（通常$>10^5$ CFU/g 组织），入侵微生物的毒力以及感染机体的防御能力。在有异物存在时，感染发生、发展所需细菌的剂量大大减少。因此，有异物（植入物）的存在应该被列入决定感染伤口是否发展的经典三因素之中[25-26]（图 10-1）。

一旦一个新的假体被植入到手术部位，一个众所周知的成为"向（假体）表面奔跑"的过程便开始[10]。在这个过程中，胞外基质蛋白（纤维蛋白原、纤连蛋白、玻连蛋白、血小板反应蛋白、骨涎蛋白）和真核细胞（成纤维细胞、成骨细胞、内皮细胞）为定植于表面而竞争；另一方面，它们与原核细菌的细胞间竞争。一旦异物出现在人体内时，基质蛋白会覆盖这些异物。紧接着，成纤维细胞使用被称为整合素的蛋白与基质蛋白相互作用。这样，植入物表面便覆盖了有生命力的屏障，具备了对细菌的防御功能。如果在植入时有细菌存在，它们会加入对表面的竞争，其结果在很大程度上取决于细菌的数量和特征。

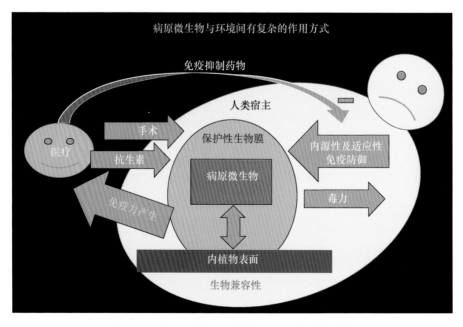

图 10-1 宿主、假体、病原微生物间的相互作用

细菌黏附是一个复杂的被多种环境因素影响的过程，这些因素包括：宿主表面的类型，附着于表面上蛋白质膜的存在，血清蛋白的存在，有毒物质的存在（抗生素和消毒剂[17]），暴露持续时间，病原体数量，温度和 pH 值。细菌黏附到生物材料的表面可以被描述为一个两阶段的过程，开始是物理上可逆的初始阶段（阶段Ⅰ），一直持续到一个不可逆的分子学和细胞学水平变化的第二阶段（阶段Ⅱ）[14]。

10.2.1 阶段Ⅰ

接种的细菌在液体中受某些物理因素，如重力、布朗运动、表面张力和范德华键的力量，以浮游状态弥散。最终，它们来到植入物的附近。在距离小于 3nm 时，它们开始应用化学键以氢、离子和疏水键之间的方式相互作用。破坏这些化学键所需的能量很小；因此，该过程可逆[5,13]。这就是细菌黏附的第一阶段。

10.2.2 阶段Ⅱ

细菌黏附的第二阶段的特征是在分子水平上的事件。能够介导黏附的大分子被称为黏附素。在不同的表面材料上，微生物似乎有不同的黏附素[12]。在其表面，细菌形成特殊的聚合结构，这会帮助它们黏附到假体或植入物表面，这些结构包括荚膜、菌毛、纤维丝和鞭毛等。细菌荚膜含有具有胶黏剂功能的蛋白质[22]。虽然在水溶液中的蛋白质总有负电荷，但疏水性因不同种类而不同。更疏水的荚膜具有较强的黏附能力。菌毛是 pillin 单体的聚合结构。它们呈细丝状，大量分散存在于整个细菌的表面。通常情况下，菌毛的直径为 7nm，但有时可以达到 1mm。有些不产生菌毛的细菌也是能够黏附的，但它们的毒性较低[11]。铜绿假单胞菌、大肠杆菌和其他主要革兰氏阴性杆菌使用鞭毛连接到植入物表面[4]。鞭毛是 20nm 大小的蛋白挂钩，用于抓住周围物体或结构[1]。有些种类的细菌使用更特殊的方式黏附在植入物表面，如金黄色葡萄球菌使用 MSCRAMM 黏附分子（微生物表面成分识别黏附基质分子）与覆盖植入物的胞外基质蛋白连接[18]。

黏附于假体表面导致了细菌新陈代谢的许多重要变化。生物膜发展所需的基因被激活。当然还有其他用来介导整个过程的先决条件，如营养素的可用性、温度、pH 值、渗透压、铁的可用性，以及其他细菌不同信号分子的存在。

10.3 生物膜

细菌黏附后便开始形成生物膜。生物膜形成于固体表面，由细菌细胞和胞外黏液组成（图 10-2）。它是细菌在自然界中共生的常见形式，其存在也不限于生命系统内植入物的感染。除了细菌，一些真菌（例如，白色念珠菌）也能够形成生物膜。生物膜可由 1 种细菌产生，但在不同物种，在相同的细胞外基质共生是更常见的[5]。

生物膜形成的开始，细菌排泄黏性物质包裹自己（图 10-2）。它的主要成分是胞外聚合物-葡萄糖多糖、半乳糖、甘露糖、果糖、鼠李糖、氨基糖、多元醇，糖醛酸[1]。

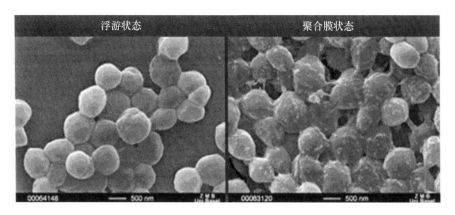

图 10-2 示细菌集落周围细胞外空间内生物膜形成（显微镜照片，源自 Andrej Trampuž）

生物黏液分泌之后是细菌表型的其他变化，这可能是由氧气、养分不足和（或）较高浓度的废料导致的。随着生物膜的成熟，一个有组织的微环境形成，其特征在于单个细胞结构和功能的特化。这样的微环境在假体表面紧紧地联结在一起。随着时间的推移，生物膜变成漏斗状的水通道，允许营养素和信号分子的流动[3]。

于是细菌已经发展了一种生物膜内部相互作用的机制，这也允许了定植菌群功能和形态结构的特化。这一细菌内部信号相互作用的现象称为"群体感应"[21,24]。信号分子的浓度上升，增加了黏附细胞的数目。需要一定浓度的信号分子才能引起基因转录的变化而导致表型改变。革兰氏阴性细菌中的信号分子是酰基-高丝氨酸内酯，而革兰氏阳性细菌则是不同的寡肽。

生物膜的发展是细菌在较为恶劣的环境中细菌生存的基本机制[1,7]。细菌细胞被补体系统、中性粒细胞、自然杀伤（NK）细胞、抗生素肽、抗体、吞噬作用、氧化应激、抗生素和消毒剂攻击，而生物膜是个很好的保护者。与浮游状态的细菌相比，氨苄西林的最低抑菌浓度（MIC）在生物膜内需提高 500 倍[2]。其他作者发现，相较于浮游状态，生物膜内的细菌甚至拥有 1000 倍或更高的抵抗力[5,20]。抗生素作用不佳的原因是多方面的。它们不善于穿透生物黏液，或是与生物膜分子产生相互化学作用，在酸性和缺氧环境下活性较低。对抗菌药物耐药性的改变也受细菌自身影响，基本作用机制包括减缓代谢，降低通过细胞壁的运输速度，以及延长生殖周期。

在生物膜内，抗生素的抗菌活性有很大不同。环丙沙星，相较于许多其他抗生素（包括哌拉西林/亚胺培南组合或头孢他啶在内），对铜绿假单胞菌生物膜更为有效[2]。在金黄色葡萄球菌生物膜中，对环丙沙星的抵抗力经常没有增加[19]。同样，庆大霉素对金黄色葡萄球菌生物膜较苯唑西林或万古霉素有较大的影响[2]，也比头孢孟多、环丙沙星和万古霉素对痤疮丙酸杆菌的生物膜更有效[19]。

耐药性随着生物膜的存在时间而增长。质粒交换在很大程度上促进了内生生物膜的产生和发展。在内机制在于细菌的接近以及减少黏液的产生降低了剪切力的接合过程[6]。学者们已经揭示了细菌获得抵抗 β-内酰胺类、红霉素类、氨基糖苷类、四环素类、糖肽类和磺胺类的质粒而获得抗药性[8-9,15-17,23]。

　　由于受到保护，避免有毒试剂（药物）的影响，微生物可以在生物膜里面生存很长一段时间。如果宿主免疫由于某些原因减弱，一些群落成员可以变回浮游形式生存，导致局部和系统性的播散和反应——表现为临床感染[8]。

参考文献

1. An HY, Friedman R. Concise review of mechanisms of bacterial adhesion to biomaterial surface. J Biomed Mater Res. 1997;43:338–48.
2. Ceri H, Olson ME, Stremick C. The Calgary biofilm device: new technology for rapid determination of antibiotic susceptibility of bacterial biofilms. J Clin Microbiol. 1999;37:1771–6.
3. Costerton JW, Stewart PS, Greenberg EP. Bacterial biofilms: a common cause of persistent infections. Science. 1999;284:1318–22.
4. Darouiche RO. Device-associated infections: a macroproblem that starts with microadherence. Clin Infect Dis. 2001;33:1567–72.
5. Donlan RM. Biofilms: microbial life on surfaces. Emerg Infect Dis. 2002;8:881–90.
6. Ehlers LJ, Bouwer EJ. RP4 plasmid transfer among species of *Pseudomonas* in a biofilm reactor. Water Sci Technol. 1999;7:163–71.
7. Gray ED, Peters G. Effect of extracellular slime substance from *Staphylococcus epidermidis* on the human cellular immune response. Lancet. 1984;1:365–7.
8. Gristina AG, Hobgood CD, Webb LX. Adhesive colonisation of biomaterials and antibiotic resistance. Biomaterials. 1987;8:423–6.
9. Gristina AG, Jennings RA, Naylor PT, Myrvik QN, Webb LX. Comparative in vitro antibiotic resistance of surface-colonizing coagulase-negative *staphylococci*. Antimicrob Agents Chemother. 1989;33:813–6.
10. Gristina AG, Oga M, Webb LX, Hobgood CD. Adherent bacterial colonization in the pathogenesis of osteomyelitis. Science. 1985;228:990–3.
11. Hacker J. Role of fimbrial adhesin in the pathogenesis of *Escherichia coli* infections. Can J Microbiol. 1992;38:720–7.
12. Hasty DL, Ofek I, Courtney HS, Doyle RJ. Multiple adhesins for *streptococci*. Infect Immunol. 1992;60:2147–52.
13. Krekeler C, Ziehr H, Klein J. Physical methods for characterization of microbial cell surfaces. Experientia. 1989;45:1047–54.
14. Marshall KC. Mechanisms of bacterial adhesions at solid water interfaces. In: Savage DC, Fletcher M, editors. Bacterial adhesion. Mechanisms and physiological significance. New York: Plenum Press; 1985.
15. Nylor PT, Jennings R, Webb LX, Gristina AG. Antibiotic sensitivity of biomaterial adherent *Staphylococcus epidermidis* and *Staphylococcus aureus*. Trans Orthop Res Soc. 1989;14:108.
16. Nylor PT, Myrvik QN, Gristina AG. Antibiotic resistance of coagulase-negative and coagulase positive *staphylococci*. Clin Orthop Relat Res. 1990;261:126–33.
17. Pascual A, de Arellano ER, Martinez LM, Parea EJ. Effect of polyurethane catheters and bacterial biofilm on the in-vitro activity of antimicrobials agents *Staphylococcus epidermidis*. J Hosp Infect. 1993;24:211–8.
18. Patti JM, Allen BL, McGavin MJ, Hook M. MSCRAMM-mediated adherence of microorganisms to host tissues. Annu Rev Microbiol. 1994;48:585–617.
19. Ramage G, Tunney MM, Patrick S, Gorman SP, Nixon JR. Formation of *Propionibacterium acnes* biofilms on orthopaedic biomaterials and their susceptibility to antimicrobials. Biomaterials. 2003;24:3221–7.
20. Stewart PS, Costerton JW. Antibiotic resistance of bacteria in biofilms. Lancet. 2001;358:135–8.

21. Steyer A. Interakcije med mikrobi. Med Razgl. 2004;43:37–44.
22. Sutherland IW. Microbial exopolysaccharides. Their role in microbial adhesion in aqueous systems. CRC Crit Rev Microbiol. 1983;10:173–201.
23. Tenover FC, Schaberg DR. Molecular biology of resistance. In: Bennett JV, Brachman PS, editors. Hospital infections. 4th ed. Philadelphia: Lippincott-Raven; 1998.
24. Vuong C, Gerke C, Somerville GA, Fischer ER, Otto M. Quorum-sensing control of biofilm factors in *Staphylococcus epidermidis*. J Infect Dis. 2003;188:706–18.
25. Zimmerli W, Waldvogel FA, Vaudaux P, Nydegger UE. Pathogenesis of foreign body infection: description and characteristics of an animal model. J Infect Dis. 1982;146:487–97.
26. Zimmerli W, Zak O, Vosbeck K. Experimental hematogenous infection of subcutaneously implanted foreign bodies. Scand J Infect Dis. 1985;17:303–10.
27. Zobell CE. The effect of solid surfaces upon bacterial activity. J Bacteriol. 1943;46:39–56.

11 细菌-生物材料相互作用
Bacteria-Biomaterial Interactions

Antti Soininen, Emilia Kaivosoja, Jaime Esteban, Riina Rautemaa-Richardson, Alberto Ortiz-Pérez, Gonçalo Barretto 和 Yrjö T. Konttinen

（吴 旭 译 侯云飞 校）

摘 要 骨科植入物相关的（深部）感染的患病率为 0.5%～1.5%。它们分为早期（＜植入后 1 个月）和延迟（植入后 1 个月至 2 年）感染，其中有些与晚期感染（植入后超过 1～2 年）重叠。早期和延迟的感染通常是由手术过程中或多或少有毒性的微生物直接污染造成的，此时患者局部和（或）全身性对细菌的抵抗力较低。但晚期感染通常是血源性的。体内的微生物通常会攻击健康活组织，植入物相关的出血和无活力的植入物形成一个不受抵抗力保护的植入物表面，即最小抵抗部位。在这里，浮游的细菌很容易附着，并很快形成一层保护性的胞外聚合物（EPS，生物膜，"细菌黏液"），并变成休眠状态，甚至可以形成多种微生物的菌落。嵌入生物膜后，抗生素仅靠扩散机制不能达到足够高的治疗浓度。白细胞、抗体和补体难以通过生物膜。此外，通过群体效应，形成了生物膜的细菌表现得非常聪明，通过调节细菌种群到达可以生存的大小规模，发展对抗生素的耐药性并彼此交换这种耐药性，开发组织结构，使每一层级和深度的微生物能够调整其局部的微环境，例如氧张力、营养素、胞外聚合物组成。如果在体内的"培养条件"有利于微生物，例如，由于引起了宿主的免疫抑制，菌落可以激活并开始发送转移性卫星灶入侵邻近的和远处新的位点（灶）。去除受感染的植入物通常是唯一有效的疗法，但这要以取出植入物为代价，抗生素只扮演辅助的角色。超声裂解方法通过取材生物膜隐藏的细菌，然后在一个所含油液的容器中进行超声处理植入物并通过常规组合进行微生物的诊断，如培养和染色，而且可用更现代的微生物 DNA 聚合酶链反应分析。耐药性进化发展和制药公司开发新抗生素之间的比赛似乎是微生物占上风。因此，全身及局部使用抗生素预防，消毒，无菌技术，细菌培养和药敏试验是预防和治疗的重要原则和方法。植入物和植入物涂层的发展能够抵抗细菌黏附和定植是很重要的，另外新的抗菌药物产生了新的作用方式，如基于噬菌体的使用，这些都应该得到更多的科学关注。

关键词 细菌·细胞因子·生物材料·黏附·涂料

11.1 引 言

手术中植入装置和人工关节假体的使用，因其对生活质量的有利一面以及在某些情况下对患者生存率有利而令使用率上升。然而，植入物的使用也伴随着多种并发症，最可怕的一个就是植入物相关的感染。生物材料相关感染（BAI）是最常见的并发症之一，无论植入物是何种非生物的生物材料，无论其形式或功能。因为生物膜的存在，BAI 的治疗都比较困难。因此，抑制细菌黏附于材料表面——形成生物膜的第一步（通过其在植入物表面与周围环境进行相互作用），是防止表面定植、生物膜形成和BAI 的一个重要策略。大多数医院植入物相关的感染是通过葡萄球菌频谱而不是流行菌株造成的[1-3]。因为其高发病率和死亡率，了解导致 BAI 的各个方面因素是很重要的。BAI 的发展开始于植入物材料表面的定殖，接下来是一个复杂的多形态过程，包括群体感应、生物膜的形成成熟。已经有越来越多的关于微生物生物膜在人类医学中角色的认识，据估计超过 80％的人类微生物感染涉及生物膜[4-5]。

　　生物材料感染仅通过使用抗生素来治疗是非常困难的，这是因为生物膜的存在和生物膜中细菌休眠和互通的性质。生物膜呈现的感染免于抗菌物质和宿主防御的攻击，细菌生物膜的休眠状态使得它们更少受到抗生素的影响，这些抗生素通常是对快速分裂和生长的细菌最有效[6-8]。尽管在体外测试时病原体对常用的抗微生物药物是敏感的，生物膜形式使得细菌对大多数药物高度耐药。而使用强效抗生素长期治疗的一个共同问题就是对常用抗生素耐药的细菌菌株的不断发展和扩大[9-10]。其结果是，外科拆卸和更换植入物在一期（例如人工心脏瓣膜）或二期（如人工关节）翻修术往往是唯一有效的治疗方法，其次是用全身抗菌治疗作为辅助治疗，这自然会导致发病率和治疗成本的增加[11]。

11.2　葡萄球菌的相互作用

　　集簇形成的革兰氏阳性表皮葡萄球菌和金黄色葡萄球菌是涉及 BAI 的两个最常见的病原体。表皮葡萄球菌是一种常见的皮肤共生菌，也可在黏膜找到。它的黏附能力部分来源于它产生胞外聚合物物质（ESP，"细菌黏液"），其与复杂的金黄色葡萄球菌细胞壁一起，可以抵御干燥、机械力量、渗透破裂、抗生素和其他威胁。大多数表皮葡萄球菌因而对许多抗生素有固有的抗药性。ESP 还可以保护表皮葡萄球菌抵御初始和适应性免疫，所以它们存在于正常皮肤和黏膜表面，通常与任何炎症及免疫反应迹象如发红、肿胀、疼痛、体表温度升高或功能障碍无关。

　　然而，如果细菌发展、生长进入组织之中，宿主-葡萄球菌平衡被打破。皮肤的正常角化表面层或浅表黏膜上皮形成了一个被动的物理屏障，隔离表皮葡萄球菌，防止其进入血液中。虽然血液中的免疫机制是细菌的威胁，血液也为表皮葡萄球菌提供丰富的营养来源（可培养于血琼脂平板上），从休眠中激活生物膜相关的"抵抗状态"。在关节假体植入时，葡萄球菌可以直接进入皮下组织，以至于更深的肌肉和筋膜组织中，甚至到关节腔和植入物表面。这些可能会造成手术部位浅表感染、手术部位深部感染及植入相关的（器官/空间）感染。之后，如果血液屏障由于创伤等因素被打开，表皮葡萄球菌可以接种到血液中并通过菌血症导致晚期血源性植入相关的感染。再加上其对常用抗生素的耐药性，表皮葡萄球菌在近几年成为植入式医疗设备感染的最主要病原体。葡萄球菌黏附到非生物和相对防御较弱的植入物表面，并能形成生物膜，构成一个重要的毒力因子，并可能是葡萄球菌感染最相关的致病机制[12-13]。附着于植入物表面后表皮葡萄球菌分泌黏液层，使得细菌较少接触到宿主的防御系统，并降低其对抗生素的敏感性[14]。

金黄色葡萄球菌感染也很常见，严重且伴随显著的发病率和死亡率。金黄色葡萄球菌比表皮葡萄球菌毒力更强，相对更经常地造成关节置换术后早期关节植入物的感染的发生（表现）。因此，围术期预防性应用抗生素主要是针对这种引起并对 BAI 患病率有重要影响的金黄色葡萄球菌。然而，金黄色葡萄球菌是全世界范围导致化脓性关节炎与感染性心内膜炎的最常见原因。这些组织的血管化相对较差，因此，宿主反应不如在血管化更好的组织中有效；在这方面，和关节软骨和心脏瓣膜组织类似的生物材料对葡萄球菌的敏感性已经被揭示[15]。进一步，由于其毒性，金黄色葡萄球菌是皮肤和软组织感染最常见的原因，并且经常造成严重感染，如卫生保健相关的血流感染、装置相关的感染和骨髓炎[16-17]。

出于可行性的原因，大多数细菌在体外静态条件下的黏附研究已经完成。然而，在体内的细菌和生物膜通常能够减少人体的液体流动。最好的预防感染的重要方式是使用能够抑制或抵抗细菌附着的生物材料或涂层。

一些关于不同葡萄球菌菌株对最常见的生物材料和类金刚石碳（DLC）和类金刚石碳聚合物混合（DLC-p-h）涂层黏附性的研究已经完成。这些测试评估哪些材料能表现出最好的防污性能，以防止或减少金黄色葡萄球菌黏附，从而减少植入相关的感染。在静态条件下，生物材料样品被允许在不同体温条件下直接与细菌溶液相互作用（在样品无蛋白质治疗的情况下正常完成）。静态黏合结果表明，表皮葡萄球菌（ATCC35984）对 DLC 涂层比钛或硅的黏附更显著（$P<0.05$），而类金刚石碳聚四氟乙烯混合（DLC-PTFE-H）防污能力比其他测试材料表现更好。其他材料之间的测试没有观察到显著差异。金黄色葡萄球菌（ATCC25923）对 DLC-PTFE-H 涂层的黏附比对其他材料表面（DLC、Ti 和 Si）的黏附测试具有显著性差异（$P<0.05$）[18]。上述结果表明，植入物的表面上使用 DLC-PTFE-H 涂层能抑制细菌黏附从而降低植入物感染的风险。

这样的静态模型和没有足够蛋白质的液体能否模拟体内情况是值得讨论的。手术后，植入物表面总是很快但动态地被单层可吸收间质或血清蛋白包裹，也被生物材料的表面特性所调节，如化学组成和相位、外观、疏/亲水性、Zeta 电位等。微生物在材料上附着的过程依赖于该蛋白涂层的组成。据推测，通过蛋白质的表面处理，可以使黏合环境更加像人体内的环境[12,19]。在静态模型中，为达到这一目的（使之像人体内的环境），待检测的生物材料样本表面被涂布某种蛋白，从而降低其结合并渗入细菌溶液的黏附性。Kinnari 等表明，通过涂布钛表面用蛋白质，如白蛋白（人血清白蛋白，HSA），实现防污表面性质，这降低了钛表面的金黄色葡萄球菌（ATCC 25923）的感染率[20]。对金黄色葡萄球菌（S-15981），黏附测试样品首先应用胎牛血清处理。DLC、铬、钽、钛表面黏附顺序排列如下（表面面积受细菌附着的百分比）：钛（22.69%）、钽（14.34%）、铬（1.41%）和 DLC（0.38%）[19]。这些静态黏合条件的结果表明，蛋白涂层改变了金黄色葡萄球菌的附着，在无蛋白质测试时，相较于钛表面，更少的细菌黏附到 DLC 表面上。

设计用于临床使用的植入物或涂层将受到连续的流体液体的冲击和剪切力。这表明，细菌的附着若在动态而非静态体内条件下，模仿研究会更精确。动态细菌黏附试验可以在流动室内完成，允许细菌溶液流动（以所需的剪切速率）到被测试的材料表面上。不同表皮葡萄球菌（HBH276、236、3294）株对 DLC 和手术钢（AISI316L）的动态细菌黏附试验并无显著区别（$P < 0.05$）。类似的结果可见于金黄色葡萄球菌（7323）对 DLC 和手术钢的黏附。这表明，DLC 涂层可以被应用于植入物表面，而不会比手术钢和大部分常用的生物材料有更高的植入物相关的感染风险。这些测试使用的是 15.71/s 的剪切速率，而无蛋白质时，使用磷酸盐缓冲液来缓冲细菌[21]。

使用一定的剪切速率作为实验条件，三种常用的生物材料金属（钽、钛、铬）和三个不同的 DLC 涂层的动态黏附试验已被报道，都显示了类似的结果，在这个试验中，表皮葡萄球菌（ATCC 35984）用于测试。测试材料之间没有观察到显著差异（$P < 0.05$）。金黄色葡萄球菌（S-15981）黏附到 DLC、DLC-PDMS-h、DLC-PTFE-h、钽、钛和铬上，较 DLC、DLC-PDMS-H 和钽黏附得更多。与所有其他供试材料相比，没有观察到显著差异；但是，这些研究使用的是磷酸盐缓冲盐溶液，而无蛋白质[22]。

细菌黏附是一个受多种因素影响的复杂过程，这些因素包括细菌内在的一些特征，靶材料的表面和环境因素，如流动率和血清蛋白或杀菌物质的存在。这使得在体外和体内的试验结果很难比较。例如，当 Van der Mei 等使用表皮葡萄球菌（3399）和金黄色葡萄球菌（ATCC12600）进行细菌黏附试验（体内和体外）来聚合乙烯乙二醇（PEG）（OptiChem®）时，体内生物膜形成与体外条件之间没有相关性[12]。

11.3 分枝杆菌相互作用

分枝杆菌属是微生物中一个特殊的群体。该种类型（结核分枝杆菌）是人类病原体，也是历史上导致人类死亡的主要原因，但几乎所有其他分枝杆菌菌种都是环境微生物，只有少数引起人类疾病。生物膜对于这些生物非常重要，因为它们可以被看作分枝杆菌在含水系统中得以生存的水库，以及持续细菌污染中通过水侵蚀过程的贡献者[23]。环境中一些最常见的孤立的物种作为人类病原体通常也是孤立的，像鸟分枝杆菌复合体（MAC）属、慢生黄分枝杆菌或无色素快速生长分枝杆菌（NPRGM）等[24-26]。这些物种也具有体内形成生物膜的能力，培养基的组成和温度明显影响生物膜的发展[27]。所有这些发现都提示水可以构成这些微生物感染人类的潜在来源。

分枝杆菌形成生物膜所需的步骤和其他的微生物非常类似。首先，分枝杆菌必须黏附到表面。初始黏附力量是由于弱疏水性或范德华力。后来，更强的共价键形成。最后，微生物开始繁殖[28-29]。附着研究表明，分枝杆菌种内和种间对聚合物的黏附存在差异。黏附后，生物膜的发展符合 S 形生长曲线，直到细胞的倍增时间变得比浮游状态细菌的短[27,30]。

参与不同物种的分枝杆菌生物膜形成的分子机制及环境因素已经被描述[31]。离子的存在，如镁、钙和锌，根据 MAC 的种类，在介质中影响生物膜形成。此外，一些碳源，如葡萄糖或蛋白胨，可以促进生物膜的发展[32]。

一些报告提到了随着生物膜的发展，分枝杆菌进行滑动运动的能力。两个特征都提到在分枝杆菌细胞壁中存在糖肽磷脂（GPL）。这些分子集合成复杂的壁结构，在那里它们暴露疏水性尾部于外部环境。因此，细胞变成疏水性，并与亲水表面建立链接，促进运动和生物膜的形成[33]。参与 GPL 生物合成的不同基因的表达会影响生物膜的形成，这表明细菌的外表面对此属性是很重要的[34]。细胞壁最外层 GPL 的缺失会中止分枝杆菌形成聚氯乙烯（PVC）生物膜的能力[35]。同样地，其他基因在生物膜发展的作用亦被分析。在数种分枝杆菌中发现的 LSR2 基因就是其中之一。虽然它的功能尚不清楚，这个基因突变株的分枝杆菌将发展为非极性的脂质紊乱，并影响生物膜的形成[36]。另一项研究提到 GroEL 基因参与耻垢分枝杆菌生物膜的产生。该基因编码分子伴侣为 Hsp60。分枝杆菌包含两种形式 Hsp60 相关分子伴侣，由热休克、氧化应激或免疫应激调节。这种伴侣的其他属性包括参与细胞间信号传导和转录调控。这个基因的突变株表现出生物膜形成的变化[37]。GroEL1 分子伴侣也参与了短链分枝杆菌的代谢，这表明它们参与生物膜发展。目前还有其他一些基因尚在研究之中，以评估它们在 NPRGM 发展生物膜中的实际作用[38-42]。

从临床上看，生物膜的重要性涉及植入物相关的假体周围感染，以及生物膜存在为特点的慢性疾病，如慢性阻塞性肺疾病患者患呼吸道感染[43]。体内发展生物膜的能力与 NPRGM 株临床表现关系的显著性已经被证明[44]。有缺陷的脓肿分枝杆菌生物膜在动物模型中不能引起疾病[45]。生物膜的增长也导致抗生素耐药性的发展，并有助于逃脱宿主防御[46]。生物膜中的分枝杆菌对抗生素的易感性降低，而这些抗生素对浮游下的分枝杆菌是有效的，这是由于生物膜中和浮游状态下细菌的代谢状态不同[47-48]。幸运的是，因环境分枝杆菌导致的疾病都较少见于临床中。然而，结核病是导致人类死亡的主要原因之一，一些报告表明，生物膜可能还有一个角色，导致结核分枝杆菌成为疾病的病原[49-50]。体外研究表明结核分枝杆菌可以发展成生物膜以及生物膜的形成将影响这些菌株的药物敏感性。这些研究还表明了分枝菌酸作为生物膜细胞外基质一部分的重要性[50]。临床数据也支持结核分枝杆菌感染假体是极为罕见的，但在这些植入物相关结核病的情况下除了移去植入物，没有其他治疗方法，所以生物膜在人类某些类型的结核病中的重要性似乎是明确的[51-53]。在工业化国家，结核性关节炎发病率很低，但在世界其他地方仍然在折磨许多患者。甚至在发达国家也有老年人因结核性髋或膝关节炎而行关节置换术。老年结核性关节炎的激活对替换关节的翻修手术构成威胁，预防性抗结核治疗应被推荐[54-56]。

11.4 念珠菌相互作用

念珠菌，尤其是白色念珠菌，医学上通常在患者的口腔黏膜中可找到其生物膜。念珠菌经常参与混合的念珠菌-细菌生物膜感染。与其他形成生物膜的菌株一样，在体外白色念珠菌通常对抗真菌药物相当敏感但是在体内生物膜中表现了抗药性。在这种情况下使用唑类抗真菌药也导致抗药物种的形成和发展。医疗中支持性抗真菌治疗的原则是基于生物膜的破坏和联合用药[57]。虽然其参与心内膜炎更为人所知，念珠菌物种导致的关节感染也已被描述[58-59]。

11.5　微生物与季铵盐化合物的相互作用

一个可以减少植入物相关感染风险的可选方法是使用有抗菌效果材料的涂层。季铵盐化合物（QAC）有这样的活性，而且它们被广泛地用于工业水处理、制药、日常消费品如防腐剂、泡沫促进剂和去污剂。QAC对无性繁殖的细菌、酵母菌、真菌、藻类和亲脂性的病毒是致命的，但细菌孢子、分枝杆菌或亲水性病毒除外。已有报告提到细菌对QAC的耐药性[60]。

QAC的抗微生物活性主要是由于它们的阳离子特性，细菌表面加以负电荷后其附着力增强。接触微生物的膜被破坏，并且出现漏洞，因此其中的微生物死亡。有人担心，类似的反应可能发生在宿主细胞上，所以在体内QAC表面的使用是有限的，尽管QAC可以与皮肤接触或用于医院使用的纺织材料、地板和手术室天花板等。

近来，QAC对宿主细胞的影响越来越受到人们的重视，例如，聚乙烯基吡啶溴化物，没有表现出诱导明显的鼠成纤维细胞的膜损伤，但其可增加部分与季铵化聚合物单体单元关联的阳离子电荷的平均数和细胞毒性[61]。有学者使用人类肠上皮Caco-2细胞研究了4-乙烯基-N-己基吡啶溴化物（HBVP）和聚（乙二醇）甲基醚甲基丙烯酸酯（PEGMA）共聚物的生物相容性[62]。含有10%HBVP的PEGMA及其共聚物的聚合物没有引起细胞死亡，而含有50%或更多HBVP的共聚物具有较少的生物相容性。不溶性的交联四元铵聚乙烯亚胺是具有生物相容性的，可针对多种细菌发挥长效抗菌作用[63]。未来的研究将确定QAC表面是否可用作医用植入物的抗微生物表面涂层。

11.6　微生物与含银或铜生物材料的相互作用

白银被用作抗菌剂已有六千多年的历史[64]。除了银，非变色铜也正在被开发应用于医院门把手和其他地方。在潮湿的电解质环境中，金属银释放银离子。银离子是银的最有效的抗菌形式，但它也是在医疗设备中最难使用的化合物，因为大多数的银盐溶解性差，不能产生有效的抗微生物活性。使用银纳米颗粒是一种全新的方法。它可以增加活性表面和银离子的产生。通过调节银粒子对植入物表面层的位置来调节抗菌活性。具有银纳米粒子的硅片可以有效地防止细菌黏附和生长，但是当银纳米颗粒逐渐从弹性体洗脱，其抑菌作用也随着时间的推移而下降[65]。

银纳米颗粒涂料已经成功应用于一些医疗设备。例如，涂有银纳米颗粒的脑室引流系统（EVD）现在正在患者身上进行测试。结果脑室引流系统上细菌定植减少了 1/4，而脑脊液感染减少了 1/2[66]。另一个纳入 20 例患者的小规模研究发现，没有任何涂层的排水管被感染，而对照组（无银纳米颗粒涂层）有 5 例感染出现了脑室炎[67]。银涂层明显减少了导管相关的尿路感染[68-70]。有银涂层的静脉导管的表面定植有所减少，其尿管相关的血流感染（CBSI）率也降低了[71-73]。然而，一些研究报告表面定植减少对 CBSI 并无明显影响[74]，还有些报告称表面定殖或 CBSI 的发生率并没有明显减少[75]。

现在学者还不清楚银通过何种机制杀灭细菌。银在（细菌）细胞内的大量可能的作用靶点已经被揭示出来[76]。银离子（和银纳米颗粒）直接结合到细胞膜上。银的积累导致部分细胞膜负电荷增多，进而导致细胞膜的破裂，胞内化合物泄漏出细胞并导致细胞死亡。银离子结合蛋白质的巯基和荧光基团，使它们处于非活动状态并引起这些变性蛋白质聚集。显然，因为许多不同的过程都受到银的影响，对银的抵抗力并不普遍，也不是临床实践中的主要问题。

长时间使用银和银溶液可以导致许多疾病[77]，其中，最常见的是银中毒，银被存储在皮肤而呈浅灰色[78]。除它有改变容貌的后果外，银中毒被认为是一种无害的情况。即使银在某些器官和组织中积累，银诱导的器官中毒或器官损伤的情况也十分罕见[77]。如往常一样讨论纳米生物材料时，其生物安全性一定是讨论重点。目前，含有银纳米颗粒涂料在人体内的生物相容性尚不明确。银纳米粒子不会特异性地破坏细胞（由 Johnston 等人回顾[79]）。银纳米粒子对细菌和真菌的作用机制并不特异，也会影响其他正常活细胞。因此，当暴露在高浓度的银纳米颗粒中时，宿主的细胞是非常危险的。纳米粒子结合并移动到细胞中，破坏蛋白质、遗传物质和膜，这会导致细胞死亡[80-82]。但是，如果银纳米颗粒被紧密地嵌入涂层，将会避免游离银纳米粒子的大量释放。紧密嵌入也可以提高抗菌表面的作用效果和寿命，纳米粒子也不会被冲走。

表面结合的纳米粒子如何发挥其抗菌作用，目前尚不清楚。但至少表面-体积比对抗微生物的效果是非常重要的[79]。银纳米颗粒的杀菌活性依赖于其颗粒的尺寸和形状[83-85]。较小尺寸的银纳米粒子（<10nm）有比大颗粒更高的抗菌活性。此外，三角形的银颗粒比杆状和球形颗粒能够杀灭更多细菌[83]。

参考文献

1. Lew DP, Waldvogel FA. Osteomyelitis. N Engl J Med. 1997;336(14):999–1007.
2. Lowy FD. Medical progress – *Staphylococcus aureus* infections. N Engl J Med. 1998; 339(8):520–32.
3. Sanderson PJ. Infection in orthopedic implants. J Hosp Infect. 1991;18:367–75.
4. Romero R, Schaudinn C, Kusanovic JP, Gorur A, Gotsch F, Webster P, Nhan-Chang CL, Erez O, Kim CJ, Espinoza J, Goncalves LF, Vaisbuch E, Mazaki-Tovi S, Hassan SS, Costerton JW. Detection of a microbial biofilm in intraamniotic infection. Am J Obstet Gynecol. 2008;198(1): 135. doi:10.1016/j.ajog.2007.11.026.
5. Ghannoum M, O'Toole GA. Microbial biofilms. Washington, DC: ASM Press; 2004.
6. Knobloch JKM, von Osten H, Horstkotte MA, Rohde H, Mack D. Minimal attachment killing (MAK): a versatile method for susceptibility testing of attached biofilm-positive and -negative *Staphylococcus epidermidis*. Med Microbiol Immunol. 2002;191(2):107–14. doi:10.1007/s00430-002-0125-2.
7. Otto M, Kong KF, Vuong C. Staphylococcus quorum sensing in biofilm formation and infec-

tion. Int J Med Microbiol. 2006;296(2–3):133–9. doi:10.1016/j.ijmm.2006.01.042.

8. Otto M. Quorum-sensing control in *Staphylococci* – a target for antimicrobial drug therapy? FEMS Microbiol Lett. 2004;241(2):135–41. doi:10.1016/j.femsle.2004.11.016.

9. Hench LL, Thompson I. Twenty-first century challenges for biomaterials. J R Soc Interface. 2010;7:S379–91. doi:10.1098/rsif.2010.0151.focus.

10. Wenzel RP. Health care-associated infections: major issues in the early years of the 21st century. Clin Infect Dis. 2007;45:85–8. doi:10.1086/518136.

11. Klevens RM, Edwards JR, Richards CL, Horan TC, Gaynes RP, Pollock DA, Cardo DM. Estimating health care-associated infections and deaths in US hospitals, 2002. Public Health Rep. 2007;122(2):160–6.

12. van der Mei HC, Fernandez ICS, Metzger S, Grainger DW, Engelsman AF, Nejadnik MR, Busscher HJ. In vitro and in vivo comparisons of staphylococcal biofilm formation on a cross-linked poly(ethylene glycol)-based polymer coating. Acta Biomater. 2010;6(3):1119–24. doi:10.1016/j.actbio.2009.08.040.

13. Sousa C. Staphylococcus epidermidis: adhesion and biofilm formation onto biomaterials. Saarbrücken: LAP LAMBERT Academic Publishing; 2011.

14. An YH, Friedman RJ. Concise review of mechanisms of bacterial adhesion to biomaterial surfaces. J Biomed Mater Res. 1998;43(3):338–48.

15. Miller LG, Perlroth J, Kuo M, Tan J, Bayer AS. Adjunctive use of rifampin for the treatment of *Staphylococcus aureus* infections. Arch Intern Med. 2008;168(8):805–19.

16. Svensater G, Welin J, Wilkins JC, Beighton D, Hamilton IR. Protein expression by planktonic and biofilm cells of *Streptococcus mutans*. FEMS Microbiol Lett. 2001;205(1):139–46.

17. Gal L, Rollet C, Guzzo J. Biofilm-detached cells, a transition from a sessile to a planktonic phenotype: a comparative study of adhesion and physiological characteristics in *Pseudomonas aeruginosa*. FEMS Microbiol Lett. 2009;290(2):135–42. doi:10.1111/j.1574-6968.2008.01415.x.

18. Kinnari TJ, Soininen A, Esteban J, Zamora N, Alakoski E, Kouri VP, Lappalainen R, Konttinen YT, Gomez-Barrena E, Tiainen VM. Adhesion of staphylococcal and Caco-2 cells on diamond-like carbon polymer hybrid coating. J Biomed Mater Res A. 2008;86A(3):760–8. doi:10.1002/jbm.a.31643.

19. Konttinen YT, Levon J, Myllymaa K, Kouri VP, Rautemaa R, Kinnari T, Myllymaa S, Lappalainen R. Patterned macroarray plates in comparison of bacterial adhesion inhibition of tantalum, titanium, and chromium compared with diamond-like carbon. J Biomed Mater Res A. 2010;92A(4):1606–13. doi:10.1002/jbm.a.32486.

20. Kinnari TJ, Peltonen LI, Kuusela T, Kivilahti J, Kononen M, Jero J. Bacterial adherence to titanium surface coated with human serum albumin. Otol Neurotol. 2005;26(3):380–4.

21. Soininen A, Tiainen VM, Konttinen YT, van der Mei HC, Busscher HJ, Sharma PK. Bacterial adhesion to diamond-like carbon as compared to stainless steel. J Biomed Mater Res B Appl Biomater. 2009;90B(2):882–5. doi:10.1002/jbm.b.31359.

22. Soininen A, Levon J, Katsikogianni M, Myllymaa K, Lappalainen R, Konttinen YT, Kinnari TJ, Tiainen VM, Missirlis Y. In vitro adhesion of staphylococci to diamond-like carbon polymer hybrids under dynamic flow conditions. J Mater Sci Mater Med. 2011;22(3):629–36. doi:10.1007/s10856-011-4231-9.

23. Dailloux M, Albert M, Laurain C, Andolfatto S, Lozniewski A, Hartemann P, Mathieu L. Mycobacterium xenopi and drinking water biofilms. Appl Environ Microbiol. 2003;69(11):6946–8.

24. September SM, Brozel VS, Venter SN. Diversity of nontuberculoid Mycobacterium species in biofilms of urban and semiurban drinking water distribution systems. Appl Environ Microbiol. 2004;70(12):7571–3. doi:10.1128/AEM.70.12.7571-7573.2004. PII:70/12/7571.

25. Falkinham 3rd JO, Norton CD, LeChevallier MW. Factors influencing numbers of *Mycobacterium avium*, *Mycobacterium intracellulare*, and other Mycobacteria in drinking

water distribution systems. Appl Environ Microbiol. 2001;67(3):1225–31. doi:10.1128/AEM.67.3.1225-1231.2001.

26. Marshall HM, Carter R, Torbey MJ, Minion S, Tolson C, Sidjabat HE, Huygens F, Hargreaves M, Thomson RM. Mycobacterium lentiflavum in drinking water supplies, Australia. Emerg Infect Dis. 2011;17(3):395–402.

27. Esteban J, Martin-de-Hijas NZ, Kinnari TJ, Ayala G, Fernandez-Roblas R, Gadea I. Biofilm development by potentially pathogenic non-pigmented rapidly growing mycobacteria. BMC Microbiol. 2008;8:184. doi:10.1186/1471-2180-8-184. PII:1471-2180-8-184.

28. Costerton JW. Biofilm theory can guide the treatment of device-related orthopaedic infections. Clin Orthop Relat Res. 2005;437:7–11. PII:00003086-200508000-00003.

29. Donlan RM, Costerton JW. Biofilms: survival mechanisms of clinically relevant microorganisms. Clin Microbiol Rev. 2002;15(2):167–93.

30. Hall-Stoodley L, Lappin-Scott H. Biofilm formation by the rapidly growing mycobacterial species *Mycobacterium fortuitum*. FEMS Microbiol Lett. 1998;168(1):77–84. PII:S0378-1097(98)00422-4.

31. Martinez A, Torello S, Kolter R. Sliding motility in mycobacteria. J Bacteriol. 1999;181(23): 7331–8.

32. Carter G, Wu M, Drummond DC, Bermudez LE. Characterization of biofilm formation by clinical isolates of *Mycobacterium avium*. J Med Microbiol. 2003;52(Pt 9):747–52.

33. Recht J, Martinez A, Torello S, Kolter R. Genetic analysis of sliding motility in *Mycobacterium smegmatis*. J Bacteriol. 2000;182(15):4348–51.

34. Yamazaki Y, Danelishvili L, Wu M, Macnab M, Bermudez LE. Mycobacterium avium genes associated with the ability to form a biofilm. Appl Environ Microbiol. 2006;72(1):819–25. doi:10.1128/AEM.72.1.819-825.2006. PII:72/1/819.

35. Recht J, Kolter R. Glycopeptidolipid acetylation affects sliding motility and biofilm formation in *Mycobacterium smegmatis*. J Bacteriol. 2001;183(19):5718–24. doi:10.1128/JB.183.19.5718-5724.2001.

36. Arora K, Whiteford DC, Lau-Bonilla D, Davitt CM, Dahl JL. Inactivation of lsr2 results in a hypermotile phenotype in *Mycobacterium smegmatis*. J Bacteriol. 2008;190(12):4291–300. doi:10.1128/JB.00023-08. PII:JB.00023-08.

37. Ojha A, Anand M, Bhatt A, Kremer L, Jacobs Jr WR, Hatfull GF. GroEL1: a dedicated chaperone involved in mycolic acid biosynthesis during biofilm formation in mycobacteria. Cell. 2005;123(5):861–73. doi:10.1016/j.cell.2005.09.012. PII:S0092-8674(05)00965-7.

38. Nessar R, Reyrat JM, Davidson LB, Byrd TF. Deletion of the mmpL4b gene in the *Mycobacterium abscessus* glycopeptidolipid biosynthetic pathway results in loss of surface colonization capability, but enhanced ability to replicate in human macrophages and stimulate their innate immune response. Microbiology. 2011. doi:10.1099/mic.0.046557-0. PII: mic.0.046557-0.

39. Deshayes C, Bach H, Euphrasie D, Attarian R, Coureuil M, Sougakoff W, Laval F, Av-Gay Y, Daffe M, Etienne G, Reyrat JM. MmpS4 promotes glycopeptidolipids biosynthesis and export in *Mycobacterium smegmatis*. Mol Microbiol. 2010;78(4):989–1003. doi:10.1111/j.1365-2958.2010.07385.x.

40. Deshayes C, Laval F, Montrozier H, Daffe M, Etienne G, Reyrat JM. A glycosyltransferase involved in biosynthesis of triglycosylated glycopeptidolipids in *Mycobacterium smegmatis*: impact on surface properties. J Bacteriol. 2005;187(21):7283–91. doi:10.1128/JB.187.21.7283-7291.2005. PII:187/21/7283.

41. Kocincova D, Singh AK, Beretti JL, Ren H, Euphrasie D, Liu J, Daffe M, Etienne G, Reyrat JM. Spontaneous transposition of IS1096 or ISMsm3 leads to glycopeptidolipid overproduction and affects surface properties in *Mycobacterium smegmatis*. Tuberculosis (Edinb). 2008;88(5):390–8. doi:10.1016/j.tube.2008.02.005. PII:S1472-9792(08)00021-8.

42. Kocincova D, Winter N, Euphrasie D, Daffe M, Reyrat JM, Etienne G. The cell surface-

exposed glycopeptidolipids confer a selective advantage to the smooth variants of *Mycobacterium smegmatis* in vitro. FEMS Microbiol Lett. 2009;290(1):39–44. doi:10.1111/j.1574-6968.2008.01396.x. PII:FML1396.

43. Esteban J, Martin-de-Hijas NZ, Fernandez AI, Fernandez-Roblas R, Gadea I. Epidemiology of infections due to nonpigmented rapidly growing mycobacteria diagnosed in an urban area. Eur J Clin Microbiol Infect Dis. 2008;27(10):951–7. doi:10.1007/s10096-008-0521-7.

44. Martin-de-Hijas NZ, Garcia-Almeida D, Ayala G, Fernandez-Roblas R, Gadea I, Celdran A, Gomez-Barrena E, Esteban J. Biofilm development by clinical strains of non-pigmented rapidly growing mycobacteria. Clin Microbiol Infect. 2009;15(10):931–6. doi:10.1111/j.1469-0691.2009.02882.x. PII:CLM2882.

45. Byrd TF, Lyons CR. Preliminary characterization of a *Mycobacterium abscessus* mutant in human and murine models of infection. Infect Immun. 1999;67(9):4700–7.

46. Falkinham 3rd JO. Growth in catheter biofilms and antibiotic resistance of *Mycobacterium avium*. J Med Microbiol. 2007;56(Pt 2):250–4. doi:10.1099/jmm.0.46935-0. PII:56/2/250.

47. Greendyke R, Byrd TF. Differential antibiotic susceptibility of *Mycobacterium abscessus* variants in biofilms and macrophages compared to that of planktonic bacteria. Antimicrob Agents Chemother. 2008;52(6):2019–26. doi:10.1128/AAC.00986-07. PII:AAC.00986-07.

48. Ortiz-Perez A, Martin-de-Hijas N, Alonso-Rodriguez N, Molina-Manso D, Fernandez-Roblas R, Esteban J. Importance of antibiotic penetration in the antimicrobial resistance of biofilm formed by non-pigmented rapidly growing mycobacteria against amikacin, ciprofloxacin and clarithromycin. Enferm Infecc Microbiol Clin. 2011;29(2):79–84. doi:10.1016/j.eimc.2010.08.016. PII:S0213-005X(10)00451-9.

49. Ha KY, Chung YG, Ryoo SJ. Adherence and biofilm formation of *Staphylococcus epidermidis* and *Mycobacterium tuberculosis* on various spinal implants. Spine (Phila Pa 1976). 2005;30(1):38–43. PII:00007632-200501010-00008.

50. Ojha AK, Baughn AD, Sambandan D, Hsu T, Trivelli X, Guerardel Y, Alahari A, Kremer L, Jacobs Jr WR, Hatfull GF. Growth of *Mycobacterium tuberculosis* biofilms containing free mycolic acids and harbouring drug-tolerant bacteria. Mol Microbiol. 2008;69(1):164–74. doi:10.1111/j.1365-2958.2008.06274.x. PII:MMI6274.

51. Brown A, Grubbs P, Mongey AB. Infection of total hip prosthesis by *Mycobacterium tuberculosis* and *Mycobacterium chelonae* in a patient with rheumatoid arthritis. Clin Rheumatol. 2008;27(4):543–5. doi:10.1007/s10067-007-0788-6.

52. Fernandez-Valencia JA, Garcia S, Riba J. Presumptive infection of a total hip prosthesis by *Mycobacterium tuberculosis*: a case report. Acta Orthop Belg. 2003;69(2):193–6.

53. Wright RA, Yang F, Moore WS. Tuberculous infection in a vascular prosthesis: a case of aortic graft infection resulting from disseminated tuberculosis. Arch Surg. 1977;112(1):79–81.

54. Eskola A, Santavirta S, Konttinen YT, Tallroth K, Hoikka V, Lindholm ST. Cementless total replacement for old tuberculosis of the hip. J Bone Joint Surg Br. 1988;70(4):603–6.

55. Santavirta S, Eskola A, Konttinen YT, Tallroth K, Lindholm ST. Total hip-replacement in old tuberculosis - a report of 14 cases. Acta Orthop Scand. 1988;59(4):391–5.

56. Eskola A, Santavirta S, Konttinen YT, Tallroth K, Lindholm ST. Arthroplasty for old tuberculosis of the knee. J Bone Joint Surg Br. 1988;70(5):767–9.

57. Rautemaa R, Ramage G. Oral candidiasis – clinical challenges of a biofilm disease. Crit Rev Microbiol. 2011;37(4):328–36.

58. Younkin S, Evarts CM, Steigbigel RT. Candida-parapsilosis infection of a total hip-joint replacement – successful reimplantation after treatment with amphotericin-B and 5-fluorocytosine – a case-report. J Bone Joint Surg Am. 1984;66A(1):142–3.

59. Koch AE. Candida-albicans infection of a prosthetic knee replacement – a report and review of the literature. J Rheumatol. 1988;15(2):362–5.

60. Russell AD, Tattawasart U, Maillard JY, Furr JR. Possible link between bacterial resistance and use of antibiotics and biocides. Antimicrob Agents Chemother. 1998;42(8):2151–1.

61. Fischer D, Li YX, Ahlemeyer B, Krieglstein J, Kissel T. In vitro cytotoxicity testing of polyca-tions: influence of polymer structure on cell viability and hemolysis. Biomaterials. 2003;24(7): 1121–31.

62. Youngblood JP, Stratton TR, Rickus JL. In vitro biocompatibility studies of antibacterial qua-ternary polymers. Biomacromolecules. 2009;10(9):2550–5. doi:10.1021/bm9005003.

63. Domb AJ, Beyth N, Houri-Haddad Y, Baraness-Hadar L, Yudovin-Farber I, Weiss EI. Surface antimicrobial activity and biocompatibility of incorporated polyethylenimine nanoparticles. Biomaterials. 2008;29(31):4157–63. doi:10.1016/j.biomaterials.2008.07.003.

64. Alexander JW. History of the medical use of silver. Surg Infect. 2009;10(3):289–92. doi:10.1089/sur.2008.9941.

65. Bayston R, Furno F, Morley KS, Wong B, Sharp BL, Arnold PL, Howdle SM, Brown PD, Winship PD, Reid HJ. Silver nanoparticles and polymeric medical devices: a new approach to prevention of infection? J Antimicrob Chemother. 2004;54(6):1019–24. doi:10.1093/jac/dkh478.

66. Raabe A, Fichtner J, Guresir E, Seifert V. Efficacy of silver-bearing external ventricular drain-age catheters: a retrospective analysis clinical article. J Neurosurg. 2010;112(4):840–6. doi:10.3171/2009.8.JNS091297.

67. Lackner P, Beer R, Broessner G, Helbok R, Galiano K, Pleifer C, Pfausler B, Brenneis C, Huck C, Engelhardt K, Obwegeser AA, Schmutzhard E. Efficacy of silver nanoparticles-impreg-nated external ventricular drain catheters in patients with acute occlusive hydrocephalus. Neurocrit Care. 2008;8(3):360–5. doi:10.1007/s12028-008-9071-1.

68. Johnson JR, Kuskowski MA, Wilt TJ. Systematic review: Antimicrobial urinary catheters to prevent catheter-associated urinary tract infection in hospitalized patients. Ann Intern Med. 2006;144(2):116–26.

69. Trautner BW. Management of catheter-associated urinary tract infection. Curr Opin Infect Dis. 2010;23(1):76–82. doi:10.1097/QCO.0b013e328334dda8.

70. Gray M, Willson M, Wilde M, Webb ML, Thompson D, Parker D, Harwood J, Callan L. Nursing interventions to reduce the risk of catheter-associated urinary tract infection part 2: staff education, monitoring, and care techniques. J Wound Ostomy Continence Nurs. 2009; 36(2):137–54.

71. Gilbert RE, Harden M. Effectiveness of impregnated central venous catheters for catheter related blood stream infection: a systematic review. Curr Opin Infect Dis. 2008;21(3): 235–45.

72. Karthaus M, Jaeger K, Zenz S, Juttner B, Ruschulte H, Kuse E, Heine J, Piepenbrock S, Ganser A. Reduction of catheter-related infections in neutropenic patients: a prospective controlled randomized trial using a chlorhexidine and silver sulfadiazine-impregnated central venous catheter. Ann Hematol. 2005;84(4):258–62. doi:10.1007/s00277-004-0972-6.

73. Rupp ME, Lisco SJ, Lipsett PA, Ped TM, Keating K, Civetta JM, Mermel LA, Lee D, Dellinger EP, Donahoe M, Giles D, Pfaller MA, Maki DG, Sherertz R. Effect of a second-generation venous catheter impregnated with chlorhexidine and silver sulfadiazine on central catheter – related infections – a randomized, controlled trial. Ann Intern Med. 2005;143(8): 570–80.

74. Bukhari SS, Khare MD, Swann A, Spiers P, McLaren L, Myers J. Reduction of catheter-related colonisation by the use of a silver zeolite-impregnated central vascular catheter in adult critical care. J Infect. 2007;54(2):146–50. doi:10.1016/j.jinf.2006.03.002.

75. Kalfon P, De Vaumas C, Samba D, Boulet E, Lefrant JY, Eyraud D, Lherm T, Santoli F, Naija W, Riou B. Comparison of silver-impregnated with standard multi-lumen central venous cath-eters in critically ill patients. Crit Care Med. 2007;35(4):1032–9. doi:10.1097/01.Ccm.0000259378.53166.1b.

76. Landmann R, Gordon O, Slenters TV, Brunetto PS, Villaruz AE, Sturdevant DE, Otto M, Fromm KM. Silver coordination polymers for prevention of implant infection: thiol interac-

tion, impact on respiratory chain enzymes, and hydroxyl radical induction. Antimicrob Agents Chemother. 2010;54(10):4208–18. doi:10.1128/Aac.01830-09.

77. Drake PL, Hazelwood KJ. Exposure-related health effects of silver and silver compounds: a review. Ann Occup Hyg. 2005;49(7):575–85.

78. Aberer W, Tomi NS, Kranke B. A silver man. Lancet. 2004;363(9408):532–2.

79. Johnston HJ, Hutchison G, Christensen FM, Peters S, Hankin S, Stone V. A review of the in vivo and in vitro toxicity of silver and gold particulates: particle attributes and biological mechanisms responsible for the observed toxicity. Crit Rev Toxicol. 2010;40(4):328–46. doi:10.3109/10408440903453074.

80. Sondi I, Salopek-Sondi B. Silver nanoparticles as antimicrobial agent: a case study on *E-coli* as a model for Gram-negative bacteria. J Colloid Interface Sci. 2004;275(1):177–82. doi:10.1016/j.jcis.2004.02.012.

81. Mayr M, Kim MJ, Wanner D, Helmut H, Schroeder J, Mihatsch MJ. Argyria and decreased kidney function: are silver compounds toxic to the kidney? Am J Kidney Dis. 2009;53(5):890–4. doi:10.1053/j.ajkd.2008.08.028.

82. Valiyaveettil S, AshaRani PV, Mun GLK, Hande MP. Cytotoxicity and genotoxicity of silver nanoparticles in human cells. ACS Nano. 2009;3(2):279–90. doi:10.1021/nn800596w.

83. Song JM, Pal S, Tak YK. Does the antibacterial activity of silver nanoparticles depend on the shape of the nanoparticle? A study of the gram-negative bacterium *Escherichia coli*. Appl Environ Microbiol. 2007;73(6):1712–20. doi:10.1128/Aem.02218-06.

84. Sharma VK, Panacek A, Kvitek L, Prucek R, Kolar M, Vecerova R, Pizurova N, Nevecna T, Zboril R. Silver colloid nanoparticles: synthesis, characterization, and their antibacterial activity. J Phys Chem B. 2006;110(33):16248–53. doi:10.1021/jp063826h.

85. Pratsinis SE, Sotiriou GA. Antibacterial activity of nanosilver ions and particles. Environ Sci Technol. 2010;44(14):5649–54. doi:10.1021/es101072s.

12

无菌和有菌条件下的生物材料-宿主相互作用

Biomaterial-Host Interactions in Aseptic and Septic Conditions

Jukka Pajarinen，Yuya Takakubo，Zygmunt Mackiewicz，
Michiaki Takagi，Eemeli Jämsen，Puyi Sheng 和
Yrjö T. Konttinen

（吴　旭　译　侯云飞　校）

摘　要　人工关节置换的植入物最初的骨整合是通过连续的炎性反应、坏死骨的吸收、骨基质产生和最终骨重建的步骤完成的，并且在很大程度上是由破骨细胞和成骨细胞的协同作用介导的。多年后，一个之前骨整合得很好的全关节置换，可能出现松动，需要技术要求高和昂贵的翻修手术。假体松动传统上可分为两种不同的模式，即假体感染，也称为脓毒性松动和无菌性假体松动。有菌和无菌性假体松动长期被认为是两个不同的概念，其中感染性松动的原因是慢性炎症伴随着假体组件细菌感染造成的骨溶解，而无菌性松动是由巨噬细胞驱动的炎性反应，即由于假体组件之间不可避免的磨损而产生的针对生物材料的磨损颗粒的异物反应。在最近十年，化脓性和无菌性假体松动这种严格的二分法遭到质疑，亚临床细菌生物膜在某些情况下存在于无菌性假体松动，以及磨损颗粒的炎症前反应和溶骨性的存在在很大程度上依赖于细菌附着到其结构部件表面上。这种细菌产品涂覆磨损颗粒和巨噬细胞继发激活炎性反应的识别可能是通过在界面组织 Toll 样受体的表达来介导的。有必要进行进一步的研究，以更好地阐释在无菌假体松动中亚临床细菌生物膜的作用。植入物周围 B 淋巴细胞和浆细胞浸润可能会提供新的诊断工具来检测这些程度较低、隐藏生物膜的植入物感染。

关键词　骨整合·宿主·细胞因子·松动·受体

12.1　初始假体整合

初期，稳定且正确的假体位置被认为是假体长期存活必不可少的因素，因此在初次手术中，应尽力争取周围骨组织和假体的紧密接触。然而，在全髋关节置换组织整合早期，大家对此知之甚少，因为大多数研究者都集中关注假体松动的病理生理过程，而非初始组织整合过程。

当有异物被植入到骨组织，它将快速且动态地被从血浆或组织液产生的蛋白质所

覆盖，并且人们认为是这种蛋白涂层介导了宿主和假体之间初始的相互作用。一些蛋白质会一直附着在假体上，而另一些随后会从假体分离：控制这些蛋白层最终组成的因素并不完全清楚。如果条件有利，宿主细胞会黏附在这些蛋白质包被上，并开始生产其自己的细胞外基质（ECM），之后钙化形成成熟的骨组织。假体与周围骨之间的间隙被来自四面八方的骨组织所填满。在这个阶段，微小的移动都被认为是对初始的骨结合有害的。这就是为什么，根据原来 Brånemark 原则，牙根植入物（一种盖上螺丝的装置）首先在黏膜下层安装，直到骨整合结束。这对于关节置换植入物来说并不容易且适用。初期的微动导致形成厚的纤维组织界面，而不是骨组织（见下文）。人们常常说，植入假体周围的骨形成通常是膜内骨化[30]，而软骨组织和软骨内骨化通常不会出现于假体周围组织。Willert 和 Semlitsch[43] 和 Jasty 等[16] 之前的工作提出了一个不同的三阶段过程（见下文）。

有证据表明，骨水泥和非骨水泥假体初步整合的方式是不同的。对于骨水泥假体，似乎是手术创伤和毒性作用以及骨水泥的外皮反应导致了初始的植床的骨坏死，假体通过这种坏死骨积极地重塑得以整合。坏死骨被吸收，而骨小梁长入相对光滑的骨水泥表面的近端[43]。这些骨小梁被进一步重塑，以更好地适应传输到界面的机械力，成为围绕水泥结构并通过骨小梁支柱与股骨外皮质相连的次级致密皮层[16]。对于非骨水泥假体，通常能够观察到骨在多孔骨传导涂层表面的生长并且长入其中[9]。在这两种情况下，最初是围绕植入物形成轻微损伤和坏死骨边缘（坏死形成相）。这种局部骨坏死和巨噬细胞–集落刺激因子（M-CSF）相关的炎性介导产物以及局部成骨细胞和成纤维细胞的连接核因子受体 κB 的配体（RANKL）激活，这些介质一起诱导破骨细胞分化，并刺激其活化，从而导致术后数周内破坏骨的吸收。这些破骨细胞移除受损的骨骼，紧随其后的就是成骨细胞产生新的骨基质（修复阶段）。成骨细胞的分化和功能与破骨细胞的功能紧密相关并受其调控，骨基质产生各种因子，如转化生长因子 β（TGF-β），或者被破骨细胞激活产生鞘氨醇-1-磷酸（S1P）（Matsuo 和 Irie 2008 年，Pederson 等，2008）。随后，经过 1～2 年，植入物周围骨开始在植入体骨周围组织的调控力量的介导下进行重塑（重塑阶段）[24,29]。

较早改善骨整合的尝试主要集中在多孔氧化钛、磷酸钙，或羟基磷灰石等骨传导性表面的产生上[41]。上述破骨细胞和成骨细胞的增殖功能耦合：也许最有吸引力的骨表面将首先刺激破骨细胞基因的活性，激活-反转-形成周期（ARF）的自然激活将会刺激植入物周围骨的形成。

骨直接附着于假体或骨水泥的程度各不相同，而且往往被称为界面组织的薄层结缔组织会或多或少从假体或骨水泥的表面分离骨。此界面的薄层组织是由纤维状疏松结缔组织组成的，其中大多可见成纤维细胞，偶尔可见巨噬细胞。此界面组织的厚度被认为是初始假体微动的迹象：尤其是在骨整合很好的非骨水泥假体中，只有一层非常薄的非胶原脱细胞结缔组织，可以看到其包括骨桥蛋白和骨涎蛋白等[30]。

人工关节腔由酷似周围正常关节关节囊的纤维性假囊包裹。假囊在（关节腔）内侧由滑膜样组织（假滑膜）内衬，它像真的滑膜内衬一样，由 A 型巨噬细胞样细胞和 B 型成纤维细胞样细胞组成，作为身体网状内皮系统（RES）的一部分，正常处理其余凋亡细胞，并且产生和调控假滑膜液的组成（例如合成透明质酸）。

12.2　有菌性松动

术后假体感染是全髋置换术的严重并发症，需要进行大规模、二期翻修手术和长期的抗生素治疗。应积极使用术前、术中和术后预防措施以防止这种破坏性的术后并发症[17]，目前认为，全髋关节置换后发生深部人工关节感染的风险小于 1%[46]。

术后假体感染通常根据时间分为三组：术后早期感染（＜术后 1 个月），晚期慢性感染（通常术后 6～24 个月），血源性感染（通常关节置换后 2 年或之后发生）[6]。大部分术后早期的化脓性假体感染是由毒性细菌（如金黄色葡萄球菌）引起的，尤其在术后早期的感染，可能在初次手术时就产生了感染因素接触人工关节的途径。同样很强毒性的细菌可以通过血行途径在假体定植，并在初次定植后数年引起假体化脓性感染。这些感染通常伴有全身的感染性症状和体征，以及 C 反应蛋白（CRP）和红细胞沉降率（ESR）升高，这通常不会有诊断问题。

假体感染的一个重要特点是所谓的生物膜形成[40,46]。相对低毒性细菌（例如，凝固酶阴性葡萄球菌、表皮葡萄球菌）更多是通过初次手术（很少也有通过术后的血液循环）接触并黏附到假体表面、增殖，并产生黏液胞外聚合物（EPS，"细菌黏液"）或基质，有效地保护它们自己免受宿主防御机制以及抗生素的影响。在生物膜中的细菌也会使自己进入静态非分裂而内部连通（群体感应）的状态，从而存活较长时间。

根据"表面竞争"的模型，植入物和最终组织整合的命运依赖于最初植入后它受宿主细胞包被这一过程有多迅速：即微生物和宿主细胞黏附之间的竞争[13]。如果比赛是宿主细胞赢了，表面将被保护性宿主组织覆盖，在将来会比非生物（"死的"）植入物表面更不容易受到细菌定植。相反，如果是细菌赢了，植入物表面会很快覆盖一层生物膜。由于异物相关的细菌生物膜极难清除，往往需要拆除植入物，同时，应大力投入发展能抵抗细菌黏附和生物膜形成的生物材料，这一材料应支持宿主细胞的生长，从而在表面的竞争中给予它们一个良好的开端。到目前为止，利用这个理论最有前途的结果是使用加有抗生素的骨水泥和围术期预防性使用抗生素，这似乎提高了假体的生存率，可能是因为在早期阶段减少了浮游细菌的生长，并可能防止了植入物表面的定殖[8]。

较低毒性的、生物膜隐藏的假体感染的自然病程和预后是可变的，而目前知之甚少。可以假定它的结果是由细菌毒力因子和宿主免疫耐受性双方共同确定的。这种感染可能会保持平静多年，但也会在宿主免疫系统受限后被激活导致假体化脓性感染。最近的证据还表明，静态假体感染可能会产生与无菌性松动并无多大区别的临床表现，甚至更严重。这是因为生物膜隐藏的细菌使用常规的细菌培养方法很难被发现[25]。

根据这点，不同研究之间假体感染的诊断标准也有所不同。一般的诊断标准要求证明化脓性细菌培养阳性的感染，例如，开放手术伤口感染或与关节腔连通的窦道、脓性滑液，两个或更多深部样本培养出同一种微生物（避免因污染出现假阳性培养结果），或术中病理冰冻切片发现急性炎症，通常定义为每高倍镜视野大于 5 个中性粒细胞[15,38]。由于亚临床型假体感染采用传统的细菌培养很难发现，此外，驻留生物膜的感染在很大程度上可以从先天免疫系统中隐蔽，因为细菌仅从生物膜中零星被释放（这样短暂的反应不一定使中性粒细胞连续存在于界面组织），可能这些诊断标准会低估植入物相关感染的患病率。

晚期慢性和血行感染性的溶骨性病变，其特征为细菌培养阳性和假体松动，这很大程度上表现为覆盖疏松结缔组织的肥大的衬里组织被多种炎性细胞浸润，同时可见大面积坏死和纤维化区域。在细胞丰富的区域，通常有片状巨噬细胞浸润，偶尔可见巨细胞生成，并且它可能代表底层异物反应并导致无菌性骨溶解（见下文）。化脓性假体感染中，通常可见大量中性粒细胞浸润，以及大型淋巴细胞如 CD4＋ T 辅助淋巴细胞和 CD20＋ B 淋巴细胞，还有浆细胞的浸润。因此，相比无菌性松动，其溶骨似乎主要由先天免疫和巨噬细胞的活化（见下文）驱动，在感染性松动中，通常先天（也包括中性粒细胞）和调节（淋巴细胞、浆细胞）免疫系统的活化均可被观察到。因此，我们建议，在植入物周围组织中，特别是 B 淋巴细胞和成熟的生产抗体的浆细胞的存在可能是生物膜隐藏假体感染的一个新的有用的病理组织学标记物，因为它们在纯无菌性松动中的作用似乎不太相同[28]。另外金属对金属关节置换中金属过敏具有不同的组织学特征，例如，血管周围 T、B 淋巴细胞和浆细胞的浸润，高内皮小静脉，大量的纤维素渗出，伴随滴状包体的巨噬细胞积聚，以及嗜酸性粒细胞的浸润和坏死[42]。

12.3　无菌性松动

无菌性假体松动是全髋关节置换术失败和导致翻修的最常见原因[19]。无菌性松动是全髋关节置换晚期的并发症，通常发生于术后 15～20 年。当没有感染的临床症状，而且不满足上述提到的感染诊断标准时，假体松动称为无菌性松动，因此传统上，根据这个定义，有微生物参与发病的无菌性松动已被排除其外。已有一些无菌性松动的理论，但目前最好的是粒子疾病理论[14,31,34]，但它可能仅仅更好地代表结果，而非松动的原因。这也很难解释为什么许多患者有大量明显的植入物磨损产生的颗粒但却没有无菌性松动。假体部件之间的磨损结果如何，取决于所使用的生物材料，大量的骨水泥，高分子量或高交联聚乙烯，金属或陶瓷颗粒，这些会于假体存在期间在模块化植入物的各滑动表面和骨/骨水泥界面产生。目前普遍认为，正是这种磨损颗粒导致了植入物周围慢性异物反应和炎症，至少这个过程有利于骨溶解。这种泵作用以及假滑膜液产生的压力波会分散到宿主的植入物界面，增加了有效的联合规模，并有效地将磨损颗粒转移至植入物周围组织。滑膜内衬从其假关节的原始位置延伸，覆盖到与滑膜液接触表面，直到所谓的有效的关节腔或多或少地包围整个假体[33]，这样，例如，X 线造影介质注入假关节可以看到几乎所有关节植入物的视野包围。

无菌性松动的溶骨性病变是由覆盖滑膜内衬的肥大界面组织和含有慢性异物的炎性反应组成的，包括慢性异物巨细胞和肉芽肿，伴有活化的破骨细胞，同时也有衬于宿主骨内的成骨细胞，这揭示了一个高代谢的微环境[35]。血管丰富的疏松结缔组织被以片状形式组织的单核细胞/巨噬细胞大量浸润。大量的金属或高分子量聚乙烯的磨损颗粒被这些巨噬细胞吞噬。一些巨噬细胞围绕较大异物黏合在一起形成多核异物巨细胞。在骨界面和组织界面，通常可以看到破骨细胞的形成增加，以及活性骨的吸收，耦合较高的骨形成率（但有负的骨量平衡）。组织成纤维细胞是无菌界面组织中第二常见的细胞类型，在巨噬细胞之间被挤压。也可观察到肥大细胞数量的增加及一些散在的 CD4＋ T 辅助淋巴细胞，而与有菌界面形成鲜明对比的 B 细胞、浆细胞、中性粒细胞即便有也很少被看到。通常情况下在假体松动周围也看到更多的静态区域，这些大多是相对密集的纤维化组织，成纤维细胞是最常见的细胞类型（植入物关节囊）。同样，骨水泥和非骨水泥假体似乎在这方面有所不同，以大规模的单核细胞/巨噬细胞浸润为特点的溶骨病变在骨水泥假体中更为突出，而更多的纤维组织瘢痕和成纤维细胞在非骨水泥型假体周围被发现[10]。由于骨水泥和非骨水泥假体的生存率差不多，这些发现的临床意义尚不清楚。

　　使用多种方法的检索研究表明，慢性炎症反应在这些假体周围溶骨性病变中是持续存在的。在假体周围组织和假滑膜液周围，发现了促炎性趋化因子、细胞因子和如 MCP-1、MIP-1α、TNF α、IL-1 β、IL-6、IL-8、M-CSF、GM-CSF 和 VEGF 等生长因子的大量增加[11,14,31,45]。破骨细胞和异物巨细胞的形成最可能是由局部增加 RANKL/OPG 比驱动的[22]。

　　由于单核细胞/巨噬细胞和异物巨细胞是迄今为止假体周围组织中最显著的细胞类型，磨损粒子活化的巨噬细胞一直被认为在无菌松动中起到了举足轻重的作用。这纯粹是由于观察到了植入物周围促炎性趋化因子和细胞因子所支持的病理学概念，它们主要参与先天性免疫，而对于特异性免疫，很少能看到细胞因子。的确，一些研究已经表明，单核细胞/巨噬细胞在体外实验中，磨损颗粒被激活，产生多种趋化因子（如 IL-8、MCP-1 和 MIP-1 α/β）、促炎性细胞因子［例如，肿瘤坏死因子（TNFα）、IL-1 β、IL-6］和生长因子（VEGF、M-CSF、GM-CSF），所有这些也出现在假体周围组织之中[11,14,31,44]。这种慢性炎症反应导致单核细胞和破骨细胞的前体在假体周围组织进一步被募集。此外，促炎性细胞因子也在一定程度上促进产生磨损颗粒，驱动间充质细胞 RANKL 的产生，并同时抑制产生 OPG 和骨形成，这一过程与促炎性细胞因子一起，创造有利于破骨细胞表达、骨吸收，及最终假体松动的环境[18,21]。

12.4　假体松动中的 Toll 样受体

　　人们普遍认为无菌性骨溶解主要是由导致巨噬细胞活化和慢性炎症反应、改变骨形成和骨质破坏平衡的磨损颗粒驱动的。但是磨损颗粒如何被宿主细胞识别，以及它们如何引起巨噬细胞活化的确切的分子机制还远远不清楚。

　　有菌和无菌性松动的严格区分已经被质疑，因为有一点越来越明显，那就是如果使用特殊的样本检测方法（如聚合酶链反应，脂多糖/LPS 检测，取出的植入物的超声裂解），细菌产物或生物膜通常能够从看似无菌的界面和假体植入物中被检测到[25,38-39]。由于观察到带抗生素的骨水泥可以有效地减少所谓的无菌松动的发生，无菌性松动亚临床生物膜的理论得到了进一步支持[8]。同样，几个体外和体内研究（相对惰性的体外实验和之前其他一些实验）已证明各种性质的磨损颗粒，炎性反应破骨性能可能更好，这可以通过疏水性细菌结构产物（如 LPS）能有效黏附到异物表面来解释，因为其拥有较高的小磨损碎屑颗粒的表面面积[3-5,7]。

Toll 样受体（TLR）是一类由 10 个不同种系编码的，跨膜模式识别受体的先天免疫蛋白质，它使免疫系统识别大量进化的高度保守的细菌体、病毒和真菌来源的结构，即所谓的病原体相关分子模式（PAMP）[1-2,23]。TLR 与适当配体的刺激导致细胞的活化，并且通过激活促炎性转录因子、核因子 κB（NFκB）等一些促炎性细胞因子的产物，进一步激活先天免疫和适应性免疫力。

本文作者和其他人已经证明，微生物产物包被的磨损颗粒最初是在植入物周围组织被巨噬细胞通过其 TLR 来识别的，而 TLR 调节颗粒介导的细胞活化[20,36-37]。许多研究还表明，磨损颗粒的形状、大小、数量，以及生物材料组成似乎对活化的巨噬细胞产生的细胞因子的数量和质量有影响。这些颗粒的大小和生物材料的组成的作用很可能，至少是部分地由不同的植入物和碎屑表面的 PAMP 分子所介导的。

本文作者的研究表明，Toll 样受体在植入物周围组织中巨噬细胞广泛表达，所以假体界面对任何 TLR 配体都是非常活跃的[20]。尤其值得注意的是植入物周围组织的 TLR2、TLR4、TLR6 和 TLR9 的存在，因为这些都是识别那些无菌性松动中最常见的革兰氏阳性和革兰氏阴性细菌结构产物的 TLR。

在假体周围组织中 TLR 的高表达很有意思，因为除了传统的外源性外配体，还有几个内源性 TLR 配体最近也被揭示[32]。这些分子叫作预警素，通常分布于坏死细胞［例如，热休克蛋白和高移动性族 1 蛋白（HMGB1）］或分散的细胞外基质（例如，硫酸乙酰肝素、多功能蛋白聚糖、二聚糖、低分子透明质酸、纤维蛋白原）中，它们会被 TLR2 和 TLR4 识别。预警素可能是由生物力学负荷、低度慢性炎症，以及组织界面的坏死组织释放的。它们可以结合到磨损颗粒表面，从而局部浓缩和长期保存，不被降解，但同时可调理表达 TLR2 和 TLR4 的单核细胞/巨噬细胞。没有细菌或 PAMP 的情况下，它们将发挥促炎性反应的效果。内化则取决于调理素和颗粒的物理尺寸，通过配体-受体结合的多重性加强互动和促进内吞作用。

直接的证据表明，Toll 样受体参与了正在形成的磨损颗粒识别。Pearl 等进行了一项研究，结果表明敲除 MyD88 基因（在 TLR 的细胞内信号传导中的一个重要衔接分子）的小鼠，没有发展出骨溶解诱导的 PMMA 颗粒，而野生型小鼠却有。类似地，在这些 MyD88$^{-/-}$ 敲除中分离出的巨噬细胞中，PMMA 颗粒诱导产生 TNF-α 明显地减小。这些观察结果表明 TLR 信号通路参与促炎性反应并伴有骨溶解，从而产生了 PMMA 颗粒（Pearl 等，2011）。Greenfield 等调查 TLR2 和 TLR4 在识别和通过 PAMP 污染钛颗粒引起骨溶解中的作用（Greenfield 等，2010 年）。使用颗粒介导骨溶解和 TLR2$^{-/-}$、TLR4$^{-/-}$ 以及 TLR2$^{-/-}$/TLR4$^{-/-}$ 敲除的小鼠模型，对照野生型小鼠，Greenfield 等发现，如果颗粒被 PAMP 污染（无论是革兰氏阳性菌脂磷壁酸或革兰氏阴性细菌脂多糖），钛颗粒引起的骨溶解幅度更大，这种效果依赖于相应的 TLR2 或 TLR4 的 PAMP 受体的存在。体外实验也得到了相应的结果，从这些小鼠品系分离骨髓中的巨噬细胞，并随后检测钛颗粒上调 TNF-α 的表达，及 LTA 或 LPS 污染粒子及其相应受体 TLR2 和 TLR4 是否也会出现在巨噬细胞上。这些结果表明，Toll 样受体直接参与钛粒子介导的炎性反应及伴发的骨溶解，尤其是当颗粒被 PAMP 污染时。

危险信号或危险相关分子模式/DAMPS（外源性的 PAMP 或内源性 alarmins）覆盖的颗粒涂层和随后的 TLR 刺激可能是诱导巨噬细胞活化状态变化的关键。我们最近的发现表明，M1 巨噬细胞极化（或所谓的经典激活），由 TLR 信号诱导而大大增强，而 M2a 中巨噬细胞极化（或替代激活）的抑制由磨损颗粒导致的炎性反应所调控。然而有趣的是，M2 细胞的吞噬活性和细胞迁移性远远大于 M1 细胞，因此在无炎性反应和溶骨性反应时，似乎 M2 极化巨噬细胞迫使磨损颗粒进入细胞内室，而 M1 极化巨噬细胞更容易应激，产生大量的促炎性细胞因子刺激骨溶解，这可能是由于其增加的 TLR 表达和增强的 TLR 信号。

因此，无菌性骨溶解的发展可能不仅是磨损颗粒负载的一个功能或是颗粒确切的理化性质，也是植入物周围组织中促炎性反应和抗炎性反应平衡因素的重要决定因素。很明显，使用特殊的样本分析方法，可以从看似无菌界面的组织发现亚临床细菌生物膜或细菌结构组成，以及内源性的 TLR 配体。总之，在局部被稀释扩散之前，这些因素可能会造成局部组织出血，从抗炎反应清除状态到促炎性反应溶骨性状态，从而形成最终导致植入物的无菌性松动的恶性循环。

参考文献

1. Aderem A, Ulevitch RJ. Toll-like receptors in the induction of the innate immune response. Nature. 2000;406(6797):782–7.
2. Akira S, Takeda K, Kaisho T. Toll-like receptors: critical proteins linking innate and acquired immunity. Nat Immunol. 2001;2(8):675–80.
3. Bi Y, Collier TO, Goldberg VM, Anderson JM, Greenfield EM. Adherent endotoxin mediates biological responses of titanium particles without stimulating their phagocytosis. J Orthop Res. 2002;20:696–703.
4. Bi Y, Seabold JM, Kaar SG, Ragab AA, Goldberg VM, Anderson JM, Greenfield EM. Adherent endotosin on orthopedic wear particles stimulates cytokine production and osteoclast differentiation. J Bone Miner Res. 2001;16(11):2082–91.
5. Cho DR, Shanbhag AS, Hong CY, Baran GR, Goldring SR. The role of adsorbed endotoxin in particle-induced stimulation of cytokine release. J Orthop Res. 2002;20:704–13.
6. Coventry MB. Treatment of infections occurring in total hip surgery. Orthop Clin North Am. 1975;6(4):991–1003.
7. Daniels AU, Barnes FH, Charlebois SJ, Smith RA. Macrophage cytokine response to particles and lipopolysaccharide in vitro. J Biomed Mater Res. 2000;49:469–78.
8. Engesaeter LB, Lie SA, Espehaug B, Furnes O, Vollset SE, Havelin LI. Antibiotic prophylaxis in total hip arthroplasty: effects of antibiotic prophylaxis systemically and in bone cement on the revision rate of 22,170 primary hip replacements followed 0–14 years in the Norwegian Arthroplasty Register. Acta Orthop Scand. 2003;74(6):644–51.
9. Engh CA, Hooten Jr JP, Zettl-Schaffer KF, Ghaffarpour M, McGovern TF, Bobyn JD. Evaluation of bone ingrowth in proximally and extensively porous-coated anatomic medullary locking prostheses retrieved at autopsy. J Bone Joint Surg Am. 1995;77(6):903–10.
10. Goodman SB, Huie P, Song Y, Schurman D, Maloney W, Woolson S, Sibley R. Cellular profile and cytokine production at prosthetic interfaces. Study of tissues retrieved from revised hip and knee replacements. J Bone Joint Surg Br. 1998;80(3):531–9.
11. Goodman SB, Ma T. Cellular chemotaxis induced by wear particles from joint replacements. Biomaterials. 2010;31(19):5045–50.
12. Greenfield EM, Beidelschies MA, Tatro JM, Goldberg VM, Hise AG. Bacterial pathogen-

associated molecular patterns stimulate biological activity of orthopaedic wear particles by activating cognate Toll-like receptors. J Biol Chem. 2010;285(42):32378–84.

13. Gristina AG. Biomaterial-centered infection: microbial adhesion versus tissue integration. Science. 1987;237:1588–95.

14. Holt G, Murnaghan C, Reilly J, Meek RM. The biology of aseptic osteolysis. Clin Orthop Relat Res. 2007;460:240–52.

15. Horan TC, Gaynes RP, Martone WJ, Jarvis WR, Emori TG. CDC definitions of nosocomial surgical site infections, 1992: a modification of CDC definitions of surgical wound infections. Infect Control Hosp Epidemiol. 1992;13(10):606–8.

16. Jasty M, Maloney WJ, Bragdon CR, Haire T, Harris WH. Histomorphological studies of the long-term skeletal responses to well fixed cemented femoral components. J Bone Joint Surg Am. 1990;72(8):1220–9.

17. Jämsen E, Furnes O, Engesaeter LB, Konttinen YT, Odgaard A, Stefánsdóttir A, Lidgren L. Prevention of deep infection in joint replacement surgery. Acta Orthop. 2010;81: 660–6.

18. Koreny T, Tunyogi-Csapó M, Gál I, Vermes C, Jacobs JJ, Glant TT. The role of fibroblasts and fibroblast-derived factors in periprosthetic osteolysis. Arthritis Rheum. 2006;54(10): 3221–32.

19. Kurtz S, Mowat F, Ong K, Chan N, Lau E, Halpern M. Prevalence of primary and revision total hip and knee arthroplasty in the United States from 1990 through 2002. J Bone Joint Surg Am. 2005;87:1487–97.

20. Lähdeoja T, Pajarinen J, Kouri VP, Sillat T, Salo J, Konttinen YT. Toll-like receptors and asep-tic loosening of hip endoprosthesis-a potential to respond against danger signals? J Orthop Res. 2010;28(2):184–90.

21. Mandelin J, Li TF, Hukkanen M, Liljeström M, Salo J, Santavirta S, Konttinen YT. Interface tissue fibroblasts from loose total hip replacement prosthesis produce receptor activator of nuclear factor-kappaB ligand, osteoprotegerin, and cathepsin K. J Rheumatol. 2005;32(4): 713–20.

22. Mandelin J, Li TF, Liljeström M, Kroon ME, Hanemaaijer R, Santavirta S, Konttinen YT. Imbalance of RANKL/RANK/OPG system in interface tissue in loosening of total hip replace-ment. J Bone Joint Surg Br. 2003;85(8):1196–201.

23. Miyake K. Innate immune sensing of pathogens and danger signals by cell surface Toll-like receptors. Semin Immunol. 2007;19:3–10.

24. Matsuo K, Irie N. Osteoclast-osteoblast communication. Arch Biochem Biophys. 2008 May 15;473(2):201–9.

25. Nalepka JL, Lee MJ, Kraay MJ, Marcus RE, Goldberg VM, Chen X, Greenfield EM. Lipopolysaccharide found in aseptic loosening of patients with inflammatory arthritis. Clin Orthop Relat Res. 2006;451:229–35.

26. Nelson CL, McLaren AC, McLaren SG, Johnson JW, Smeltzer MS. Is aseptic loosening truly aseptic? Clin Orthop Relat Res. 2005;437:25–30.

27. Pajarinen J, Cenni E, Savarino L, Gomez-Barrena E, Tamaki Y, Takagi M, Salo J, Konttinen YT. Profile of toll-like receptor-positive cells in septic and aseptic loosening of total hip arthro-plasty implants. J Biomed Mater Res. 2010;94(1):84–92.

28. Pearl JI, Ma T, Irani AR, Huang Z, Robinson WH, Smith RL, Goodman SB. Role of the Toll-like receptor pathway in the recognition of orthopedic implant wear-debris particles. Biomaterials. 2011;32(24):5535–42.

29. Pederson L, Ruan M, Westendorf JJ, Khosla S, Oursler MJ. Regulation of bone formation by osteoclasts involves Wnt/BMP signaling and the chemokine sphingosine-1-phosphate. Proc Natl Acad Sci U S A. 2008 Dec 30;105(52):20764–9.

30. Puleo DA, Nanci A. Understanding and controlling the bone-implant interface. Biomaterials. 1999;20(23–24):2311–21.

31. Purdue PE, Koulouvaris P, Potter HG, Nestor BJ, Sculco TP. The cellular and molecular biology of periprosthetic osteolysis. Clin Orthop Relat Res. 2007;454:251–61.

32. Rifkin IR, Leadbetter EA, Busconi L, Viglianti G, Marshak-Rothstein A. Toll-like receptors, endogenous ligands, and systemic autoimmune disease. Immunol Rev. 2005;204:27–42.

33. Schmalzried TP, Jasty M, Harris WH. Periprosthetic bone loss in total hip arthroplasty. Polyethylene wear debris and the concept of the effective joint space. J Bone Joint Surg Am. 1992;74(6):849–63.

34. Sundfeldt M, Carlsson LV, Johansson CB, Thomsen P, Gretzer C. Aseptic loosening, not only a question of wear: a review of different theories. Acta Orthop. 2006;77:177–97.

35. Takagi M, Santavirta S, Ida H, Ishii M, Takei I, Niissalo S, Ogino T, Konttinen YT. High-turnover periprosthetic bone remodeling and immature bone formation around loose cemented total hip joints. J Bone Miner Res. 2001;16:79–88.

36. Takagi M, Tamaki Y, Hasegawa H, Takakubo Y, Konttinen L, Tiainen VM, Lappalainen R, Konttinen YT, Salo J. Toll-like receptors in the interface membrane around loosening total hip replacement implants. J Biomed Mater Res. 2007;81(4):1017–26.

37. Tamaki Y, Takakubo Y, Goto K, Hirayama T, Sasaki K, Konttinen YT, Goodman SB, Takagi M. Increased expression of Toll-like receptors in aseptic loose periprosthetic tissues and septic synovial membranes around total hip implants. J Rheumatol. 2009;36(3):598–608.

38. Trampuz A, Piper KE, Jacobson MJ, Hanssen AD, Unni KK, Osmon DR, Mandrekar JN, Cockerill FR, Steckelberg JM, Greenleaf JF, Patel R. Sonication of removed hip and knee prostheses for diagnosis of infection. N Engl J Med. 2007;357(7):654–63.

39. Tunney MM, Patrick S, Curran MD, Ramage G, Hanna D, Nixon JR, Gorman SP, Davis RI, Anderson N. Detection of prosthetic hip infection at revision arthroplasty by immunofluorescence microscopy and PCR amplification of the bacterial 16S rRNA gene. J Clin Microbiol. 1999;37:3281–90.

40. van de Belt H, Neut D, Schenk W, van Horn JR, van der Mei HC, Busscher HJ. Infection of orthopedic implants and the use of antibiotic-loaded bone cements. A review. Acta Orthop Scand. 2001;72(6):557–71.

41. Voigt JD, Mosier M. Hydroxyapatite (HA) coating appears to be of benefit for implant durability of tibial components in primary total knee arthroplasty. A systematic review of the literature and meta-analysis of 14 trials and 926 evaluable total knee arthroplasties. Acta Orthop. 2011;82:448–59.

42. Willert HG, Buchhorn GH, Fayyazi A, Flury R, Windler M, Köster G, Lohmann CH. Metal-on-metal bearings and hypersensitivity in patients with artificial hip joints. A clinical and histomorphological study. J Bone Joint Surg Am. 2005;87:28–36.

43. Willert HG, Semlitsch M. Reactions of the articular capsule to wear products of artificial joint prostheses. J Biomed Mater Res. 1977;11(2):157–64.

44. Xu JW, Konttinen YT, Lassus J, Natah S, Ceponis A, Solovieva S, Aspenberg P, Santavirta S. Tumor necrosis factor-alpha (TNF-alpha) in loosening of total hip replacement (THR). Clin Exp Rheumatol. 1996;14:643–8.

45. Xu JW, Konttinen YT, Waris V, Pätiälä H, Sorsa T, Santavirta S. Macrophage-colony stimulating factor (M-CSF) is increased in the synovial-like membrane of the periprosthetic tissues in the aseptic loosening of total hip replacement (THR). Clin Rheumatol. 1997;16:243–8.

46. Zimmerli W, Trampuz A, Ochsner PE. Prosthetic-joint infections. N Engl J Med. 2004; 351(16):1645–54.

13

磨损颗粒引起的局部及全身免疫系统感染

Influence of Wear Particles on Local and Systemic Immune System

Emmanuel Gibon 和 Stuart B. Goodman

（张宝庆 译 侯云飞 校）

摘 要 磨损颗粒可引起假体周围的骨溶解。目前，不少研究正在致力于解决这一问题，以延长置换假体的寿命。本章旨在帮助读者更好地理解免疫系统与磨损颗粒间的相互作用。无论是金属磨损颗粒、非金属磨损颗粒还是关节置换术的其他副产物均在此文的讨论范围之内，统称为磨损颗粒。一个复杂的机体内部网络驱动了炎症反应和异物排斥反应，其组成包括：局部免疫系统、全身免疫系统、细胞因子、趋化因子和免疫细胞。

关键词 磨损颗粒·免疫反应·细胞因子·细胞

13.1 磨损颗粒

磨损颗粒来源于不同种类的假体摩擦界面。Bozic 等[1]统计得出，金属对聚乙烯是目前最常用的摩擦界面，其次是金属对金属和陶瓷对陶瓷。基于这一背景，Bozic 团队发现金属对金属界面在全髋关节置换术（THA）后具有更高的骨溶解风险[2]。无菌性松动是全髋关节置换失败的最常见原因。此外，无菌性松动占全髋关节置换翻修原因的 2/3[3]，还是膝关节置换（TKA）翻修的第二常见原因[4]。根据预测，25 年后 THA 和 TKA 的翻修数量将较现在上升 137% 和 601%。因此，增加关节假体的使用寿命是目前面临的严峻挑战。

磨损颗粒的大小与其来源的摩擦界面相关：聚乙烯颗粒（常规或高度交联度）——亚微米级[5-6]；金属颗粒——纳米级[7-8]（20～90nm）；而陶瓷颗粒的大小是双峰分布的——小至纳米级（5～20nm），大至微米级（0.2～10μm）。各种磨损颗粒特征详见表 13-1。

表 13-1 不同受力面来源的磨损颗粒特征

摩擦界面	颗粒大小	磨损率（mm³/10⁶ 循环）	文献
UHMWPE 对 CoCr	<1.0mm	≈15～80	[5-6]
HXLPE 对 CoCr		≈2	
金属对金属	20～90nm	0.02～0.32	[7-8，10，43]
氧化铝对氧化铝（Alumina-on alumina）	双峰分布	0.09～0.15	[9，11]

注：UHMWPE＝ultra high molecular weight polyethylene 超高分子聚乙烯，HXLPE＝highly cross-linked polyethylene 高交联聚乙烯，CoCr＝cobalt-chrome 钴-铬合金

13.2 骨科磨损颗粒和免疫系统

13.2.1 免疫系统

骨科磨损颗粒引起的免疫反应涉及先天和后天免疫系统。其特征总结见表 13-2。

表 13-2 先天和后天免疫系统特征

先天性		后天性＝适应性＝特异性			
		Ⅰ 型	Ⅱ 型	Ⅲ 型	Ⅳ 型
同义词	非特异性，自然	超敏型	细胞毒型	免疫复合物型	细胞介导型
耗时	数分钟至数小时	数秒至数分钟	数小时至 1 天	数小时至 1 天	2～3 天
特异免疫物	TLR	IgE	IgG、IgM	IgG、IgM	T 细胞
记忆性	无	有	有	有	有
细胞	巨噬细胞、NK 细胞、树突状细胞	中性粒细胞、嗜酸性粒细胞	T 细胞激活	巨噬细胞	淋巴细胞
磨损颗粒反应	高分子聚合物、陶瓷、部分金属	无	无	无	部分金属

13.2.2 局部免疫反应

13.2.2.1 非金属颗粒

聚乙烯（PE）颗粒的形成可引起一种非特异的巨噬细胞介导的异物反应[10]。局部上，关节假体生成的 PE 颗粒能够在整个假体的表面[11]（有效关节间隙）游走，并与周围组织、邻近的吞噬-巨噬细胞和成骨细胞等相互作用，最终引起旁分泌和自分泌活动发生。巨噬细胞的激活可由吞噬 PE 颗粒引发[12]，还可凭借细胞膜的单纯接触引发。激活途径通过细胞膜外层的受体（CD11b、CD14、Toll 样受体等）介导。Toll 样受体（TLR）在先天免疫反应中[13]发挥作用。Toll 样受体被不同类型的刺激物激活，通过接头蛋白（MyD88——髓样分化初始应答基因 88）来诱导激活核因子如 κB（NFκB）。在体外和体内研究中，Pearl 等用实验证实了巨噬细胞被 PMMA 颗粒（聚甲基丙烯酸甲酯颗粒）激活的过程中，MyD88 于 TLR 信号通路发挥着重要作用[14]。事实上，巨

噬细胞是局部反应的关键细胞，它还充当着局部和全身反应的扳机点。组织学研究发现，巨噬细胞是样本中含量最丰富的细胞[15-17]。巨噬细胞的激活是通过不同的细胞内途径介导的。其中，p38 促分裂原活化蛋白激酶（MAP 激酶）和 JNK MAP 激酶是两个重要环节[18]。下一步就是前炎症介质（如细胞因子、趋化因子、生长因子等）的局部释放。举例来说，激活后的巨噬细胞通过胞内 MAP 激酶途径活化 NFκB，从而促成细胞因子的释放。因此，高浓度的前炎症因子被释放到周围组织中，此结果也被骨水泥植入与否的对比研究所证实[19]。Green 等采用亚微米颗粒（临床相关的超高分子量聚乙烯颗粒）的实验发现了相似的结果：TNF-α、IL-1β、IL-6 和前列腺素 E2（PGE2）的含量均有所增加[20]。激活的巨噬细胞同样导致趋化因子释放增加。单核细胞趋化蛋白-1 属于 γ 趋化因子亚科（C-C 趋化因子），它参与了早期应答[21]。Epstein 等利用小鼠建立活体体内模型，发现单核细胞的前炎症因子（MCP-1、TNF-α、IL-1β、IL-6）基因表达增多。另一种相关的局部释放趋化因子是巨噬细胞抑制因子-1（MIP-1，包括两个主要亚型：MIP-1α 和 MIP-1β）。MIP-1 由被激活的巨噬细胞和 T 淋巴细胞释放。Nakashima 等通过假体周围组织体外实验发现，被 PMMA 颗粒所激活的巨噬细胞周围可测出高含量的 MIP-1α 和 MCP-1 因子，此外 MIP-1α 还可增加相邻细胞对 IL-1 和 IL-6 的旁分泌释放量[22]。

在局部，其他（宿主）细胞也参与了免疫反应。

a. 成骨细胞：

局部活化的巨噬细胞分泌的 TNF-α[23] 会刺激成骨细胞分泌粒细胞巨噬细胞集落刺激因子（GM-CSF）。IL-6、PGE2、GM-CSF 促进了活性氧（ROS）如 NO 的释放，而 NO 又会反过来刺激破骨细胞的吸收作用[24]。Moilanen 等的检索研究发现了高水平表达的诱导型一氧化氮合酶（iNOS）[25]。巨噬细胞受到氧化锆或 PMMA 颗粒的刺激同样会增加 NO 的释放[26-27]。在局部，通过前感染因子通路例如 AP-1 和 NFκB，NO 能促进骨质溶解。成骨细胞也可以表达属于 TNF 超家族的 NFκB 配体的受体激动剂（RANKL）。RANKL 将与骨髓来源的破骨细胞祖细胞表达的受体（RANK）相结合成熟为破骨细胞，增强了局部破骨细胞的生成，并促进其分化、活化和生存。初次髋关节置换术后重新生长的组织与手术修复的组织相比，后者有更高的 RANKL 水平[28-29]。

b. 破骨细胞：

局部的破骨细胞样细胞生长和分化能力[30] 被 TGF-α 和破骨细胞的骨吸收作用所强化[31]。Clohisy 等的一项体外研究表明 PMMA 颗粒增加了破骨细胞的数量，该研究结果是骨髓来源的鼠破骨细胞受到了 PMMA 颗粒的刺激[32]。活化的巨噬细胞、骨髓间充质干细胞和成骨细胞局部释放的 IL-8 能增强破骨细胞的迁移能力[33]。

c. 间充质干细胞（MSC）：

骨髓间质中的间充质干细胞十分丰富[34-35]。Chiu 等的体外研究表明 PMMA 颗粒会减少骨髓来源的 MSC 的增殖和分化。同样，在一个类似的研究中，Huang 等发现，当巨噬细胞暴露在 UHMWPE 颗粒媒介的情况下，人 MSC 的趋化能力会降低[36]。

d. 多核巨细胞（MGC）：

也被称为多核细胞、异物巨细胞，在骨移植物交界面被发现广泛存在[37-38]。多核巨细胞的形成是多个巨噬细胞对造血生长因子（GM-CSF）[39]和白介素（IL-3、IL-4）[40-41]的反应过程。黏附因子在 MGC 发展中的作用也有报道：多核巨细胞表达细胞间黏附分子 1（ICAM-1/CD-54）和受体 CR3（CD11b/CD18）[42]。在局部，MGC 通过释放 TGF-α 和其他因子，既增强了破骨细胞的骨吸收作用，也促进了破骨细胞样细胞的生长和分化。

13.2.2.2　金属颗粒

金属颗粒比 PE 颗粒小十分之一：大部分的金属颗粒直径小于 50nm[7]，金属-金属植入物的磨耗率是 $0.02\sim0.32mm^3/10^6$ 转[43]。检索研究表明，金属对金属结合处的周围组织与金属对聚乙烯表面的组织不同。Willert 等[44]首次描述了在金属对金属植入物附近血管周围 T 淋巴细胞聚集成套状。Park 等[45]研究了金属对金属髋关节置换术后早期骨质溶解的再生组织。他们发现了血管周围有 CD63＋T 细胞、CD68 巨噬细胞聚集，以及高水平 IL-1β 和 TNF-α 的表达。对于使早期骨质溶解的患者出现更高过敏概率的阳性金属，他们同样做了皮肤接触试验来评估其致敏性。Davies 等[46]发现：相比于金属对聚乙烯摩擦界面，金属对金属髋关节置换术后可见更多的"溃烂样"修复组织。在局部组织，金属颗粒被 CD68 巨噬细胞吞噬[47]，CD68 巨噬细胞将抗原呈递给 T 淋巴细胞，进而产生细胞介导的Ⅳ型免疫反应。Hallab 等[48]的一项评估金属颗粒植入物的淋巴细胞反应的研究证实了此假设，Lalor 和 Revell 也证实了这个假设[49]。他们都发现在受到金属颗粒刺激的组织（修复组织或者血细胞）中有高表达的 IL-2 受体（T 淋巴细胞反应的标志）。激活后，T 淋巴细胞反应受 CD28/CD86 的抗原呈递细胞和活化 T 细胞的协同刺激作用而增强[50]。金属颗粒对所有的骨细胞都有影响。

a. 成骨细胞：

金属离子对成骨细胞的细胞功能有很大的影响。当摄入铬离子后，成骨细胞的碱性磷酸酶活性显著下降，特别是铬（Ⅳ）[51]。钴离子也有相应的抑制作用。Fleury 等的研究表明，钴离子导致成骨细胞分泌蛋白的氧化和硝化[52]。金属离子同样显著影响了成骨细胞的增殖。当摄入钴离子后，人成骨细胞增殖降低，呈剂量相关性。此外，钴离子增加了 IL-6 的生成，而减少了Ⅰ型胶原蛋白和骨钙素的生成[53]。Morais 等的研究证明了不锈钢离子（SS）也影响成骨细胞。不锈钢离子改变了 ALP 的表达，减缓了组织的矿化过程[54-55]。

b. 破骨细胞：

RANKL 是影响破骨细胞分化和增殖的关键因素。在受到钛离子影响的破骨细胞和骨髓基质细胞中已经发现了高水平的 RANKL。然而却未发现破骨细胞数量的增加。给予机械刺激后 RANKL 释放更多[56]。有趣的是，用降解骨组织培养小鼠骨髓细胞，在存在 Ti^{4+} 和 Cr^{6+} 离子时，会发现重吸收的凹点区在数量和大小上都有所减少[57]。

c. 成纤维细胞和巨噬细胞

成纤维细胞能够产生促炎性因子，参与局部的免疫反应。Manlapaz 等[58]用钛-铝-钒金属颗粒刺激成纤维细胞后发现，局部 IL-6、PGE_2、成纤维细胞生长因子（FGF）等分泌升高，纤维化和瘢痕形成增快。成纤维细胞还与Ⅰ型胶原蛋白的合成、沉积有关[59]。金属离子同时促进了自由基的产生，包括 ROS 和活性氮自由基（RNS）。有趣的是，Shanbhag 等[27]发现巨噬细胞释放的 ROS 量与金属颗粒的类型相关——钛-铝-钒颗粒是最重要的刺激物，其次是纯钛颗粒和 PMMA。细胞内的一系列将 Cr^{6+} 转化为 Cr^{3+} 的氧化过程中会产生自由基。之后，自由基与 DNA 相互作用破坏了其嘌呤碱基、嘧啶碱基之间的连接[60]。Wolf 等证明 Cr^{3+} 也可以直接连接到 DNA 分子结构上[61]。此外，除了自由基对 DNA 的直接损伤，其自我修复机制也会受到 Co^{2+} 和 Cr^{6+} 离子的影响[62]。

13.2.3　全身免疫反应

13.2.3.1　非金属颗粒

非金属颗粒引发的异物反应可以导致假体周围肉芽肿样损害，其发生机制不仅是局部巨噬细胞和成纤维细胞的聚集，也与全身细胞通过血液循环募集至此有关。如前文所强调的，假体周围组织中会产生高浓度的趋化因子。最新的学说阐述了细胞趋化因子与机体细胞募集的相互关系。Ren 等利用小鼠模型研究异物颗粒的作用后发现，UHMWPE 颗粒、PMMA 颗粒等能够促进机体巨噬细胞的迁移，加速骨质溶解[63-64]。这些细胞募集现象是通过不同的细胞趋化因子-受体链发生的：活化巨噬细胞局部分泌的 MCP-1 与它的受体 CCR2（由单核细胞和活化的 NK 细胞表达）相互作用[65]，MIP-1a 通过 CCR1、CCR5 等受体促进了全身巨噬细胞的募集[66]，IL-8 通过 CXCR1 和 CXCR2 受体促进了中性粒细胞和单核/巨噬细胞的趋化作用。Huang 等利用 PMMA 颗粒刺激培养的巨噬细胞 RAW 264.7 后发现人间充质干细胞（hMSCs）聚集增多，而这一过程可被 MCP-1a 中和抗体明显阻断[36]。

13.2.3.2　金属颗粒

机体对金属颗粒的免疫反应主要是Ⅳ型迟发型过敏反应。Hallab 等估计这种高敏感性作为一种极端的并发症，其在关节置换术后患者中的发病率低于 1%[67]。T 淋巴细胞是Ⅳ型过敏反应的主要作用细胞。如前文提到的，T 淋巴细胞能够被抗原呈递细胞（CD68＋巨噬细胞或其他的细胞）激活。金属离子与某些特殊血清内蛋白质间的结合可以形成金属蛋白质复合物（如血清蛋白、铬调蛋白、镍/钴转运蛋白等）[68-70]。之后这些新生的金属-蛋白质复合物可能会成为一种抗原。此外，在没有任何金属-蛋白质复合物而仅存在金属离子的情况下，T 细胞亦可能被活化的酪氨酸激酶激活，而这些酪氨酸激酶可能是通过细胞表面蛋白质的巯基间相互作用而活化的[67]。

13.3　总　结

关节置换术后磨损颗粒在骨科基础研究中占据重要的地位，目前仍是热门课题之一。目前的研究指出磨损颗粒不仅能引起局部免疫反应，同时对全身的机体免疫反应也有影响。利用新一代聚乙烯和陶瓷生产的假体表面大大降低了机体对假体材料产生的肉芽肿样不良反应。随着我们对于金属颗粒对免疫调节作用研究的不断进步，必将能够延长金属对金属假体置换的使用寿命。

参考文献

1. Bozic KJ, Kurtz S, Lau E, et al. The epidemiology of bearing surface usage in total hip arthroplasty in the United States. J Bone Joint Surg Am. 2009;91:1614–20.
2. Bozic KJ, Ong K, Lau E, et al. Risk of complication and revision total hip arthroplasty among Medicare patients with different bearing surfaces. Clin Orthop Relat Res. 2010;468:2357–62.
3. Sundfeldt M, Carlsson LV, Johansson CB, et al. Aseptic loosening, not only a question of wear: a review of different theories. Acta Orthop. 2006;77:177–97.
4. Bozic KJ, Kurtz SM, Lau E, et al. The epidemiology of revision total knee arthroplasty in the United States. Clin Orthop Relat Res. 2009;468:45–51.
5. Ries MD, Scott ML, Jani S. Relationship between gravimetric wear and particle generation in hip simulators: conventional compared with cross-linked polyethylene. J Bone Joint Surg Am. 2001;83-A(Suppl 2 Pt 2):116–22.
6. Campbell P, Ma S, Yeom B, et al. Isolation of predominantly submicron-sized UHMWPE wear particles from periprosthetic tissues. J Biomed Mater Res. 1995;29:127–31.
7. Doorn PF, Campbell PA, Worrall J, et al. Metal wear particle characterization from metal on metal total hip replacements: transmission electron microscopy study of periprosthetic tissues and isolated particles. J Biomed Mater Res. 1998;42:103–11.
8. Ingham E, Fisher J. The role of macrophages in osteolysis of total joint replacement. Biomaterials. 2005;26:1271–86.
9. Hatton A, Nevelos JE, Nevelos AA, et al. Alumina-alumina artificial hip joints. Part I: a histological analysis and characterisation of wear debris by laser capture microdissection of tissues retrieved at revision. Biomaterials. 2002;23:3429–40.
10. Goodman SB. Wear particles, periprosthetic osteolysis and the immune system. Biomaterials. 2007;28:5044–8.
11. Schmalzried TP, Jasty M, Harris WH. Periprosthetic bone loss in total hip arthroplasty. Polyethylene wear debris and the concept of the effective joint space. J Bone Joint Surg Am. 1992;74:849–63.
12. Xing S, Waddell JE, Boynton EL. Changes in macrophage morphology and prolonged cell viability following exposure to polyethylene particulate in vitro. Microsc Res Tech. 2002;57:523–9.
13. Tuan RS, Lee FY, T Konttinen Y, et al. What are the local and systemic biologic reactions and mediators to wear debris, and what host factors determine or modulate the biologic response to wear particles? J Am Acad Orthop Surg. 2008;16 Suppl 1:S42–8.
14. Pearl JI, Ma T, Irani AR, et al. Role of the Toll-like receptor pathway in the recognition of orthopedic implant wear-debris particles. Biomaterials. 2011;32:5535–42.
15. Willert HG, Semlitsch M. Reactions of the articular capsule to wear products of artificial joint prostheses. J Biomed Mater Res. 1977;11:157–64.
16. Goodman SB, Lind M, Song Y, Smith RL. In vitro, in vivo, and tissue retrieval studies on particulate debris. Clin Orthop Relat Res. 1998;352:25–34.
17. Santavirta S, Konttinen YT, Bergroth V, et al. Aggressive granulomatous lesions associated with hip arthroplasty. Immunopathological studies. J Bone Joint Surg Am. 1990;72:252–8.
18. Rakshit DS, Ly K, Sengupta TK, et al. Wear debris inhibition of anti-osteoclastogenic signaling by interleukin-6 and interferon-gamma. Mechanistic insights and implications for periprosthetic osteolysis. J Bone Joint Surg Am. 2006;88:788–99.
19. Goodman SB, Huie P, Song Y, et al. Cellular profile and cytokine production at prosthetic interfaces. Study of tissues retrieved from revised hip and knee replacements. J Bone Joint Surg Br. 1998;80:531–9.
20. Green TR, Fisher J, Matthews JB, et al. Effect of size and dose on bone resorption activity of macrophages by in vitro clinically relevant ultra high molecular weight polyethylene particles. J Biomed Mater Res. 2000;53:490–7.

21. Goodman SB, Trindade M, Ma T, et al. Pharmacologic modulation of periprosthetic osteolysis. Clin Orthop Relat Res. 2005;430:39–45.
22. Cook DN. The role of MIP-1 alpha in inflammation and hematopoiesis. J Leukoc Biol. 1996; 59:61–6.
23. Horowitz SM, Gonzales JB. Effects of polyethylene on macrophages. J Orthop Res. 1997; 15:50–6.
24. Archibeck MJ, Jacobs JJ, Roebuck KA, Glant TT. The basic science of periprosthetic osteolysis. Instr Course Lect. 2001;50:185–95.
25. Moilanen E, Moilanen T, Knowles R, et al. Nitric oxide synthase is expressed in human macrophages during foreign body inflammation. Am J Pathol. 1997;150:881–7.
26. Wang ML, Hauschka PV, Tuan RS, Steinbeck MJ. Exposure to particles stimulates superoxide production by human THP-1 macrophages and avian HD-11EM osteoclasts activated by tumor necrosis factor-alpha and PMA. J Arthroplasty. 2002;17:335–46.
27. Shanbhag AS, Macaulay W, Stefanovic-Racic M, Rubash HE. Nitric oxide release by macrophages in response to particulate wear debris. J Biomed Mater Res. 1998;41:497–503.
28. Horiki M, Nakase T, Myoui A, et al. Localization of RANKL in osteolytic tissue around a loosened joint prosthesis. J Bone Miner Metab. 2004;22:346–51.
29. Wang C-T, Lin Y-T, Chiang B-L, et al. Over-expression of receptor activator of nuclear factor-kappaB ligand (RANKL), inflammatory cytokines, and chemokines in periprosthetic osteolysis of loosened total hip arthroplasty. Biomaterials. 2010;31:77–82.
30. Stern PH, Krieger NS, Nissenson RA, et al. Human transforming growth factor-alpha stimulates bone resorption in vitro. J Clin Invest. 1985;76:2016–9.
31. Takahashi N, MacDonald BR, Hon J, et al. Recombinant human transforming growth factor-alpha stimulates the formation of osteoclast-like cells in long-term human marrow cultures. J Clin Invest. 1986;78:894–8.
32. Clohisy JC, Frazier E, Hirayama T, Abu-Amer Y. RANKL is an essential cytokine mediator of polymethylmethacrylate particle-induced osteoclastogenesis. J Orthop Res. 2003;21:202–12.
33. Baggiolini M, Clark-Lewis I. Interleukin-8, a chemotactic and inflammatory cytokine. FEBS Lett. 1992;307:97–101.
34. Tuan RS, Boland G, Tuli R. Adult mesenchymal stem cells and cell-based tissue engineering. Arthritis Res Ther. 2003;5:32–45.
35. Chen FH, Rousche KT, Tuan RS. Technology Insight: adult stem cells in cartilage regeneration and tissue engineering. Nat Clin Pract Rheumatol. 2006;2:373–82.
36. Huang Z, Ma T, Ren P-G, et al. Effects of orthopedic polymer particles on chemotaxis of macrophages and mesenchymal stem cells. J Biomed Mater Res A. 2010;94:1264–9.
37. Goldring SR, Jasty M, Roelke MS, et al. Formation of a synovial-like membrane at the bone-cement interface. Its role in bone resorption and implant loosening after total hip replacement. Arthritis Rheum. 1986;29:836–42.
38. Goodman SB, Chin RC, Chiou SS, et al. A clinical-pathologic-biochemical study of the membrane surrounding loosened and nonloosened total hip arthroplasties. Clin Orthop Relat Res. 1989;244:182–7.
39. Elliott MJ, Vadas MA, Cleland LG, et al. IL-3 and granulocyte-macrophage colony-stimulating factor stimulate two distinct phases of adhesion in human monocytes. J Immunol (Baltimore, Md: 1950). 1990;145:167–76.
40. McInnes A, Rennick DM. Interleukin 4 induces cultured monocytes/macrophages to form giant multinucleated cells. J Exp Med. 1988;167:598–611.
41. McNally AK, Anderson JM. Interleukin-4 induces foreign body giant cells from human monocytes/macrophages. Differential lymphokine regulation of macrophage fusion leads to morphological variants of multinucleated giant cells. Am J Pathol. 1995;147:1487–99.
42. al-Saffar N, Mah JT, Kadoya Y, Revell PA. Neovascularisation and the induction of cell adhesion molecules in response to degradation products from orthopaedic implants. Ann Rheum

Dis. 1995;54:201–8.

43. Firkins PJ, Tipper JL, Saadatzadeh MR, et al. Quantitative analysis of wear and wear debris from metal-on-metal hip prostheses tested in a physiological hip joint simulator. Biomed Mater Eng. 2001;11:143–57.

44. Willert H-G, Buchhorn GH, Fayyazi A, et al. Metal-on-metal bearings and hypersensitivity in patients with artificial hip joints. A clinical and histomorphological study. J Bone Joint Surg Am. 2005;87:28–36.

45. Park Y-S, Moon Y-W, Lim S-J, et al. Early osteolysis following second-generation metal-on-metal hip replacement. J Bone Joint Surg Am. 2005;87:1515–21.

46. Davies AP, Willert HG, Campbell PA, et al. An unusual lymphocytic perivascular infiltration in tissues around contemporary metal-on-metal joint replacements. J Bone Joint Surg Am. 2005;87:18–27.

47. Witzleb W-C, Hanisch U, Kolar N, et al. Neo-capsule tissue reactions in metal-on-metal hip arthroplasty. Acta Orthop. 2007;78:211–20.

48. Hallab NJ, Anderson S, Stafford T, et al. Lymphocyte responses in patients with total hip arthroplasty. J Orthop Res. 2005;23:384–91.

49. Lalor PA, Revell PA. T-lymphocytes and titanium aluminium vanadium (TiAlV) alloy: evidence for immunological events associated with debris deposition. Clin Mater. 1993;12: 57–62.

50. Bainbridge JA, Revell PA, Al-Saffar N. Costimulatory molecule expression following exposure to orthopaedic implants wear debris. J Biomed Mater Res. 2001;54:328–34.

51. McKay GC, Macnair R, MacDonald C, Grant MH. Interactions of orthopaedic metals with an immortalized rat osteoblast cell line. Biomaterials. 1996;17:1339–44.

52. Fleury C, Petit A, Mwale F, et al. Effect of cobalt and chromium ions on human MG-63 osteoblasts in vitro: morphology, cytotoxicity, and oxidative stress. Biomaterials. 2006;27: 3351–60.

53. Anissian L, Stark A, Dahlstrand H, et al. Cobalt ions influence proliferation and function of human osteoblast-like cells. Acta Orthop Scand. 2002;73:369–74.

54. Morais S, Sousa JP, Fernandes MH, Carvalho GS. In vitro biomineralization by osteoblast-like cells. I. Retardation of tissue mineralization by metal salts. Biomaterials. 1998;19:13–21.

55. Fernandes MH. Effect of stainless steel corrosion products on in vitro biomineralization. J Biomater Appl. 1999;14:113–68.

56. MacQuarrie RA, Fang Chen Y, Coles C, Anderson GI. Wear-particle-induced osteoclast osteolysis: the role of particulates and mechanical strain. J Biomed Mater Res B Appl Biomater. 2004;69:104–12.

57. Nichols KG, Puleo DA. Effect of metal ions on the formation and function of osteoclastic cells in vitro. J Biomed Mater Res. 1997;35:265–71.

58. Manlapaz M, Maloney WJ, Smith RL. In vitro activation of human fibroblasts by retrieved titanium alloy wear debris. J Orthop Res. 1996;14:465–72.

59. Kovacs EJ, DiPietro LA. Fibrogenic cytokines and connective tissue production. FASEB J. 1994;8:854–61.

60. Dizdaroglu M, Jaruga P, Birincioglu M, Rodriguez H. Free radical-induced damage to DNA: mechanisms and measurement. Free Radic Biol Med. 2002;32:1102–15.

61. Wolf T, Kasemann R, Ottenwälder H. Molecular interaction of different chromium species with nucleotides and nucleic acids. Carcinogenesis. 1989;10:655–9.

62. Witkiewicz-Kucharczyk A, Bal W. Damage of zinc fingers in DNA repair proteins, a novel molecular mechanism in carcinogenesis. Toxicol Lett. 2006;162:29–42.

63. Ren PG, Irani A, Huang Z, et al. Continuous infusion of UHMWPE particles induces increased bone macrophages and osteolysis. Clin Orthop Relat Res. 2011;469:113–22.

64. Ren PG, Lee SW, Biswal S, Goodman SB. Systemic trafficking of macrophages induced by bone cement particles in nude mice. Biomaterials. 2008;29:4760–5.

65. Deshmane SL, Kremlev S, Amini S, Sawaya BE. Monocyte chemoattractant protein-1 (MCP-1): an overview. J Interferon Cytokine Res. 2009;29:313–26.

66. Menten P, Wuyts A, Van Damme J. Macrophage inflammatory protein-1. Cytokine Growth Factor Rev. 2002;13:455–81.

67. Hallab N, Merritt K, Jacobs JJ. Metal sensitivity in patients with orthopaedic implants. J Bone Joint Surg Am. 2001;83-A:428–36.

68. Bar-Or D, Curtis G, Rao N, et al. Characterization of the Co(2+) and Ni(2+) binding amino-acid residues of the N-terminus of human albumin. An insight into the mechanism of a new assay for myocardial ischemia. Eur J Biochem/FEBS. 2001;268:42–7.

69. Clodfelder BJ, Emamaullee J, Hepburn DD, et al. The trail of chromium(III) in vivo from the blood to the urine: the roles of transferrin and chromodulin. J Biol Inorg Chem. 2001;6:608–17.

70. Eitinger T, Suhr J, Moore L, Smith JAC. Secondary transporters for nickel and cobalt ions: theme and variations. Biometals. 2005;18:399–405.

14

诊断评估
Diagnostic Evaluations

Rihard Trebše

（唐　旭　译　侯云飞　校）

　　摘　要　人工关节感染常常需要进行实验室检查，但是对检查结果的解读并不总是很简单。如果结果得到了恰当的解读，则其可以为可疑人工关节感染的诊断评估及治疗后患者的随访提供很多信息。人工关节感染的诊断评估中常包括影像学检查。从单纯 X 线平片到最复杂的正电子发射断层扫描（PET）磁共振成像，这其中都极富变化。本章讨论的是在评估人工关节感染时多种不同影像学研究的长处和优点。

　　关键词　血清学•放射影像学•骨扫描•计算机化断层显像•磁共振成像

14.1　实验室检查

14.1.1　血清学

　　通过实验室检查，我们可以测量机体对各种感染病原的间接非特异性反应的系统指标。轻度感染或在良好引流的感染时，血清学指标理所应当可以正常或接近正常。血清学检查不仅仅是诊断感染的工具，更是评估感染活动度及严重度的工具。临床可疑为人工关节感染时，如果检查结果正常则应进行彻底而直接的诊断检查方法，如滑膜细胞学检查和微生物取样。系列检查可以提供更多的信息。这些可以阐明治疗过程中感染活动度或复发与否的进展情况。由于血清学是系统而间接的工具，我们必须细心严谨发现血清学指标升高的真实原因。因此举例，人工关节感染手术治疗病情逐渐稳定后一周，如果炎症标志物迅速上升，更有可能是并发的其他情况而非原发感染的再次激活。

　　外周血白细胞计数对于检测人工关节感染的灵敏度低，并且对于人工关节感染的诊断价值不大[1]。

　　人工关节感染时红细胞沉降率往往加快。然而对于评估人工关节感染，该检查非特异且过时，用处不大。

　　C 反应蛋白（CRP）在没有基础炎症的情况下是诊断评估可疑人工关节感染的最有用、最有意义的血液检查方法。其诊断全膝关节置换术感染的临界值为 13.5mg/L，特异度 81%～86%，灵敏度 73%～91%[4,6]。与此类似，其全髋关节置换术感染的临界值为 5.0mg/L，特异度 62%，灵敏度 96%[12]。在我们的系列研究中，140 位微生物学确诊人工关节感染的患者中，25% 的 CRP 值低于 5mg/L。阴性的 CRP 值也很难排除感染。

在不复杂的关节成形术中，CRP 值达到高峰的时间分别是全膝关节置换术后第二天和全髋关节置换术后第三天。CRP 值在 3 周至 2 个月内基本可以恢复正常[21]。连续监测各项检查指标的动态变化十分重要。术后 CRP 值的停滞及突然增加都需要进一步评估以排除是否治疗不成功。CRP 值突然升高的主要原因往往不是人工关节感染，而是其他原因，比如病毒性疾病、肠炎、泌尿系统感染、静脉输液相关感染及肺炎。在并发炎症性疾病的病例中，如并发类风湿关节炎或银屑病关节炎的病例，CRP 水平往往不能完全恢复正常[9]。

降钙素原对于发现人工关节感染的敏感度很低，急性感染时其水平可升高。

14.2　影像学

14.2.1　X 线平片

评估病例失败的全关节置换术最重要的工具是 X 线平片。其在诊断植入物下沉、移位、松动，检查溶骨区及其他各种与假体关节相关的情况中均起到重要作用。系列 X 线片尤其有用。但其在鉴别细菌性还是非细菌性的假体置换失败方面灵敏度、特异度低，作用十分有限[10]。慢性人工关节感染可以引起骨膜和（或）骨内膜反应，以及骨质溶解导致的骨质减少。系列动态的 X 线平片最有鉴别意义，因为细菌性的过程较非细菌性的过程在 X 线平片上进展更快[19]。

14.2.2　关节造影术

关节造影术是一种 X 线成像研究，使用对比造影剂，偶尔也充气注射于关节内。其对于假体关节置换失败的评估更为重要，因相比 X 线平片，其发现假体松动更加敏感。关节造影术使临床医生能够通过对比造影剂看到松动的关节假体（或接合剂）与骨之间的界面。它也可确定关节内假滑膜取样针放置的位置[16,19]。

14.2.3　瘘管造影

瘘管造影是一种 X 线成像研究，使用对比造影剂注射入瘘管开口（图 14-1）。本检查可查明瘘管的深度和形态，从而对手术计划的制订产生影响。窦管引流与人工关节之间关系的制定与协调十分重要。

14.2.4　超声成像

超声是一种非侵入性研究，对于证实液体积聚（脓肿、滑液和血肿）十分重要。它主要用于髋关节的评估，因为髋关节位置较深，难以触及其肿胀和液体积聚处。它也有引导诊断性和治疗性穿刺的作用。

14.2.5　计算机化断层显像（CT）

CT 在辨别假体植入失败是由于细菌因素还是非细菌因素方面灵敏度较平片更高，因其可区分正常与炎症组织（图 14-2）。植入的金属造成的伪影使其价值受限。新型

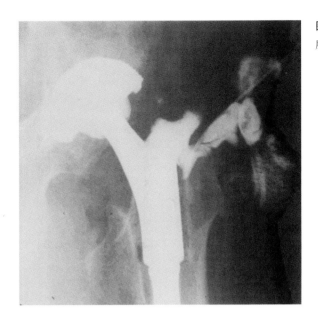

图 14-1 瘘管造影显示瘘管延伸至股骨侧假体

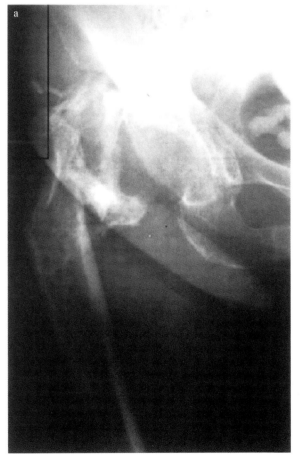

图 14-2 （a）平片显示假体周围感染及骨溶解后股骨近端的严重畸形；（b）三维CT 重建指导术前计划制订；（c）术后 10年随访平片

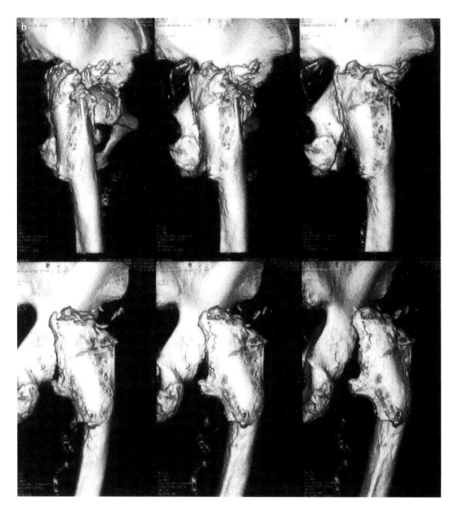

图 14-2 （续）

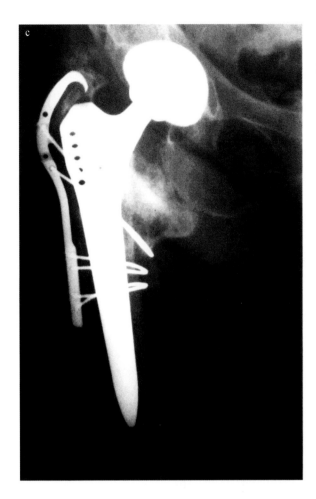

图 14-2（续）

CT 技术（双能）通过应用一种抵消方法，使其即便在植入大量金属后仍可有出色的形态学评估。CT 在一些特别的病例中也可以精确指导穿刺针位置以及帮助制订手术计划[7]。

14.2.6　磁共振成像

MRI 安全植入物不是磁共振评估关节假体植入失败的禁忌证。MRI 研究会受到植入物伪影的妨碍[7,22]。但钽或钛等非磁性植入物形成的伪影很少且分辨率很高，有可能能够检测植入物旁软组织的病理。改良的 MRI 技术可以精确分析骨溶解、假体周围组织，尤其是骨植入物界面。这些信息对于建立人工关节感染的诊断很有价值[14]。

14.2.7　核素骨扫描

骨扫描常用于评估 X 线平片上无明显表现的细菌性或非细菌性的假体关节植入失败。用锝-99m 标记的亚甲基二磷酸盐获得的骨扫描对于感染并不特异，但对检查细菌或非细菌性的假体关节植入失败非常敏感[3,15,18]。一次成功的置换过程后的一年内，扫描结果都会异常。标记的白细胞成像（铟-111）和柠檬酸镓扫描对于检测感染十分重要。前者特异度 86%，灵敏度 77%，阳性预测值 54%，阴性预测值 95%[17]。结合骨扫描和结合骨与 Ga[67] 扫描比单独骨扫描更特异[13]。Tc[99] 阳性而 Ga[67] 阴性更多地指向机械性问题，而反之更多是炎症性问题[20]。铟-111 标记的白细胞扫描和使用锝-99m-标记的硫胶体骨髓成像的组合似乎最准确[11]。

14.2.8　正电子发射断层扫描（PET）

　　PET 是一种核医学研究，它可以将我们需要观测的体内化学功能过程二维或者三维可视化。仪器检测正电子发射时释放的伽马射线。本方法基于放射性同位素的应用，放射性同位素分解时会发射出正电子。11C、13N、15O、18F、68Ga 和 82Rb 等都可以用作正电子发射体。最常用的是氟（18F）结合葡萄糖分子形成的 18FDG-氟脱氧葡萄糖。这种特别的同位素的优点是其分解过程相对缓慢，有最长的半衰期，因此它不需要在使用前临时合成。18FDG 的代谢途径与葡萄糖相似。因此 18FDG 聚积在主要通过糖酵解产能的细胞内。它对于诊断炎症过程有重要意义，因为炎症会增加糖代谢速率。

　　当代将 PET 检查仪器与 CT 或者核磁扫描相关联（信号共收集），这样就能实现空间解剖与生化过程的共成像。

　　根据植入物的不同，本方法诊断人工关节感染的准确率为 81%～100%[2,5,8]。

参考文献

1. Berbari E, Mabry T, Tsaras G, Spangehl M, Erwin PJ, Murad MH, Steckelberg J, Osmon D. Inflammatory blood laboratory levels as markers of prosthetic joint infection: a systematic review and meta-analysis. J Bone Joint Surg Am. 2010;92(11):2102–9.
2. Chacko TK, Zhuang H, Nakhoda KZ, Moussavian B, Alavi A. Applications of fluorodeoxyglucose positron emission tomography in the diagnosis of infection. Nucl Med Commun. 2003;24:615–24.
3. Corstens FH, van der Meer JW. Nuclear medicine's role in infection and inflammation. Lancet. 1999;354:765–70.
4. Fink B, Makowiak C, Fuerst M, Berger I, Schafer P, Frommelt L. The value of synovial biopsy, joint aspiration and C-reactive protein in the diagnosis of late periprosthetic infection of total knee replacements. J Bone Joint Surg Br. 2008;90:874–8.
5. Gravius S, Gebhard M, Ackermann D, Bohll U, Hermanns-Sachweh B, Mumme T. Analysis of 18F-FDG uptake pattern in PET for diagnosis of aseptic loosening versus prosthesis infection after total knee arthroplasty. A prospective pilot study. Nuklearmedizin. 2010;49:115–23.
6. Greidanus NV, Masri BA, Garbut DS, et al. Use of erythrocyte sedimentation rate and C-reactive protein level to diagnose infection before revision total knee arthroplasty: a prospective evaluation. J Bone Joint Surg Am. 2007;89:1409–16.
7. Hain SF, O'Doherty MJ, Smith MA. Functional imaging and the orthopaedic surgeon. J Bone Joint Surg Br. 2002;84:315–21.
8. Kwee TC, Kwee RM, Alawi A. FDG PET for diagnosing prosthetic joint infection: systematic review and metaanalysis. Eur J Nucl Med Mol Imaging. 2008;35:2122–32.
9. Laiho K, Maenpaa H, Kautiainen H. Rise in serum C reactive protein after hip and knee arthroplasties in patients with rheumatoid arthritis. Ann Rheum Dis. 2001;60:275–7.
10. Love C, Marwin SE, Palestro CJ. Nuclear medicine and the infected joint replacement. Semin Nucl Med. 2008;39:66–78.
11. Love C, Marwin SE, Palestro CJ. Nuclear medicine and the infected joint replacement. Semin

Nucl Med. 2009;39(1):66–78.

12. Muller M, Moravietz L, Hassart O, Strube P, Perka C, Tothz S. Diagnosis of periprosthetic infection following total hip arthroplasty – evaluation of the diagnostic values of pre- and intraoperative parameters and the associated strategy to preoperatively select patients with high probability of joint infection. J Orthop Surg. 2008;3:31.

13. Palestro CJ. Radionuclide imaging after skeletal interventional procedures. Semin Nucl Med. 1995;25:3–14.

14. Potter HG, Nestor BJ, Sofka CM. Magnetic resonance imaging after total hip arthroplasty: evaluation of periprosthetic soft tissue. J Bone Joint Surg Am. 2004;86:1947–54.

15. Reing CM, Richin PF, Kemnore PI. Differential bone scanning in the evaluation in the painful total joint replacement. J Bone Joint Surg Am. 1979;61(6A):933–6.

16. Schafroth M, Zimmerli W, Brunazzi M, Ochsner PE. Infections. In: Ochsner PE, editor. Total hip replacement. Berlin: Springer; 2003.

17. Scher DM, Pak K, Lonner JH. The predictive value of indium-111 leucocyte scan in the diagnosis of infected total hip, knee, or resection arthroplasties. J Arthroplasty. 2000;15:295–300.

18. Smith SL, Wastie ML, Forster I. Radionuclide bone scintigraphy in the detection of significant complications after total knee joint replacement. Clin Radiol. 2001;56:221–4.

19. Tigges S, Stiles RG, Robertson JR. Appearance of septic hip prostheses on plain radiographs. Am J Roentgenol. 1994;163:377–80.

20. van der Bruggen W, Bleeker-Rovers CP, Boerman OC, Gotthardt M, Oyen WJ. PET and SPECT in osteomyelitis and prosthetic bone and joint infections: a systematic review. Semin Nucl Med. 2010;40:3–15.

21. White J, Kelly M, Dunsmuir R. C-reactive protein after total hip and total knee replacement. J Bone Joint Surg Br. 1998;80:909–11.

22. White LM, Kim JK, Mehta M. Complications of total hip arthroplasty: MR imaging-initial experience. Radiology. 2000;215:254–62.

15

滑液细胞学检查
Synovial Fluid Cytology

René Mihalič 和 Dunja Terčič

（唐旭　译　赵昌盛　校）

　　摘　要　在人工关节疾病的评价中，滑液分析可以成为一个十分高效的诊断工具。本章介绍了滑液细胞学分析在诊断人工关节感染（PJI）中的作用。诊断 PJI 的推荐临界值是：白细胞计数 1700/μl 和中性粒细胞比例 65%。考虑这些诊断人工关节感染的截断值，其特异性非常高，超过 90%，这意味着细胞学结果阴性基本说明不存在感染。结果可以基本等同于术中的组织培养及组织病理学检查，这些检查常被用作诊断人工关节感染的诊断标志物参考标准。

　　关键词　滑液•白细胞•中性粒细胞•细胞学•诊断

15.1　引　言

　　在过去的十年里，人工关节的植入显著增加。这是解决主要关节退化性或者其他问题的一个非常有效的方法。根据过去的趋势，到 2030 年，全髋关节置换术的预计需求将增长 174%，全膝关节置换术的预计需求将增长 673%。同时，置换修补术也预计会增加。全膝关节及全髋关节修补术分别预计增长 137% 和 601%[1]。人工关节可以提高生活质量，但它们的植入可能会失败。导致失败的原因包括但不限于无菌性松动、拖尾、植入物或骨的碎裂或骨折和感染。其中最后一种情况感染是最严重的并发症，其关系到高发病率及大量医保费用[2-3]。在很多情况下，区分细菌性和无菌性的植入物松动很难。因为治疗策略不同，所以找到失败的原因十分重要。在计划手术前，我们需要做不同的检验和影像学研究来确立准确的诊断。这在轻度植入物感染和无窦道的慢性植入物感染中特别重要。在这些情况下，临床表现常不引人注意。

　　实验室检查和影像学表现在诊断天然关节感染中比诊断人工关节感染（PJI）更显著。因此前者诊断人工关节感染并不适合[3]。实验室检查包括血中白细胞计数和 C 反应蛋白（CRP），影像学检查包括 X 线平片、白细胞标记扫描和正电子发射断层扫描（PET）。任何一项检查或者影像学研究都不能给出细菌性松动的确切诊断，因为其灵敏度和特异度都太低。过去几年中，另外一个高效而经济的诊断检查逐渐被广泛接受。这就是术前或术中滑液穿刺以计数和分类白细胞[2-4]。诊断 PJI 的白细胞计数和分类的临界值确立后，这项检查变得更加重要。诊断 PJI 的临界值比诊断天然关节感染的临界值低很多。过去不正确地使用天然关节感染的临界值是导致误诊 PJI 为无菌性问题的主要原因。

滑液细胞学诊断轻度和慢性 PJI 的另一个好处是，这种方法不会受到现有抗生素治疗影响[5]。

15.2　滑　液

滑液充满关节腔内的空间。它可以润滑关节软骨，并通过扩散的方法提供营养。关节腔覆盖有滑膜组织，它由无基底膜的血管化结缔组织组成。通过滑膜组织的组织学分析，我们可以鉴别出三种不同功能的细胞。A 型细胞对吞噬功能十分重要，B 型细胞（成纤维细胞样细胞）产生滑液的组成成分，并且是糖蛋白和透明质酸的来源，C 型细胞作为一种中间类型存在。另外，滑液是由血浆经滑膜组织中的毛细血管超滤后产生的。事实上，滑液就是 B 细胞产生的物质和血浆超滤液的混合物[6-8]。大关节含高达 3.5ml 的滑液。因为它是血浆的超滤液，它的组成成分与血浆相似，但蛋白质成分和血细胞的浓度较低，除了某些 B 细胞产生的成分（如润滑素、糖蛋白和透明质酸）。红细胞（RBC）的数量低于 $2 \times 10^9 / L$，白细胞（WBC）的数量低于 $0.2 \times 10^9 / L$，而多形核粒细胞（PMN）的数量低于 10%[6]。滑液的其他成分有透明质酸、润滑素（起到关键润滑作用的成分）、蛋白酶、胶原酶、前列腺素、葡萄糖、尿酸、乳酸、乳酸脱氢酶、酸性磷酸酶和免疫球蛋白。在健康的天然关节中，滑液不含晶体和纤维蛋白原，并且是无菌的[6,8]。滑液分析是评估天然关节疾病的基本诊断工具，通过它我们可以指出炎症的病因。炎症的病因主要包括[9]：

- 感染性关节炎
- 晶体性关节炎
- 创伤
- 股骨头缺血性坏死骨
- 骨性关节炎
- 肿瘤和转移
- 反应性关节炎
- 关节内积血

在感染的天然关节中，滑液细胞学诊断标准十分明确。如果白细胞计数高于 $50 \times 10^9 / L$ 且多形性中性粒细胞的比例高于 90%，那么天然关节就被感染了[10]。这些细胞学标准并不适用于人工关节[5]。

15.3　植入物的滑液细胞学

与人工关节相关感染的发病机制涉及植入物、宿主免疫系统和相关微生物三者之间的相互作用。微生物能够黏附到植入物表面，在那里它们形成生物膜，微生物被包裹在这种聚合物基质的细胞外结构中，发展成有组织的复杂的功能和结构特化的群落。包裹在生物膜内，微生物可以被保护而不受抗生素和宿主免疫系统的攻击[2-3,11-12]。有生物膜的微生物比其游离状态耐药性更高[13]。只要细菌还主要隐藏在生物膜中，宿主的局部和全身免疫系统的反应都不明显。因此异物中滑液白细胞计数和分类的临界值远远低于天然关节中的临界值，主要原因可能就是生物膜。

第一个旨在确定全膝关节感染时滑液白细胞计数和 PMN 比例（％PMN）临界值的前瞻性研究，是由 Trampuz 等于 2004 年设计的[5]。在修订之前，他分析了由于骨关节炎进行关节置换的患者全膝关节置换失败后的滑液穿刺标本。患有潜在的炎性关节病、晶体诱发性关节病或结缔组织病的患者被排除在研究之外。如果满足以下条件中至少一条，那么 PJI 诊断成立[2-3,14-15]：至少在滑液或假体周围组织中的两个培养皿中有同一种微生物培养阳性，穿刺时或手术中可见脓性滑液（图 15-1），假体周围组织切片组织病理学检查发现急性炎症，或者出现与假体相通的窦道。

以上述标准作为 PJI 的最强诊断标准，他们发现诊断 PJI 患者最适宜的滑液白细胞（WBC）计数和％PMN 临界值分别是 $1.7 \times 10^3/\mu l$ 或大于 65％（图 15-2）。诊断 PJI WBC 计数敏感度为 94％，特异度为 88％；％PMN 敏感度为 97％，特异度为 98％[5]。应用诊断天然关节细菌性关节炎的临界值（WBC 计数大于 50 000/μl，％PMN 高于 90％）诊断 PJI[10]，WBC 计数的敏感度只有 21％，％PMN 只有 59％[5]。之后其他一些作者试图确定全膝关节和全髋关节感染的 WBC 计数和％PMN 临界值。Mason 等[16]发

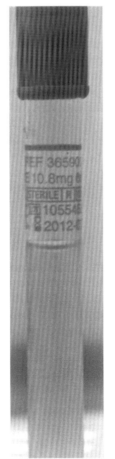

图 15-1　穿刺所得脓性关节液

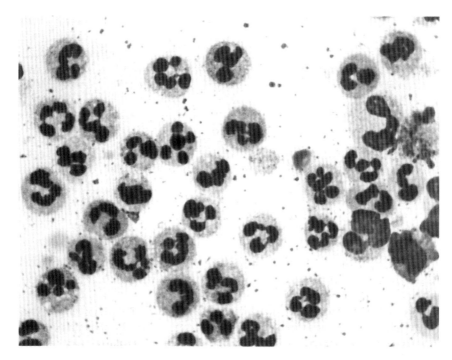

图 15-2　PMN 含量极高（92％为 PMN）的脓性关节液的显微图片

现，WBC 计数超过 $2500/\mu l$ 和％PMN 高于 60％高度怀疑感染。Parvizi 等[4]确定的最适宜的临界值分别为 WBC 计数 $1760/\mu l$ 和％PMN 高于 73％。这些 WBC 计数和％PMN 的结果的阳性预测值分别为 99％和 96％。Della Valle 等[17]研究表明，WBC 计数高于 $3000/\mu l$ 敏感度为 100％，特异度为 98％。Ghanem 等[18]回顾了 429 例不同原因进行膝关节修补术的病例，其中也包括感染。他们发现最适宜的临界值分别是 WBC 计数 $1100/\mu l$ 和％PMN 大于 64％。Schinsky 等[19]回顾了 201 例痛性全髋关节置换的病例。最适宜的临界值分别是 WBC 计数大于 $4200/\mu l$ 和％PMN 大于 80％。WBC 计数和％PMN 的临界值阳性预测值分别为 81％和 65％。其结果见表 15-1。

表 15-1　关于关节液中白细胞计数及 PMN 百分比的不同研究的结果

研究	N	WBC	％PMN	S（WBC）％	Sp（WBC）％	S（PMN）％	Sp（PMN）％
Mason 等[16]	85K	2500	60	69	98	76	89
Trampuz 等[a][5]	133K	1700	65	94	88	97	98
Parvizi 等[4]	145K 23H	1760	73	90	99	93	95
Della Valle 等[17]	94K	3000	65	100	98	—	—
Ghanem 等[18]	429K	1100	64	90.1	88.1	95.0	94.7
Schinsky 等[19]	201H	4200	80	84	93	84	82

N：病例数，WBC：白细胞计数（细胞数/μl），PMN：多形核白细胞，S：敏感性，Sp：特异性，H：髋，K：膝
[a]最早发表的前瞻性研究

　　表 15-1 中所回顾文章的作者分析了由于原发骨关节炎而初次关节置换的患者的滑液。表 15-1 的数据表明，诊断 PJI 的最适临界值分别为％PMN 在 65％左右和 WBC 计数在 1700/μl 左右，与涉及的关节无关。表 15-1 中回顾的研究得出了惊人的可比的结果，有极高的敏感度和特异度。出色的精确度让滑液细胞学成为评估人工关节疾病的重要诊断工具。诊断 PJI 的推荐临界值的敏感度和特异度与其他相同目的的检查手段相似，如术中组织培养和组织病理学[5]。

　　为了诊断过程的准确可靠，样品应在术前获得，且穿刺要经过完整的皮肤。髋关节穿刺可能要求影像学引导[3]。如果样品术前无法获得，它们也可以在术中获得，获得的时机是假包膜刚暴露后。必须小心避免血液污染，以避免假阳性结果。如果血性穿刺无法避免，修正公式可以计算滑液白细胞和 PMN 比例的修正值[20]。修正因子的定义是外周血红细胞和滑液中红细胞的比例。滑液穿刺后的 48h 之内必须要采集确定修正因子的外周血。

　　修正公式：WBC$_{修正后}$＝WBC$_{实际检测}$－$[($WBC$_{血}$×RBC$_{滑液}$$)$/RBC$_{血}$$]_{预测值}$

　　PMN 百分比也可以通过类似的方式获得[20]。

　　目前还不知道一个不复杂的假体置换术后需要多久滑液细胞计数才能稳定下来，在诊断细胞学上可信。在 Trampuz 等[5]的研究中，只使用了首次手术后 6 个月以上的标本。我们推测，如果使用 Ghanem 等发表的修正公式，也许可以更早进行滑膜细胞学检查，甚至首次手术后几个周之内也会得到相似的准确率[20]。Trampuz 等[5]发现，滑液细胞学检查穿刺前的抗生素治疗并不会使诊断 PJI 的 WBC 计数灵敏度降低。

　　虽然精确度十分出色，但滑液细胞学仍有其自身的局限性，其受如下几个因素影响：体外生长失败的 PJI 病原体，样品微生物污染，滑液样品血液污染，以及潜在的非感染性炎症影响滑液特点。对于炎症性疾病的患者，诊断 PJI 的滑液 WBC 计数临界值和％PMN 还未确立。这些患者的临界值可能较高，还需要更深入的研究来确定。

15.4　结　论

　　滑液细胞学分析是评估失败的人工关节植入的高效而经济的方法。诊断 PJI 推荐的临界值分别是 WBC 计数＞1700/μl 或％PMN＞65％。这些临界标准值只对由于原发骨关节炎进行首次关节置换的患者有意义。我们的观点认为滑液细胞学分析是评估大多数人工关节疾病的必要诊断步骤。

参考文献

1. Kurtz SM, Ong K, Lau E, Mowat F, Halpern M. Projections of primary and revision hip and knee arthroplasty in the United States from 2005 to 2030. J Bone Joint Surg Am. 2007;89:780–5.

2. Zimmerli W, Trampuz A, Ochsner PE. Prosthetic-joint infections. N Engl J Med. 2004; 351:1645–54.

3. del Pozo JL, Patel R. Clinical practice. Infection associated with prosthetic joints. N Engl J Med. 2009;361:787–94.

4. Parvizi J, Ghanem E, Menashe S, Barrack RL, Bauer TW. Periprosthetic infection: what are

the diagnostic challenges? J Bone Joint Surg Am. 2006;88 Suppl 4:138–47.

5. Trampuz A, Hanssen AD, Osmon DR, Mandrekar J, Steckelberg JM, Patel R. Synovial fluid leukocyte count and differential for the diagnosis of prosthetic knee infection. Am J Med. 2004;117:556–62.

6. Terčič D, Božič B. The basis of the synovial fluid analysis. Clin Chem Lab Med. 2001; 39:1221–6.

7. Clohisy JC, Lindskog D, Abu-Amer Y. Bone and joint biology. In: Lieberman JR, editor. AAOS comprehensive orthopaedic review. Rosemont: American Academy of Orthopaedic Surgeons; 2009.

8. Brinker MR, O'Connor DP. Basic sciences. In: Miller MD, editor. Review of orthopaedics. Philadelphia: Saunders Elsevier; 2008.

9. Baker DG, Schumacher Jr HR. Acute monoarthritis. N Engl J Med. 1993;329:1013–20.

10. Guidelines for the initial evaluation of the adult patient with acute musculoskeletal symptoms. American College of Rheumatology Ad hoc Committee on Clinical Guidelines. Arthritis Rheum. 1996;39:1–8.

11. An YH, Friedman RJ. Concise review of mechanisms of bacterial adhesion to biomaterial surfaces. J Biomed Mater Res. 1998;43:338–48.

12. Zalavras CG, Costerton JW. Biofilm, biomaterials and bacterial adherence. In: Cierny G, McLaren AC, Wongworawat MD, editors. Orthopaedic knowledge update: musculoskeletal infection. Rosemont: American Academy of Orthopaedic Surgeons; 2009.

13. Ceri H, Olson ME, Stremick C, Read RR, Morck D, Buret A. The Calgary biofilm device: new technology for rapid determination of antibiotic susceptibilities of bacterial biofilms. J Clin Microbiol. 1999;37:1771–6.

14. Berbari EF, Hanssen AD, Duffy MC, Steckelberg JM, Ilstrup DM, Harmsen WS, Osmon DR. Risk factors for prosthetic joint infection: case control study. Clin Infect Dis. 1998; 27:1247–54.

15. Trampuz A, Piper KE, Jacobson MJ, Hanssen AD, Unni KK, Osmon DR, Mandrekar JR, Cockerill FR, Steckelberg JM, Greenleaf JM, Patel R. Sonication of removed hip and knee prostheses for diagnosis of infection. N Engl J Med. 2007;357:654–63.

16. Mason JB, Fehring TK, Odum SM, Griffin WL, Nussman DS. The value of white blood cell counts before revision total knee arthroplasty. J Arthroplasty. 2003;18:1038–43.

17. Della Valle CJ, Sporer SM, Jacobs JJ, Berger RA, Rosenberg AG, Paprosky WG. Preoperative testing for sepsis before revision total knee arthroplasty. J Arthroplasty. 2007;22 Suppl 2:90–3.

18. Ghanem E, Parvizi J, Burnett RS, Sharkey PF, Keshavarzi N, Agarwal A, Barrack RL. Cell count and differential of aspirated fluid in the diagnosis of infection at the site of total knee arthroplasty. J Bone Joint Surg Am. 2008;90:1637–43.

19. Schinsky MF, Della Valle CJ, Sporer SM, Paprosky WG. Perioperative testing for joint infection in patients undergoing revision total hip arthroplasty. J Bone Joint Surg Am. 2008;90:1869–75.

20. Ghanem E, Houssock C, Pulido L, Han S, Jaberi FM, Parvizi J. Determining "true" leukocytosis in bloody joint aspirate. J Arthroplasty. 2008;23:182–7.

16

检测人工关节感染的假体周围组织学分析

Histological Analysis of Periprosthetic Tissue for Detecting Prosthetic Joint Infection

Andrej Cör

（唐　旭　译　赵昌盛　校）

摘　要　当临床发现十分有限甚至缺失时，鉴别无菌性松动与人工关节感染（PJI）十分困难，但这十分重要，因为不同诊断的治疗方案不同。不幸的是，至今为止对于诊断假体感染没有100%敏感和特异的术前和术中检查。几位作者提出，冰冻或永久组织切片分析是检测PJI的有效方法。应用各异的诊断"阳性"标准的组织学分析已经被吹捧为一种高效、廉价而特异度高的检查；然而，在不同的研究中其灵敏度却高低不一，介于18%到100%之间。关节修补术中的假体周围组织学分析在术前检查结果模糊时十分有帮助，但为了避免诊断错误，每一个组织学诊断依据的应用都需谨慎。

关键词　诊断·组织学·冰冻切片·采样

　　由于治疗假体松动（细菌性或无菌性）的手术不同，所以确立人工关节感染（PJI）的正确诊断十分重要。PJI的正确诊断在临床实践中还是个挑战。人工关节感染的误诊对于患者来说，后果十分严重。各种不同的检查（C反应蛋白、红细胞沉降率、白细胞计数和各种影像学技术）可以在术前进行，然而那些检查灵敏度、特异度都很低。微生物培养代表了诊断人工关节感染的诊断金标准，但其不适合用来决定手术治疗方案，因为细菌生长需要时间。只有革兰氏染色和组织学两项术中检查可以即时提供假体松动的病因；然而，革兰氏染色的灵敏度低于30%[23]。许多作者建议，冰冻切片分析是诊断PJI准确而快速的方法[6,25]。

　　在骨和假体之间，不同宽度的结缔组织生长起来，被叫作假体周围膜，在修复术中必须将其移除。这种膜是组织学分析的有价值的标本。假体周围膜显示出非常不同的形态特点，为了规范组织病理学诊断，Morawietz等提出了一个组织学分类系统来定义四种不同类型的假体周围膜（Ⅰ型是磨损颗粒诱导型，Ⅱ型为感染型，Ⅲ型为结合型，Ⅳ型是不确定型），这种分类系统是基于对异物颗粒、肉芽组织和多形核白细胞（PMN）的检查。感染型和混合型反映了感染性松动[17]。中性粒细胞的大量出现是建立 PJI 诊断最重要的组织学特征,因为它们是抵御细菌感染最重要的细胞种群(图 16-1)。对于其他类型的细胞如对淋巴细胞或浆细胞的评估尚未被证明适合于诊断假体周围感染[5]。

1973 年,Charosky 等对比描述了假体周围组织对感染与对磨损的颗粒碎片的组织学反应的差异[9]。这些作者们认为人工关节感染的特点是 PMN 的浸润。之后在 36 例失败的人工关节置换系列研究中,Mirra 等量化了感染出现时的炎症程度。他们发现每个高倍视野(HPF)中多于 5 个多形核细胞与感染相关。为了尽量减少抽样误差,Feldman 等[12]描述了组织学诊断 PJI 的标准:①分析肉芽组织;②对于每个患者至少分析其两份组织样品;③应选取每个样品中细胞数最多的 5 个视野;④应计数高倍视野下的 PMN 细胞;⑤只将细胞质边界完整清晰的中性粒细胞纳入计数[12]。

诊断 PJI 需要的 PMN 的确切数字还在辩论中。PMN 细胞数的几个标准临界值已经公布:比如,Athanasou 等要求每高倍视野至少 1 个 PMN;Feldamn 等将每高倍视野下 5 个 PMN 作为标准;Pandey 等认为大于 5 个中性粒细胞即可诊断 PJI,但 1~5 个中性粒细胞时应高度怀疑感染;Bori 等将 5 个 PMN 作为标准且认为当假体周围组织中每高倍视野下发现至少 5 个 PMN 时感染的概率很大,但中性粒细胞少于 5 个时也不能排除感染。Banit 等[3]和 Lonner 等[14]提出,在每高倍视野下至少 10 个中性粒细胞时应诊断感染,最后,Morawietz 等[18]推荐了另外一种算法,10 个高倍视野中有≥23 个

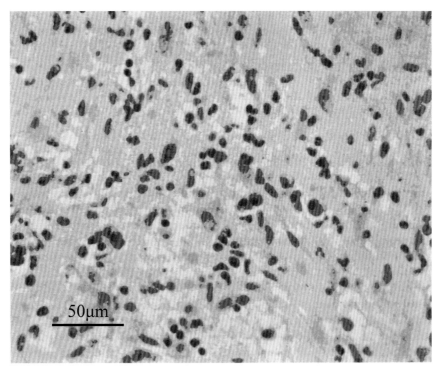

图 16-1 THA 术后感染患者的石蜡切片显微照片显示大于 10 个多形核白细胞/高倍镜视野(苏木精与伊红染色,400 倍视野)

中性粒细胞。

此外，Feldman 等[12]报告通过组织学方法诊断 PJI 具有 100％的灵敏度，Müller 等也报告在所有术前和术中检查中，组织病理学取得了最高的准确率（94％）。这些报告的结论被 Fehring 和 McAlister[11]质疑，他们报告的敏感度只有 18％。用假体周围组织中出现微生物作为 PJI 诊断金标准的最近发表的文章也报告出较低的敏感度值；然而，即便是微生物培养也不是 100％可靠的。几个作者报道，在术中收集的阴性的微生物培养标本中，感染发病率令人担忧[13,16]。10.7％的病例中微生物和组织学的结果有差异[17]。

根据对文献的密切审查，组织学诊断 PJI 的灵敏度在 18％到 100％之间，但是另一方面，它可以十分特异，在之前报道的研究中其特异度在 89.5％到 100％之间（表 16-1）。几个作者总结组织切片分析对于排除感染十分重要，而不是为了发现感染[4,10]。Nunez 等[20]认为，如果术前没有感染的可疑临床表现且术中冰冻切片每高倍视野未发现 5 个或大于 5 个 PMN，这时应该进行再植入，此种情况不发生感染的概率是 91％。在术前诊断阴性而术中冰冻切片高倍视野下出现多于 5 个 PMN 的可疑病例中，外科医生必须要小心谨慎，这种情况下更适合推迟再植入。

表 16-1　评价诊断 PJI 的组织学方法的不同研究的结果

研究	N	PMN	S（％）	Sp（％）	PPV（％）	NPV（％）
Mira et al. [15]	34	>5	100	98	—	—
Fehring and McAlister[11]						
Feldman et al. [12]	33	>5	100	96	—	—
Lonner et al. [14]	175	>5	84	96	70	98
Athanasou et al. [2]	106	>5	90	96	88	98
Spangehl et al.（1998）[23]	202	>5	80	94	74	96
Abdul-Karim et al. [1]	64	>5	43	97	—	—
Pons et al. [22]	83	>5	100	98	94	100
Pandey et al. [21]	602	>5	100	97	92	100
Borrego et al. [8]	146	>10	91	87	81	94
Müller et al. [19]	50	>5	95	92	97	86
Morawietz et al. [18]	147	>23	73	95	91	91
Tothz et al.（2010）[24]	64	>5	86	100	100	95

N：病例数，PMN：多形核白细胞，S：敏感性，Sp：特异性，PPV：阳性预测值，NPV：阴性预测值

几个研究中组织学诊断 PJI 的灵敏度和特异度不能够达到 100％的原因各有不同。组织学检查的假阳性结果可能因为以下几个原因之一：微生物较挑剔不能在体外生长，用于微生物培养或者组织学分析的样品未从同一区域采集，或者出现包裹性感染[14]。需要强调的是，微生物培养的阴性结果不能排除感染的存在。

组织学分析的假阴性率可能归因于：

1. 微生物培养所用的样品被细菌污染。

2. 诊断人工关节感染的标准的临界值（每显微镜视野下 PMN）。

3. 低毒性的微生物如表皮葡萄球菌或痤疮丙酸杆菌不能刺激 PMN 浸润。

4. 送到实验室进行组织学分析的标本类型[7]。

提交用于组织学评估的样本具有多样性。大多数骨科医生从假包膜、滑膜表面、假体周围膜或者可疑感染的任何组织中采取标本。假体周围膜位于假体和骨头之间或者在骨水泥与组织间，而不要与形成关节腔的假包膜相混淆。几位作者描述了在同一患者中界面膜与假包膜的组织学表现十分相似[17,21]。然而，Bori 等发现假体周围界面膜是诊断人工关节感染最好的样品[7]，并且界面膜较假包膜有更高的灵敏度和阳性预测值。界面膜样品应尽快送到组织学实验室，且多个小样本可能会对检测炎症的重点区域更有效。

几项研究报道了冰冻切片和永久切片分析结果之间良好的相关性。结果一致率在78％到 100％之间。永久切片的石蜡切片更容易制作且人工处理较少；然而通过冰冻切片我们可以更快得到关于 PJI 可能性的信息。

结论：由于其特异性极高，假体周围组织的组织学分析若得出阴性结果则说明不存在感染；另外一方面，由于其灵敏度较低，阳性的组织学结果不能够确诊感染。为了改进组织病理学诊断 PJI 的结果，病理学家必须要熟练掌握准备和解读冰冻切片和永久切片的技术。此外，病理学家和外科医生应该紧密合作，自由交流。病理学家应该得到诸如假体的类型和固定的类型，假体植入时间以及之前外科医生发现的微生物学结果这些数据。

参考文献

1. Abdul-Karim FM, McGinis MG, Kraay M, et al. Frozen section biopsy assessment for the presence of polymorphonuclear leukocytes in patients undergoing revision of arthroplasties. Mod Pathol. 1998;11:427–31.

2. Athanasou NA, Pandey R, de Steiger R, et al. The role of intraoperative frozen sections in revision total joint arthroplasty. J Bone Joint Surg Am. 1997;79:1433–4.

3. Banit DM, Kaufer H, Harford JM. Intraoperative frozen section analysis in revision total joint arthroplasty. Clin Orthop Relat Res. 2002;400:230–8.

4. Bori G, Soriano A, Garcia S, et al. Low sensitivity of histology to predict the presence of microorganisms in suspected aseptic loosening of a joint prosthesis. Mod Pathol. 2006;19:874–7. doi:10.1038/modpathol.3800606.

5. Bori G, Soriano A, Garcia S, Mallofre C, Riba J, Mensa J. Usefulness of histological analysis for predicting the presence of microorganisms at the time of reimplantation after hip resection arthroplasty for the treatment of infection. J Bone Joint Surg Am. 2007;89:1232–7. doi:10.2106/JBJS.F.00741.

6. Bori G, Soriano A, Garcia S, Gallart X, Mallofre C, Mensa J. Neutrophils in frozen sections and type of microorganism isolated at the time of resection arthroplasty for the treatment of infection. Arch Orthop Trauma Surg. 2009;129:591–5. doi:10.1007/s00402-008-0679-6.

7. Bori G, Monuz-Mahamud E, Garcia S, et al. Interface membrane is the best sample for histological study to diagnose prosthetic joint infection. Mod Pathol. 2011;24:579–84. doi:10.1038/modpathol.2010.219.

8. Borrego AF, Martinez FM, Parra JLC, Graneda DS, Crespo RG, Stern LLD. Diagnosis of infection in hip and knee revision surgery: intraoperative frozen section analysis. Int Orthop. 2007;31:33–7. doi:10.1007/s00264-005-0069-4.

9. Charosky CB, Bullough PG, Wilson PD. Total hip replacement failures. A histological evaluation. J Bone Joint Surg Am. 1973;55:49–58.

10. Della Valle CJ, Bogner E, Desai P, et al. Analysis of frozen sections of intraoperative specimens obtained at the time of reoperation after hip or knee resection arthroplasty for the treatment of infection. J Bone Joint Surg Am. 1999;81:684–9.

11. Fehring TK, McAlister Jr JA. Frozen histological section as a guide to sepsis in revision joint arthroplasty. Clin Orthop. 1994;304:229–37.

12. Feldman DS, Lonner JS, Desal P, Zuckerman JD. The role of intraoperative frozen sections in revision total joint arthroplasty. J Bone Joint Surg Am. 1995;77:1807–13.

13. Ince A, Rupp J, Fromelt L, Katzer A, Gille J, Lohr JF. Is "aseptic" loosening of the prosthetic cup after total hip replacement due to nonculturable bacterial pathogens in patients with low-grade infection? Clin Infect Dis. 2004;39:1599–603.

14. Lonner JH, Desai P, Dicesare PE, Steiner G, Zuckerman JD. The reliability of analysis of intraoperative frozen sections for identifying acute infection during revision hip or knee arthroplasty. J Bone Joint Surg Am. 1996;78:1553–8.

15. Mira JM, Amstutz HC, Matos M, et al. The pathology of the joint tissue and its clinical relevance in prosthesis failure. Clin Orthop. 1976;117:221–40.

16. Moran E, Byren I, Atkins L. Diagnosis and management of prosthetic joint infections. J Antimicrob Chemother. 2010;65 Suppl 3:45–54. doi:10.1093/jac/dkq305.

17. Morawietz L, Classen RA, Schroder JH, et al. Proposal of histopathological consensus classification of the periprosthetic interface membrane. J Clin Pathol. 2006;59:591–7. doi:10.1136/jcp.2005.027485.

18. Morawietz L, Tiddens O, Mueller M, et al. Twenty-three neutrophil granulocytes in 10 high-power fields is the best histopathological threshold to differentiate between aseptic and septic endopros-thesis loosening. Histopathology. 2009;847–853. doi:10.1111/j.1365-2559.2009.03313.x.

19. Müller M, Morawietz L, Hasart O, Strube P, Perka C, Tohtz S. Diagnosis of periprosthetic infection following total hip arthroplasty-evaluation of the diagnostic values of pre- and intra-operative parameters and the associated strategy to preoperatively select patients with a high probability of joint infection. J Orthop Surg Res. 2008;3:31. doi:10.1186/1749-799X-3-31.

20. Nunez LV, Buttaro MA, Morandi A, Pusso R, Piccaluga F. Frozen sections of samples taken intraoperatively for diagnosis of infection in revision hip surgery. Acta Orthop. 2007;78:226–30. doi:10.1080/17453670710013726.

21. Pandey R, Drakoulakis E, Athanasou NA. An assessment of the histological criteria used to diagnose infection in hip revision arthroplasty tissues. J Clin Pathol. 1999;52:118–23.

22. Pons M, Angels F, Sanchez C, et al. Infected total hip arthroplasty-the value of intraoperative histology. Int Orthop. 1999;23:34–6.

23. Spangehl MJ, Masri BA, O'Connel JX, et al. Prospective analysis of preoperative and intraoperative investigational for the diagnosis of infection at the sites of two hundred and two revision total hip arthroplasties. J Bone Joint Surg Am. 1999;81:672–83.

24. Tohtz SW, Muller M, Morawietz L, Winkler T, Parka C. Validity of frozen sections for analysis of periprosthetic loosening membranes. Clin Orthop Relat Res. 2010;468:762–8. doi:10.107/s!1999-009-1102-5.

25. Wong YC, Lee QJ, Wai YL, Ng WF. Intraoperative frozen section for detecting active infection in failed hip and knee arthroplasties. J Arthroplasty. 2005;20:1015–20. doi:10.1016/j.arth.2004.08.003.

17

关节假体感染的微生物学诊断
Microbiological Diagnosis of Prosthetic Joint Infection

Jaime Esteban, Concepción Pérez-Jorge, Ramón Pérez-Tanoira, 和 Enrique Cómez-Barrena

（姜 龙 译 赵昌盛 校）

摘 要 在临床实践中，关节假体感染的微生物学诊断一直是一个难题。综合征的诊断包括若干症状与体征的共同存在，以及不同技术的综合使用，包括图像分析、生物化学标志物以及手术中组织学分析。微生物学是该过程最重要的一步，因为在此基础上不但可以选择最好的抗生素治疗，还可以确定外科治疗的方向，判断患者的预后。目前通常推荐的方法包括关节液、假体周围组织和假体超声处理物的培养等，这些方法的组合在大多数病例中可以得到一个病因学诊断。然后，由于术中标本革兰氏染色缺乏敏感性和特异性，感染的快速诊断一直是一个难题。

关键词 培养•影像学•穿刺•超声处理

17.1 引 言

关节假体的应用是骨科最重要的成就之一。在此之前，成千上万的慢性病患者因为没有关节假体的存在而无法医治，而关节假体的出现大大提高了这些患者的生活质量。目前，关节假体的应用数量正在飞速增长，预计到 2050 年，每年将会用到 300 万关节假体[1]。虽然关节假体有不胜枚举的优势，但是假体的使用不可避免地会有并发症。在这些并发症之中，最具有毁灭性的是感染，它的发生率在 1%～3%[2]，并且感染的发生会大大增加患者的致残率与死亡率。随着关节假体手术的增长，预计感染患者的增长也会与手术的增长平行，所以，感染的问题在不久的将来会愈加严重[3]。

在这些患者的管理中，最重要的问题当属诊断。数十年来临床诊断一直被认为是金标准，并且至今都相当重要。临床上怀疑感染是最终通过一系列实验诊断假体周围感染（PJI）的第一步[2,4-6]。虽然临床上有很多 PJI 的病例临床资料不完整或者很像无菌性松动，但是如果使用恰当的诊断方法这些病例依然可以被准确判断[7]。除此之外，尽管 PJI 诊断的确定很重要，但是病因诊断对于某些患者的管理而言也是不可或缺的[2,4-6]，因为选择恰当的抗生素才是管理感染患者的关键点所在[2,8]。导致感染的微生物种类不胜枚举，在这其中 60%～70% 的罪魁祸首是葡萄球菌属[4]。微生物种类的确定与药敏试验是相当重要的问题，本章将会讨论相关的技术。

17.2 快速的传统诊断方法

PJI 的快速诊断可以在术中为患者选择合适的诊疗方法，而这些方法大多是基于染色。

17.2.1 组织学

虽然这种方法并不能提供病因学诊断，但是一些学者提出，假体周围组织冰冻切片上看到的急性或慢性感染的细胞，与 PJI 的存在有高度相关性（表 17-1）。Mirra 等[9]发现 15 例确定诊断感染的患者冰冻组织学切片上存在急性炎症细胞的浸润，而 21 例非感染患者的切片中无浸润现象。该研究使得高倍镜（HPF）下 PMN 的数目成为诊断 PJI 的标准。不同的研究采用不同的标准，但是通常来说，每高倍镜视野下 5～10 个 PMN 浸润提示急性感染，对于 PJI 的诊断有相当重要的提示意义[1,4-6,10-14]。然而，虽然该方法诊断 PJI 的特异性很高，但是敏感性却不尽如人意，同时，必须考虑到以下问题：高倍镜下看到的部位并不标准化[15]。因为组织中不同部位的炎症细胞浸润程度并不相同，所以至少需要 10 个高倍镜下的平均数。组织病理学诊断的另一个限制在于并不能确定导致感染的微生物。除此之外，存在关节炎症患者的组织病理学切片读片也是相当困难的[10]。

表 17-1 诊断 PJI 的冰冻切片/组织病理

研究	置换手术的数量和类型	终止数量	S（%）	Sp（%）	PPV（%）	NPV（%）
Fehring 等[59]	107	无	18.2	89.5		
Athanasou 等[60]	106（髋-膝）	1	90	96	88	98
Lonner 等[12]	175（髋-膝）	5	84	96	70	98
		10	84	99	89	98
Pandey 等[61]	602（髋）	1	98	97	92	100
Banit 等[62]	121（髋-膝）	10	67	93	67	93
Bori 等[13]	21（髋）	5	28.5	100	100	74
		1	71.4	64.2	50	81.8

S：敏感性，Sp：特异性，PPV：阳性预测值，NPV：阴性预测值

用于冰冻切片的活检标本必须取自不同的部位以增加敏感度。另外，取材要代表纤维膜，并且不含浅层纤维相当重要。

17.2.2 革兰氏染色

在临床微生物实验室中，革兰氏染色是快速诊断感染的相当有效的方法。这是一种相当古老的技术，可以检测细菌并且根据其形态和染色特性进行细菌的初步分类[16]。

这种方法在关节液中的应用已经被证实有很高的特异度，虽然敏感度只有 40％～45％[5]。但是，它在染色假体周围组织诊断 PJI 中却有很大的优势（表 17-2）。实际上，虽然一个革兰氏染色的阳性结果就可以预测感染，但是鉴于其敏感度比较低，对于每次阳性结果必须有感染患者的大量标本检测[17]。此外，Ghanem 等[18]报道标本的增加并不能显著提高敏感度。在其他的研究中，Chimento 等[19]得出结论，翻修术中革兰氏染色证实不存在微生物并不能确定感染一定不存在，PMN 的存在也不一定代表感染一定存在。基于这些限制，使用革兰氏染色快速诊断 PJI 的方法在选择性翻修术中不推荐[17,20]。

表 17-2　诊断 PJI 的革兰氏染色结果

文献	研究的样本量	样本类型	阳性结果的条件[a]	S%（髋-膝）	Sp%（髋-膝）	PPV%（髋-膝）	NPV%（髋-膝）
Atkins 等[17]	297	术前-术中	微生物	12[b] 6[c]	98.8[b] 99.7[b]	— —	— —
Chimento 等[19]	169	术中	微生物 >10 个 PMN	0 18.8	— 95.6	 50	 83
Feldman 等[63]	33	术中	微生物	22.2	—	—	—
Pandey 等[61]	602（髋）		微生物	21.5	—	—	—
Della Valle 等[64]	413	术中		14.7			
Spangehl 等[65]	202（髋）	术中	微生物	19	98	63	89
Ghanem 等[18]	感染 321 未感染 683	术中	微生物 >5 个 PMN 两者[d] 两者[e]	31～30 31～53 18～21 43～64	100 99 100 99	100～98 89～96 100 93～97	79～70 79～78 77～68 82
Parvizi 等[66]	453（膝）	术中	微生物 >5 个 PMN 两者	30 30 43～64	98 100 100	89 100 100	70 79 82

S：敏感性，Sp：特异性，PPV：阳性预测值，NPV：阴性预测值

[a] 当存在微生物或在至少五个独立的高倍视野内发现多于 5 个或 10 个 PMN/高倍视野（40 倍），或者两者都存在时，可认为感染阳性；

[b] 对于检测为阳性（至少 5 个中性粒细胞/高倍视野）的组织进行计算敏感性和特异性；

[c] 对于培养结果为阳性（来源于 3～4 个独立样本培养出可分辨的微生物）的样本计算敏感性和特异性；

[d] 连锁联合检测要求两个检测均为阳性（只有一个为阳性不符合标准），可以诊断为 PPI；

[e] 平行联合检测要求两个检测中任一个检测为阳性或两个检测均为阳性可诊断为感染

17.2.3　免疫荧光

快速诊断的另一个方法是免疫荧光显微术（IFM）。在该技术中，标记有荧光的单

克隆抗体用于荧光显微镜下检测微生物。文献中有一些研究是关于将针对病原的抗体用于超声处理的关节液中，然后可以直接看到细菌的非培养的微生物学诊断 PJI 方法。Tunney 等[21] 使用针对葡萄球菌的多克隆抗体用于超声处理假体的液体和对照组。IFM 结果显示翻修取回的髋关节假体中 63％ 生长有细菌，虽然细菌的种类并不能确定。Piper 等评估了使用 IFM 方法分析超声处理的回收假体的液体，诊断肩关节假体 PJI，该方法使用了针对丙酸菌属和葡萄球菌属的抗体，并且与分子生物学方法对比。对于超声处理的感染肩关节假体的液体，IFM 和聚合酶链反应（PCR）的灵敏度分别为 39.4％（13/33）和 57.6％（19/33）；特异度分别为 98％（99/101）和 99％（100/101）[22]。

然而，该方法用于 PJI 微生物学诊断的价值依然不明确。据一些学者的说法，IFM 并不能提高超声处理液的培养灵敏度，因为所有 IFM 阳性的标本都有阳性的培养结果[22]。据其他一些学者的说法[21,23]，根据细菌的大团聚集或是单个分布的特点可以区分是致病菌还是污染菌。然而，该方法最主要的限制是在物种层面上识别病原菌的特异性。如果使用特异性单克隆抗体[22]，必须要使用大量的染色，从而识别所有潜在的病原菌，因为未被染色的细菌根本无法被识别。如果使用非特异性抗体[21]，被检测细菌的识别就无法实施。基于这些限制因素，IFM 目前并没有广泛应用于临床诊断 PJI。

17.2.4 其他影像学研究

Stoodley 等[24] 描述了一个多年慢性反复性感染症状发作的病例。使用分子探针的共焦显微镜分析最后一次翻修手术中的关节液、组织以及骨水泥，结果发现在感染的肘关节中存在生物被膜以及共生的球样细菌，所以在过去的 5 年中培养均为阴性。因此，共焦电子显微镜可以观察到植入假体上的生物被膜中的细菌，虽然该方法还停留在实验阶段[25-26]。

荧光镜下假体周围活检也是一种方法，可以提高取到慢性感染组织中含有微生物最多的区域样本的机会（骨与骨水泥表面或者骨与关节假体表面)[27]。

17.3 术前传统微生物学诊断

微生物学研究可以帮助在术前（翻修手术前）诊断 PJI，特别是与其他特异性分析参数、临床病史、体格检查以及影像学检查一起使用的时候，因为这些检查都有一定的假阳性与假阴性[28]。微生物学诊断可以帮助确定致病细菌，从而通过选择合适的抗生素确定治疗方法，评估手术治疗的价值与意义来帮助患者。除此之外，在某些病例中还可以帮助鉴别诊断 PJI 与无菌性松动[28-29]。

17.3.1 关节液培养

对于可疑炎症的患者，关节液培养是诊断 PJI 的主要微生物学技术。通常，关节液分析包括炎症标志物的评估以及关节液细胞计数[4]。在很多病例中，关节液分析的结果可靠性很差，而在这些病例中，关节液培养可以有效诊断 PJI[29]。关节液培养最大的优势在于可以确定潜在炎症性疾病的致病菌并且可以进行致病菌的易感性测试，这些都可以影响到其他的化验[1,4]。

关于关节液培养价值的研究有很多[1,4]。然而，有很多的影响因素依然在研究。最近的热点研究是血培养瓶的接种与传统固态培养的对比。有很多理论都在尝试解释为什么传统培养方法的敏感性如此之低[30-33]。首先，样本中的微生物数量很少，而血培养瓶的接种可以提高微生物数量，与使用固态培养相比使用更多的样本（大约每烧瓶5ml），提高敏感性。第二，样本中抑制剂的存在，比如抗生素，可以抑制细菌的增长。现在，血培养瓶包括几种不同的方法可以攻克这一难关。第三，必须要考虑到关节液中的细菌会被白细胞所吞噬，导致培养的阴性结果。绝大多数的血培养系统中含有溶细胞的试剂（比如皂素），可以释放被吞噬的细菌，使之可以在液体介质中快速生长。最后一点，标本被接种的时候很有可能被污染，而在血培养中样本的人工操作大大减少，从而使污染的可能性大大降低。上述因素提示，将关节液接种在血培养瓶中，可以提高该技术的敏感性。文献中有一些研究将关节液接种在不同培养瓶中，比如BACTEC PEDS PLUS[30-31]、BACTEC 460[33]，以及 BACTEC 9240[32]，并与传统固体培养比较（表 17-3）。这些研究表明使用这些培养瓶与传统培养方法相比，分离出来的细菌数量有统计学显著性提升。

表 17-3　注射入标准血培养瓶（SBC）的液体培养，在标准培养基上进行的假体周围组织培养和拭子标本培养的结果比较

文献	病例数	样本类型	S%	Sp%
Font-Vizcarra 等[32]	63	SBC	86	100
		假体周围组织	69	81
		拭子	61	99
Levine 等[67]	24	SBC	92	100
		假体周围组织	46	100
		拭子	64	100

然而，关节液培养与术中培养的结果有可能不一致。大多数研究显示，关节液活检比关节穿刺在诊断 PJI 时更有优势。Fink 等[31]评估了关节液活检培养与关节穿刺以及全膝关节置换术中的 C 反应蛋白。关节液在 BD BACTEC PEDS PLUS/F 培养瓶中培养了 14 天，如果有至少两个样本培养出同样的微生物将会报阳性。结果显示，关节液活检的细菌学和组织学研究的组合对于假体周围感染的诊断价值最高。这样的结果可能是因为在感染的假体中，微生物绝大多数都在假体表面的生物膜上，只有很少一部分以游离细菌的形式存在[32,34]。在急性感染中，关节液十分充足，游离细菌的数量也很多，典型的感染症状也是存在的；而在慢性感染中，关节液很少，大多数细菌都是附着状态，吸附在假体表面。

总之，根据文献的结论，自动化系统中的关节液培养与传统的测试方法比较可以提高诊断 PJI 的敏感性与特异性，应该被推广应用（图 17-1）。

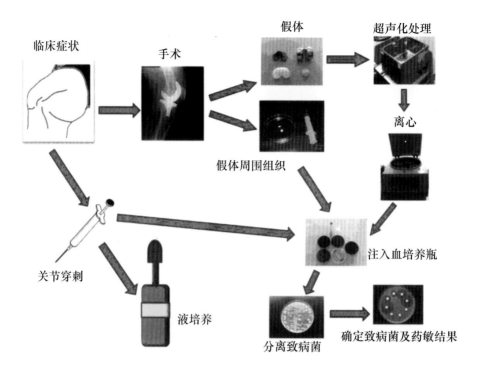

图 17-1 PJI 微生物诊断的推荐方案

17. 3. 2 窦道培养

据报道，就诊断 PJI 而言，窦道标本的质量很低[5]，然而，因为很容易获取，所以大多数时候窦道标本都会被送到临床微生物实验室。在一个慢性骨髓炎的研究中，与术中标本的培养相比，窦道标本培养只能够检测到 44% 的病例，而且只有在窦道分离到金黄色葡萄球菌时才能够预测致病菌[15]。慢性骨髓炎的细菌学诊断是基于在窦道中分离到除了金黄色葡萄球菌以外的其他细菌，并且一定要得到术中培养的确认[27,35]。此外，因为 PJI 患者中最常见的分离出来的致病菌是凝血酶阴性葡萄球菌属，所以窦道流出物的培养应该避免；结果经常如此也是因为受到皮肤常驻菌群的影响，故而和术中标本培养结果的对应性比较差[4]。Cune 等[36]的研究分析了急性 PJI 的患者中表面样本分离出来的微生物与深部样本发现同种微生物的一致性，最后得出结论：表面样本可以帮助外科医生早期确定细菌类型，早期开始特异性的抗生素治疗。然而，表面标本的结果如果是金黄色葡萄球菌或者需氧革兰氏阴性细菌，则效率更高[36]。此外，根据其他研究显示，窦道培养和活检的一致性并没有 Cune 等研究的一致性那么高[5,37]。

尽管结果如此，拭子培养被报道有很高的假阳性率，因为有凝血酶阴性葡萄球菌或丙酸菌属的污染，所以，尽管该技术在某些急性 PJI 的病例中很有意义，但是该技术并不推荐用来诊断慢性 PJI[1,4-5,32]。

17.4　术中传统微生物诊断

当诊断 PJI 的时候，手术是关键的治疗手段[2,8]。在术中，通过送样本去微生物实验室进行病因学诊断是很必要的。这些样本包括关节液以及假体本身。

17.4.1　关节液穿刺

Spangehl 等[38]前瞻性地分析了术前与术中关节液培养的意义，该试验涉及 178 个感染的患者，共 202 个翻修的髋关节。结果如下：术前穿刺的敏感度为 86％，特异度为 94％，阳性预测值为 67％，阴性预测值为 98％；而术中培养的敏感度为 94％，特异度为 97％，阳性预测值为 77％，阴性预测值为 99％。与组织样本一起使用会大大增加其诊断 PJI 的价值与意义[39]。

17.4.2　假体周围组织培养

假体周围组织培养可以为寻找感染细菌提供最准确的标本，翻修术中获取的组织或者液体培养结果通常被认为是诊断或者排除假体周围感染的金标准[20]。

假体周围组织培养的敏感度可能很低（为 37％～61％）[25,40]，可能这与周围组织的状态有关。为了提高培养的敏感性，通常推荐使用取 3 份不同的小块样本[10,15]，根据情况也可以增加到 5 块[4,17,20]。Kamme 和 Lindberg[41]描述 5 个样本中有 1 个或 2 个有细菌增长，就可以很明确地提示污染，而 5 个均有 1 种或 2 种细菌增长，就可以很明确地提示感染。根据其他学者的研究，至少 3 份样本中有同一种微生物的生长需要鉴别是污染还是真正的致病菌[20]。Atkins 等提出至少要有两个阳性组织的培养结果[17]。不同样本的组合也可以提高敏感性。Meermans 和 Haddad 的研究中[39]，组织活检和穿刺的组合可以很大地提高敏感性和精确性。无论如何，按照指南推荐在获取标本和操作标本的时候严格无菌是关键。

在微生物学实验室中，标本的操作过程通常是首先研磨打碎之后接种在培养基上。最近的一个报道[42]建议，如果使用研磨机操作，敏感性可以得到提高，因为这样比传统方法可以释放更多的微生物。另外一个问题便是接种时间。一些导致 PJI 的微生物生长很缓慢，可能因为处在表型状态（生物膜内附着）或者因为遗传特性（像金黄色葡萄球菌或者其他生长缓慢的微生物）。根据 Schafer 等的研究[43]，外部培养 15 天左右可以提高培养假体周围样本的敏感度，而培养 7 天之后只有 73.6％的样本有阳性结果。

如果可以，在微生物试验完成之前应该停用所有的抗生素。患者停用抗生素至诊断试验的间隔时间并不清楚，目前推荐 14 天的停用抗生素时间[4,10,27]。另外，应用了 3 个月的抗生素与翻修手术培养阴性相关联[1,44-45]。

17.4.3　回收假体

PJI 病理过程中最重要的问题是微生物在假体周围形成了生物膜[36,46-48]。该现象对于患者的诊断也有重要的提示意义，因为细菌可以很牢固地黏附在假体上，所以培养其他样本很容易得到阴性结果。如果移除假体，可以将其送至微生物学实验室处理，并寻找致病细菌。该方法最明显的优势在于检测的样本就是感染的部位[46]。然而，该过程中污染的可能性很大。处理假体的过程中使用了很多方法，包括清洁假体表面，将假体浸于液体中培养整个假体等。然而，这些方法依然缺乏敏感性与特异性，并不能应用在常规微生物学检测临床实践中[5,10-11,25]。最近，使用低强度超声处理成为处理假体的好方法，目前广泛应用于实验室中，作为诊断的常规路径的一部分。

17.4.3.1　超声化

根据 Gristina 的"表面竞赛"的理论[48]，生物相关的感染开始时都是细菌黏附在器材表面，逐渐生成细胞外间质，最终形成生物膜。生物膜可以保护细菌免受抗生素和宿主自身免疫系统的威胁，是细菌的保护伞[34,36,49]。该现象导致处理生物相关感染的难度增加，通常需要移除器械才能够使患者的预后良好[8,10,46,50]。假体周围组织的培养是微生物诊断的金标准，但是致病菌通常很难通过常规培养技术检测到，因为这些细菌都黏附在假体上，并非在假体周围[8,21,46]。

超声的使用可以使黏附在假体表面的细菌释放出来，该技术已经应用了多年。然而，该技术只用于实验研究，很少用于临床诊断。超声处理方法已经发展成为可以从假体表面获取更多可用细菌的方法。Monsen 等[51]研究了该问题，分析出了可以提高超声化敏感性的因素的一套流程。温度、持续时间、超声缓冲液的成分、超声试管中的材料等因素的作用被这些作者进行了评估。最后得出结论对于移除的假体超声化时应使用无菌的缓冲溶剂，假体取下后要尽快送往实验室。一旦送达实验室，假体立即被置于玻璃杯中超声化。本研究的作者推荐如下的超声化条件：室温下（22℃）持续7min，浓缩超声化液以获取最终的 400μl 液体。悬浊液分为四等分，每份 100μl，培养在不同的琼脂培养基中。在分离革兰氏阴性细菌的时候，超声化的时间很重要，超过15min 的话会彻底毁灭该类细菌，而有些学者认为可以用更长一点的时间[52]。

在 20 世纪 90 年代末期，Tunney 等[21]改进了一种专门针对感染髋关节假体的超声化方法，有更高的特异性和敏感性。该方法满足了厌氧菌的生长需求，可以检测到厌氧菌的存在。然而，该方法在很多没有临床症状或体征的患者中也有很高的阳性结果，所以该方法并不能应用于临床[21]。后来 Trampuz 等[6]建议使用固体容器可以避免培养时被浮在水面上的细菌污染[53]。这批作者设计了器具避免了该问题，结果假体周围组织培养显示敏感性显著提高，同时特异性没有降低[40]。后来该研究又将样本置于密封塑料容器中，在超声化之前用大量的水涡旋处理。几个月后，又有几个文献发表，确定了使用不同方法时超声化的实用性[54-55]。Esteban 等[54]的一项研究中，袋子污染的危险可以通过改变超声化容器中水的含量、检查袋子有无破损以及仔细操作等来避免[54]。在该项研究，应用超声进行离心和使用广谱培养基（被用来分离不常见的微生物）是可以提高该技术的敏感性的。应用硬质塑料容器和离心的进一步研究展示了很好的结果，不仅是在关节假体，在其他骨科植入物中也是同样[22,56-57]。

关于假体周围组织培养应用的一个显著问题，比如培养前进行抗生素治疗的意义由 Trampuz 等[40]进行了研究。对于 14 天内进行了抗生素治疗的患者来说，超声比组织培养的敏感性更高[40]。在这个研究中，作者也建议从超声液中分离出的一定数量的微生物进行计数可能有助于鉴别假体感染与污染[40]。然而，其他人的数据并不支持该论点[54]，而且至今没有关于感染诊断的突破性文章发表。假体碎片使用不同的超声化方法也被认为有助于鉴别假体感染与污染[54]。无论如何，即使有这些不同，这些文献依然说明超声化和假体周围组织培养以及其他大多数研究一样敏感，或者超声化在敏感性方面更胜一筹[21-22,40,54-58]。因此，在分离 PJI 的致病细菌时，该方法比其他微生物学方法受到更多推荐（图 17-1）。

前面涉及的方法都非常类似：假体取出后，置于无菌容器中，在 24h 之内送往实验室（样品最好储存在 4℃）。在实验室中，样品置于无菌容器中，添加一定量的缓冲液。之后样品被涡旋处理，超声化 5min 或者类似时间，之后离心浓缩超声化液体。沉淀物置于不同的培养基中培养。真菌培养、结核杆菌培养或者二者均进行，因为样品的获取非常不容易，必须尽一切努力取得最特异性的诊断。

17.5　结　论

PJI 患者的病因学诊断是患者管理的基石。如果没有诊断，任何对患者的治疗都是经验性的，不良结果的可能性大大增加。该诊断依然通过经典的方法获取比如染色和在不同的培养基中培养，同时新的技术大大提高了敏感性和特异性，所以无法诊断的患者的数量正在减少。然而，虽然有这些优势，仍然有一定数量的患者经过这些检查得出阴性结果，所有提高目前技术的进一步研究依然很重要。分子生物学以及类似的技术可能在不久的将来会变得非常重要，希望对这些患者的管理在未来也会有新的突破。

参考文献

1. Gomez E, Patel R. Laboratory diagnosis of prosthetic joint infection, part I. Clin Microbiol Newslett. 2011;33(8):55–60. doi:10.1016/j.clinmicnews.2011.03.004.
2. Darouiche RO. Treatment of infections associated with surgical implants. N Engl J Med. 2004;350:1422–9.
3. Kurtz SM, Lau E, Schmier J, Ong KL, Zhao K, Parvizi J. Infection burden for hip and knee arthroplasty in the United States. J Arthroplasty. 2008;23(7):984–91.
4. Del Pozo JL, Patel R. Clinical practice. Infection associated with prosthetic joints. N Engl J Med. 2009;361(8):787–94.
5. Zimmerli W, Trampuz A, Ochsner PE. Prosthetic-joint infections. N Engl J Med. 2004;351(16):1645–54.
6. Trampuz A, Widmer AF. Infections associated with orthopedic implants. Curr Opin Infect Dis. 2006;19:349–56.
7. Nelson CL, McLaren AC, McLaren SG, Johnson JW, Smeltzer MS. Is aseptic loosening truly aseptic? Clin Orthop Relat Res. 2005;437:25–30.
8. Esteban J, Cordero-Ampuero J. Treatment of prosthetic osteoarticular infections. Expert Opin Pharmacother. 2011;12(6):899–912.
9. Mirra JM, Amstutz HC, Matos M, Gold R. The pathology of the joint tissues and its clinical relevance in prosthesis failure. Clin Orthop Relat Res. 1976;117:221–40.
10. Trampuz A, Zimmerli W. Prosthetic joint infections: update in diagnosis and treatment. Swiss Med Wkly. 2005;135(17–18):243–51.

11. Zimmerli W. Prosthetic-joint-associated infections. Best Pract Res Clin Rheumatol. 1996;20(6):1045–63.

12. Lonner JH, Desai P, Dicesare PE, Steiner G, Zuckerman JD. The reliability of analysis of intraoperative frozen sections for identifying active infection during revision hip or knee arthroplasty. J Bone Joint Surg Am. 1996;78(10):1553–8.

13. Bori G, Soriano A, Garcia S, Mallofre C, Riba J, Mensa J. Usefulness of histological analysis for predicting the presence of microorganisms at the time of reimplantation after hip resection arthroplasty for the treatment of infection. J Bone Joint Surg Am. 2007;89(6):1232–7.

14. Della Valle CJ, Bogner E, Desai P, Lonner JH, Adler E, Zuckerman JD, et al. Analysis of frozen sections of intraoperative specimens obtained at the time of reoperation after hip or knee resection arthroplasty for the treatment of infection. J Bone Joint Surg Am. 1999;81:684–9.

15. Widmer AF. New developments in diagnosis and treatment of infection in orthopedic implants. Clin Infect Dis. 2001;33 Suppl 2:S94–106.

16. Atlas RM, Snyder JW. Reagents, stains and media: bacteriology. In: Versalovic J, Carroll KC, Funke G, Jorgensen JH, Landry ML, Warnock DW, editors. Manual of clinical microbiology. 10th ed. Washington, DC: ASM Press; 2011. p. 272–303.

17. Atkins BL, Athanasou N, Deeks JJ, Crook DW, Simpson H, Peto TE, et al. Prospective evaluation of criteria for microbiological diagnosis of prosthetic-joint infection at revision arthroplasty. The OSIRIS Collaborative Study Group. J Clin Microbiol. 1998;36(10):2932–9.

18. Ghanem E, Ketonis C, Restrepo C, Joshi A, Barrack R, Parvizi J. Periprosthetic infection: where do we stand with regard to Gram stain? Acta Orthop. 2009;80(1):37–40.

19. Chimento GF, Finger S, Barrack RL. Gram stain detection of infection during revision arthroplasty. J Bone Joint Surg Br. 1996;78(5):838–9.

20. Bauer TW, Parvizi J, Kobayashi N, Krebs V. Diagnosis of periprosthetic infection. J Bone Joint Surg Am. 2006;88(4):869–82.

21. Tunney MM, Patrick S, Curran MD, Ramage G, Hanna D, Nixon JR, et al. Detection of prosthetic hip infection at revision arthroplasty by immunofluorescence microscopy and PCR amplification of the bacterial 16S rRNA gene. J Clin Microbiol. 1999;37(10):3281–90.

22. Piper KE, Jacobson MJ, Cofield RH, Sperling JW, Sanchez-Sotelo J, Osmon DR, et al. Microbiologic diagnosis of prosthetic shoulder infection by use of implant sonication. J Clin Microbiol. 2009;47(6):1878–84.

23. McDowell A, Patrick S. Evaluation of nonculture methods for the detection of prosthetic hip biofilms. Clin Orthop Relat Res. 2005;437:74–82.

24. Stoodley P, Nistico L, Johnson S, Lasko LA, Baratz M, Gahlot V, et al. Direct demonstration of viable *Staphylococcus aureus* biofilms in an infected total joint arthroplasty. A case report. J Bone Joint Surg Am. 2008;90(8):1751–8.

25. Neut D, van Horn JR, van Kooten TG, van der Mei HC, Busscher HJ. Detection of biomaterial-associated infections in orthopaedic joint implants. Clin Orthop Relat Res. 2003;413:261–8.

26. Stoodley P, Kathju S, Hu FZ, Erdos G, Levenson JE, Mehta N, et al. Molecular and imaging techniques for bacterial biofilms in joint arthroplasty infections. Clin Orthop Relat Res. 2005; 437:31–40.

27. Moran E, Byren I, Atkins BL. The diagnosis and management of prosthetic joint infections. J Antimicrob Chemother. 2010;65 Suppl 3:iii45–54.

28. Virolainen P, Lahteenmaki H, Hiltunen A, Sipola E, Meurman O, Nelimarkka O. The reliability of diagnosis of infection during revision arthroplasties. Scand J Surg. 2002;91(2):178–81.

29. Patel R, Osmon DR, Hanssen AD. The diagnosis of prosthetic joint infection: current techniques and emerging technologies. Clin Orthop Relat Res. 2005;437:55–8.

30. Hughes JG, Vetter EA, Patel R, Schleck CD, Harmsen S, Turgeant LT, et al. Culture with BACTEC Peds Plus/F bottle compared with conventional methods for detection of bacteria in synovial fluid. J Clin Microbiol. 2001;39(12):4468–71.

31. Fink B, Makowiak C, Fuerst M, Berger I, Schafer P, Frommelt L. The value of synovial biopsy,

joint aspiration and C-reactive protein in the diagnosis of late peri-prosthetic infection of total knee replacements. J Bone Joint Surg Br. 2008;90(7):874–8.

32. Font-Vizcarra L, Garcia S, Martinez-Pastor JC, Sierra JM, Soriano A. Blood culture flasks for culturing synovial fluid in prosthetic joint infections. Clin Orthop Relat Res. 2010;468(8): 2238–43.

33. Yagupsky P, Dagan R, Howard CW, Einhorn M, Kassis I, Simu A. High prevalence of *Kingella kingae* in joint fluid from children with septic arthritis revealed by the BACTEC blood culture system. J Clin Microbiol. 1992;30(5):1278–81.

34. Costerton JW, Montanaro L, Arciola CR. Biofilm in implant infections: its production and regulation. Int J Artif Organs. 2005;28:1062–8.

35. Mackowiak PA, Jones SR, Smith JW. Diagnostic value of sinus-tract cultures in chronic osteo-myelitis. JAMA. 1978;239(26):2772–5.

36. Cune J, Soriano A, Martinez JC, Garcia S, Mensa J. A superficial swab culture is useful for microbiologic diagnosis in acute prosthetic joint infections. Clin Orthop Relat Res. 2009; 467(2):531–5.

37. Sadiq S, Wootton JR, Morris CA, Northmore-Ball MD. Application of core biopsy in revision arthroplasty for deep infection. J Arthroplasty. 2005;20(2):196–201.

38. Spangehl MJ, Masri BA, O'Connell JX, Duncan CP. Prospective analysis of preoperative and intraoperative investigations for the diagnosis of infection at the sites of two hundred and two revision total hip arthroplasties. J Bone Joint Surg Am. 1999;81(5):672–83.

39. Meermans G, Haddad FS. Is there a role for tissue biopsy in the diagnosis of periprosthetic infection? Clin Orthop Relat Res. 2010;468(5):1410–7.

40. Trampuz A, Piper KE, Jacobson MJ, Hanssen AD, Unni KK, Osmon DR, et al. Sonication of removed hip and knee prostheses for diagnosis of infection. N Engl J Med. 2007; 357(7):654–63.

41. Kamme C, Lindberg L. Aerobic and anaerobic bacteria in deep infections after total hip arthro-plasty: differential diagnosis between infectious and non-infectious loosening. Clin Orthop Relat Res. 1981;154:201–7.

42. Roux AL, Sivadon-Tardy V, Bauer T, Lortat-Jacob A, Herrmann JL, Gaillard JL, et al. Diagnosis of prosthetic joint infection by beadmill processing of a periprosthetic specimen. Clin Microbiol Infect. 2011;17(3):447–50.

43. Schafer P, Fink B, Sandow D, Margull A, Berger I, Frommelt L. Prolonged bacterial culture to identify late periprosthetic joint infection: a promising strategy. Clin Infect Dis. 2008;47(11): 1403–9.

44. Berbari EF, Marculescu C, Sia I, Lahr BD, Hanssen AD, Steckelberg JM, et al. Culture-negative prosthetic joint infection. Clin Infect Dis. 2007;45(9):1113–9.

45. Malekzadeh D, Osmon DR, Lahr BD, Hanssen AD, Berbari EF. Prior use of antimicrobial therapy is a risk factor for culture-negative prosthetic joint infection. Clin Orthop Relat Res. 2010;468(8):2039–45.

46. Costerton JW. Biofilm theory can guide the treatment of device-related orthopaedic infections. Clin Orthop Relat Res. 2005;437:7–11.

47. Costerton JW, Post JC, Ehrlich GD, Hu FZ, Kreft R, Nistico L, et al. New methods for the detection of orthopedic and other biofilm infections. FEMS Immunol Med Microbiol. 2011; 61(2):133–40.

48. Gristina AG. Biomaterial-centered infection: microbial adhesion versus tissue integration. Science. 1987;237:1588–95.

49. Donlan RM, Costerton JW. Biofilms: survival mechanisms of clinically relevant microorgan-isms. Clin Microbiol Rev. 2002;15(2):167–93.

50. Trampuz A, Osmon DR, Hanssen AD, Steckelberg JM, Patel R. Molecular and antibiofilm approaches to prosthetic joint infection. Clin Orthop Relat Res. 2003;414:69–88.

51. Monsen T, Lovgren E, Widerstrom M, Wallinder L. In vitro effect of ultrasound on bacteria

and suggested protocol for sonication and diagnosis of prosthetic infections. J Clin Microbiol. 2009;47(8):2496–501.

52. Nguyen LL, Nelson CL, Saccente M, Smeltzer MS, Wassell DL, McLaren SG. Detecting bacterial colonization of implanted orthopaedic devices by ultrasonication. Clin Orthop Relat Res. 2002;403:29–37.

53. Trampuz A, Piper KE, Hanssen AD, Osmon DR, Cockerill FR, Steckelberg JM, et al. Sonication of explanted prosthetic components in bags for diagnosis of prosthetic joint infection is associated with risk of contamination. J Clin Microbiol. 2006;44(2):628–31.

54. Esteban J, Gomez-Barrena E, Cordero J, Martin-de-Hijas NZ, Kinnari TJ, Fernandez-Roblas R. Evaluation of quantitative analysis of cultures from sonicated retrieved orthopedic implants in diagnosis of orthopedic infection. J Clin Microbiol. 2008;46(2):488–92.

55. Dora C, Altwegg M, Gerber C, Bottger EC, Zbinden R. Evaluation of conventional microbiological procedures and molecular genetic techniques for diagnosis of infections in patients with implanted orthopedic devices. J Clin Microbiol. 2008;46(2):824–5.

56. Sampedro MF, Huddleston PM, Piper KE, Karau MJ, Dekutoski MB, Yaszemski MJ, et al. A biofilm approach to detect bacteria on removed spinal implants. Spine (Phila Pa 1976). 2010; 12:1218–24.

57. Holinka J, Bauer L, Hirschl AM, Graninger W, Windhager R, Presterl E. Sonication cultures of explanted components as an add-on test to routinely conducted microbiological diagnostics improve pathogen detection. J Orthop Res. 2011;29(4):617–22.

58. Achermann Y, Vogt M, Leunig M, Wust J, Trampuz A. Improved diagnosis of periprosthetic joint infection by multiplex PCR of sonication fluid from removed implants. J Clin Microbiol. 2010;48(4):1208–14.

59. Fehring TK, McAlister JA, Jr. Frozen histologic section as a guide to sepsis in revision joint arthroplasty. Clin Orthop Relat Res. 1994;(304):229–37

60. Athanasou NA, Pandey R, de Steiger R, Crook D, Smith PM. Diagnosis of infection by frozen section during revision arthroplasty. J Bone Joint Surg Br. 1995;77(1):28–33.

61. Pandey R, Berendt AR, Athanasou NA. Histological and microbiological findings in non-infected and infected revision arthroplasty tissues. The OSIRIS Collaborative Study Group. Oxford Skeletal Infection Research and Intervention Service. Arch Orthop Trauma Surg. 2000;120(10):570–4.

62. Banit DM, Kaufer H, Hartford JM. Intraoperative frozen section analysis in revision total joint arthroplasty. Clin Orthop Relat Res. 2002;(401):230–8.

63. Feldman DS, Lonner JH, Desai P, Zuckerman JD. The role of intraoperative frozen sections in revision total joint arthroplasty. J Bone Joint Surg Am. 1995;77(12):1807–13.

64. Della Valle CJ, Scher DM, Kim YH, Oxley CM, Desai P, Zuckerman JD, et al. The role of intraoperative Gram stain in revision total joint arthroplasty. J Arthroplasty. 1999;14(4):500–4.

65. Spangehl MJ, Masri BA, O'Connell JX, Duncan CP. Prospective analysis of preoperative and intraoperative investigations for the diagnosis of infection at the sites of two hundred and two revision total hip arthroplasties. J Bone Joint Surg Am. 1999;81(5):672–83.

66. Parvizi J, Ghanem E, Sharkey P, Aggarwal A, Burnett RS, Barrack RL. Diagnosis of infected total knee: findings of a multicenter database. Clin Orthop Relat Res. 2008;466(11):2628–33.

67. Levine BR, Evans BG. Use of blood culture vial specimens in intraoperative detection of infection. Clin Orthop Relat Res. 2001;(382):222–31.

18

疑似人工关节感染样本的微生物学处理

Microbiological Processing of Samples in the Investigation of Suspected Prosthetic Joint Infection

David G. Partridge 和 Rob Towsend

（唐　旭　译　赵昌盛　校）

摘　要　微生物学诊断是评估 PJI 中最重要的问题。它指导进一步的治疗。PJI 治疗的结果反映了最初微生物评估的质量。穿刺标本和组织培养标本仍是微生物学评估 PJI 最重要的样本。本章介绍了标本的正确处理及采样和处理微生物学分析样本时的潜在陷阱。

关节词　采样·细菌培养·鉴定·易感性

18.1　引　言

穿刺和组织培养的结果对于人工关节感染（PJI）的诊断及其后续管理十分关键。这些结果的产生是一个多步骤过程，外科医生、医院转运体系、实验室科学家、技术人员和临床微生物学家或感染学家都起到了关键作用。收集、转运、处理或评估样本过程中任何环节出现问题都可能造成误导性的结果和不恰当的处理（图 18-1）。

在过去的一个世纪里，培养微生物样本的基础材料变化甚微，但生物识别的方法随着分子技术在越来越多的实验室迅速发展，并且将在未来的十年甚至更长时间里发挥越来越大的作用。

解读 PJI 组织培养结果最大的困难在于因污染微生物的存在而忽视了真正的致病病原体。长期肉汤培养是检测细菌十分敏感的工具，并且即使是轻度污染也会阻碍诊断的准确率，比如最常见的感染微生物凝固酶阴性的葡萄球菌同时也最有可能是污染物[1]。

因此可疑 PJI 的微生物样本的收集和处理既要关注于优化最显著病原体的检测，又要关注于将污染最小化并且确保真正的病原体未被误当作污染物，反之亦然。本章剩

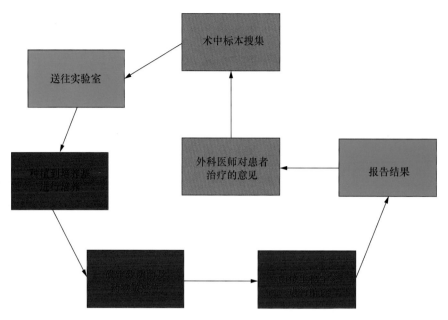

图 18-1 进行假体组织培养的过程所涉及的步骤（自外科医师发起，至结果回报给外科医师的过程）

余部分将对流程图 18-1 中讲述的每个步骤进行检验，大概描述以上所提要求如何能够达到最好。

18.2　标本采集

18.2.1　样品采集的时间

初步清创时采集样本是 PJI 诊断的重要部分，而初步影像学引导下的受影响关节的穿刺或活检可以更快确定感染的发生，并且可以指导围术期局部或系统抗生素治疗[2]。早期确定致病病原体及其抗生素药物敏感性对于管理 PJI 越来越重要，因为近年来革兰氏阳性菌和革兰氏阴性菌的耐药性都在上升[2]。关节穿刺标本的培养也对区分 PJI 与无菌性松动有意义，其灵敏度为 $56\% \sim 75\%$，特异度为 $95\% \sim 100\%$[3]。如果进行一个以上的活检，也可以进行组织学检查来帮助诊断。

抗生素治疗可以对假体周围组织培养造成不利影响直至停止用药后的几天至几周[4]。虽然在急性细菌感染的患者中要早期使用抗生素，但多数患者自述无痛的情况下，采样前保持无抗生素治疗至少两周可以大大提高术前采样的敏感度[4-6]。

18.2.2　采集标本的类型

合适的微生物检查标本应该是感染关节或关节腔积液中的炎性组织的活检。关于不同类型标本的相对灵敏度的报道很少，但在检验骨组织培养诊断准确性的研究中，外科医生通常要在包括任何假体周围膜的关节的最典型炎性或者异常组织中采样[5,7]。

每个标本应该用不同的无菌器械装入独立的标本盆中以最小化污染的风险，并且特别要确定没有标本间的污染，否则无法正确解读培养结果。为此专门的套件应至少包括五套无菌防漏容器和用以收集标本的工具。标本收集应该采取尽量与术野和手套减少接触的方式来减少污染，且通常在样品采集后给予围术期预防性抗生素来优化培养产率。如果实验室需要使用 Ballotini 珠来分解标本，就需要将含有珠的盐水或林格溶液的无菌容器提供给手术室，以减少后续的标本处理[7]。

现在人们越来越对超声的使用感兴趣，通过对整个移除的移植物进行超声处理可以破坏假体表面的生物膜，从而提高组织培养的灵敏度。Trampuz 等的研究表明，在331 例患者中 79 例患者被肉眼或者组织病理学诊断为 PJI 的情况下，使用超声的灵敏度较标准的组织培养更高[4]。超声处理过的移植物培养后诊断 PJI 的灵敏度是 78.5%，相比较标准组织培养的灵敏度是 60.8%（$P < 0.001$），两者的特异性均超过 98%。取样前的两周使用过抗生素的患者似乎格外受益于超声处理，检查的灵敏度由 45% 升高到 75%（$P < 0.001$）。不幸的是，传统的微生物学方法在处理无絮状的肉汤培养基和用于传统培养的不同数量的样品时并不理想。当分析被限定在有至少四块假体周围组织被送检的患者时，后一个缺点表现出特别的相关性，传统培养的灵敏度增加至72.7%，强调需要足够数量的标本。这项研究的作者还建议，移除的移植物的超声处理可以避免对标准组织的数量需求，只有单一的标本需要处理，但这种方法可能会导致污染物不能被正确解读。不论怎样，超声可能在辅助传统组织培养检查中起到一定作用[8]。

正如上文所述，术前活检或者液体穿刺（标本）也可以用来培养。将标本迅速直接接种到血培养瓶中可以最大化关节穿刺培养的灵敏度和特异度。直接接种到肉汤中可以保留转运不到实验室即死亡的微生物的生命力，并且可以减少后期人工处理引入污染物的潜在风险。

不管选择哪种样本，正确标记患者信息和标本类型都是最重要的。一家大医院任意一天可能都会接受超过 1000 个标本，根据标本类型的不同以及最有可能分离出的病原的不同需要选择不同的方法处理。有可能对实验室工作人员造成危害的病原应明确标示。临床团队也要考虑需要特殊培养基的病原如结核杆菌，这是一种不常见但报道较多的 PJI 的病因[9]。

18.2.3　标本采集的数量

诊断 PJI 需要的假体周围组织标本的最理想数量仍然是一个有争议的话题。一方面要有足够的样本确保培养的灵敏度，另一方面要确保污染微生物被明确排除。在一个前瞻性研究中，将近 300 例患者在一个单一的大中心进行了人工关节修补术，Atkins 等针对组织学金标准，确定了不同数量的假体周围组织培养阳性结果的灵敏度和特异度。当从两个或三个标本中分离出难以区分的结果被用来作为诊断感染的标准时，以其结果为基础的数学建模确定了五个或者六个样品可以提供最理想的准确度[10]。

18.3 转运至实验室

转运采集的标本至实验室的高效方法应确保存在。延迟运送和处理标本可能会对结果的准确率产生不利的影响，因为少量的污染微生物可能较主要病原生长更显著，或是对条件要求苛刻的病原可能在处理前就已死亡。后者是厌氧菌微生物检测中特有的原因，很多厌氧菌在有氧条件下只能存活很短的时间[11]。

18.4 实验室标本处理

18.4.1 样品准备

标本运送至实验室之后，应尽可能快地接种到适宜的介质上，但是这一步要格外注意防止污染。人工关节感染的情况下，革兰氏阳性菌的灵敏度很低，只有6%的确诊感染发现革兰氏染色阳性[10]，因此除了急性化脓性关节炎不常规进行此检查。即使是在急性化脓性关节炎时，革兰氏染色的结果也应该谨慎解读，特别是其阴性时。每种标本应该分别用不同的器械进行处理，理想情况下所有的操作应在2级层流安全柜中进行（图18-2），它持续提供过滤的空气，可以防止操作带入的污染微生物。

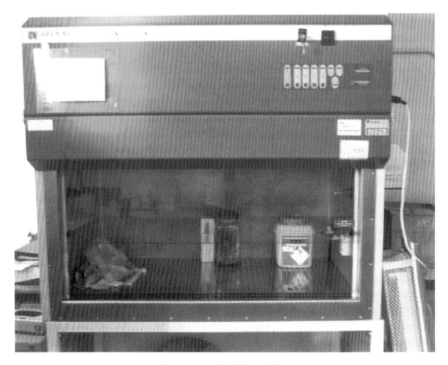

图 18-2 2 级层流安全柜

在接种到不同的介质前样品应该用无菌解剖刀分开，但通过 Ballotini 珠的方法对样品进行均质化的方法逐渐流行。这种均质化的方法是将样品放入一个含有十个左右的玻璃珠及 5ml 盐水或林格溶液的无菌容器中。之后可以 250 次/分的转速摇动 10min 或者涡旋 15s[7]。如上所述，为了减少标本处理及所带来的后续污染风险，含有 ballotini 珠的无菌瓶应直接提供给手术室。如果用聚合酶链反应作为诊断技术（见下文），无菌水可能比盐水或林格液更适合。

人们对于在微生物学处理前使用超声打破生物膜逐渐感兴趣，在此之前已经讨论，但也有其缺陷。玻璃珠或超声的使用也使接种自动化血培养系统的肉汤成为可能，这已被证明有较高的灵敏度[12]且省去了手工处理的时间。

18.4.2　培养条件

培养的灵敏度受其所用介质的类型、温育的温度和大气及其持续时间的影响。肉汤培养基已被证明相比固体介质有更出色的灵敏度[12]，这可能因为改善了生物膜中的微生物的隔离。对于人工血管来说，相比固体琼脂培养基，表皮葡萄球菌更有可能在肉汤培养基中被培养出[13]。然而，肉汤培养基的缺点在于很难发现混合感染。

因此我们建议，每个标本都同时使用两个方法。有多种肉汤的类型可供使用，但最近一项研究中，罗伯逊的熟肉汤培养基和商业血培养肉汤培养基的敏感度都优于厌氧肉汤培养基[12]。应每天观察肉汤的浊度与生物生长的一致性，如果发现可疑应进行传代培养。每个肉汤培养物的持续时间应至少 5 天，随着培养时间的延长，检测出"挑剔"生物的可能性会增加，一项最近的研究确定，最理想的检测生长缓慢的微生物种类如丙酸杆菌[14]的温育时间是 13 天。在温育结束后，即使没有明显的浑浊，所有肉汤应进行最终传代培养来进一步检测苛养微生物。

虽然固体介质相比肉汤灵敏度较差，但它可以改善混合培养的检测，因为在固体介质上快速生长的微生物不易互相影响。对于介质和温育条件，英国国家标准方法的建议是，血和巧克力琼脂在 37℃，5%～10% 的 CO_2 下培养两天，厌氧琼脂在 37℃ 下温育 5 天[7,15]。同时已经变浑浊的或已完成培养期的肉汤应在相同的介质上传代培养，并且到 Sabouraud 琼脂上 30℃ 培养 14 天以检测有无真菌。

18.4.3　生物识别

理论上所有从人工关节样品上生长的生物都应该进行物种水平上的鉴定。过去的一个世纪中，碳水化合物和氨基酸的利用率和同化检查是常规实验室中这种鉴定的基石。这种技术逐渐被分子鉴定而取代，分子鉴定技术正在逐渐走进越来越多的常规实验室。

飞行时间的基质辅助激光解吸电离质谱（MALDI-TOF MS）已被广泛采用，并且可以通过单纯传代培养提供快速而准确的物种信息[16]。这项技术依靠激光器将病原中高丰度蛋白质加速成为气相。这些粒子通过有电场的管道，它们的飞行时间正比于它们的质/荷比。所产生的数据可以与数据库中的不同物种的数据相对比，多数情况下可以强大迅速地鉴定物种。如果其 MALDI-TOF MS 的数据区别足够显著，同一种生物的不同菌株也可以鉴别。

核酸测序可降低成本和时间要求，尽管常规临床微生物实验室的常规标本不适用，但其低成本高产出的测序技术仍有潜力在未来的几十年中引起临床微生物学的变革。

18.4.4　药敏试验

在鉴定感染微生物后，实验室下一个重要的任务就是提供准确的药敏结果来指导系统和局部的治疗，并且确定病原对于关节修补成形术中纳入的含有抗生素的垫片或者水泥的药物灵敏度。不同于微生物鉴定，目前的常规实验室中分子学方法测定药物敏感性所起到的作用十分有限。相反，药敏试验是在固定浓度的抗生素下尝试进行微生物传代培养，这个浓度的选择与临床成功的可能性相关，被称为断点。如果微生物在断点浓度的抗生素下生长，它肯定对此种抗生素耐药，另外一方面如果所有的生长都被抑制，它就被认为对此种抗生素敏感。确认灵敏度可以通过将微生物接种到含有断点浓度抗生素的琼脂上，然后监测微生物的生长或让抗生素弥散到介质中使之形成一个无法生长微生物的圆盘或条形图案。虽然原则相同，近年在几个可用的自动化平台上出现了几种趋向于自动化的药敏试验方法。当解读任何抗生素的药敏结果时，认识到这只是一个体外实验十分重要，可能由于药物渗透性差，抗生素浓度在感染部位较低，或者局部移植物上有抗生素时药物浓度很高，临床结果不能直接由此推出。相似的，在生物膜中定植的微生物代谢活性较低，对有些抗生素的耐受性比体外实验预测的数据更高。

18.4.5　菌株分型

如前文所讨论，多个组织样品的混合分离物进行培养过程中，区分病原体微生物和污染微生物十分重要。然而，在两个分离物被看作是不可区分的之前所进行的调查考量的深度可能差异很大。生物体的形态和药敏的对比在大部分时候很充足，但像核酸测序和质谱等分子技术的到来以及其在诊断实验室逐渐普及，让未来的微生物常规鉴别有望更进一步。

18.4.6　分子技术

病原分离的基本方法和技术在过去一个世纪中变化甚微，固体或液体培养基培养微生物仍是诊断的基础，以至于路易斯巴斯德在一个现代常规的细菌学诊断实验室中也不会感到不自然。过去的 25 年中发生的基因组革命有望改变这一点。聚合酶链反应（PCR）扩增微生物核酸，已经成为微生物学家工具箱中新的有价值的工具。PCR 的基础是：高温下 DNA 链分离为单链，随后结合一段选择好的"引物"，这是一段短链核酸，冷却后连接到每个单链上。之后一种具有热稳定性的 DNA 聚合酶将每个单链由引物所在的点开始复制，以此得到双倍量的目标 DNA。这个循环多次重复直到核酸达到可检测的水平。单独 PCR 检测根据引物的选择检测出或宽或窄范围的物种。使用基因或者物种特异性的引物在扩增时可以肯定地识别出某种微生物，不需要进一步处理，但这显然也会漏掉其他基因或物种。宽范围的 PCR 定位于大量病原体的共同基因组区域，如 16S 核糖体 RNA 基因。在初步扩增 16S 基因后，可以进一步在物种水平上对细菌进行测序鉴别。

PCR 的潜在灵敏度非常好，且即使微生物没有大量复制，它也可以检测出细菌的核酸，因此这项技术对使用抗生素治疗后或生物膜包裹下微生物代谢活性较低的情况下特别有效。遗憾的是，迄今为止 PCR 还没有发挥它的潜力。大量研究对比了 PJI 情况下宽范围 PCR 和组织培养。目前为止分子生物学检查的敏感度受益情况处于相对边缘状态[17-18]，且该技术也容易出现对污染物的误检测[19]。目前 PCR 除了可以通过检测细菌种类推断出药物灵敏度外没有得出任何药敏信息。一项研究表明，PCR 可以提高术前关节液穿刺的灵敏度[20]。

18.5　结果解读

如果报道原始格式，特别是当所有测试还没完成时，由实验室产生的数据可能会误导临床医生。药敏结果特别需要根据长期检测结果和专家对结果的解释进行调整改变。与此类似，病例的临床细节也会冲击实验室检查结果的重要性。由于这些原因，微生物学与外科团队间需要强大的双向交流。

18.6　提供结果

微生物学部门提供给外科医生的服务质量只取决于其最弱的一环。如果负责做决定的医生没有得到一份格式恰当、方便解读的结果，细心采集标本、转运和微生物学处理都只有有限的价值。计算机化的结果报告系统可以让报告得以快速检索，但报告内容质量必须要高，且需要时应始终有微生物学专家可提供建议。

18.7　结　论

从假体周围组织样品得到准确的微生物学结果和对它们的正确解读是恰当管理人工关节感染的基石。这些结果的产生是一个多步骤过程，且其质量取决于其最薄弱的环节，这需要尽一切努力来完善现有的方法并接纳被证明有诊断优势的新技术。

参考文献

1. Stefansdottir A, Johansson D, Knutson K, Lidgren L, Robertsson O. Microbiology of the infected knee arthroplasty: report from the Swedish Knee Arthroplasty Register on 426 surgically revised cases. Scand J Infect Dis. 2009;41(11–12):831–40. doi:10.3109/00365540903186207.
2. Fink B, Makowiak C, Fuerst M, Berger I, Schafer P, Frommelt L. The value of synovial biopsy, joint aspiration and C-reactive protein in the diagnosis of late peri-prosthetic infection of total knee replacements. J Bone Joint Surg Br. 2008;90(7):874–8. doi:10.1302/0301-620X.90B7.20417. PII:90-B/7/874.
3. Del Pozo JL, Patel R. Clinical practice. Infection associated with prosthetic joints. N Engl J Med. 2009;361(8):787–94. doi:10.1056/NEJMcp0905029. PII:361/8/787.
4. Trampuz A, Piper KE, Jacobson MJ, Hanssen AD, Unni KK, Osmon DR, Mandrekar JN, Cockerill FR, Steckelberg JM, Greenleaf JF, Patel R. Sonication of removed hip and knee prostheses for diagnosis of infection. N Engl J Med. 2007;357(7):654–63. doi:10.1056/

NEJMoa061588. PII:357/7/654.

5. Della Valle C, Parvizi J, Bauer TW, DiCesare PE, Evans RP, Segreti J, Spangehl M, Watters 3rd WC, Keith M, Turkelson CM, Wies JL, Sluka P, Hitchcock K. American Academy of Orthopaedic Surgeons clinical practice guideline on: the diagnosis of periprosthetic joint infections of the hip and knee. J Bone Joint Surg Am. 2011;93(14):1355–7.

6. Moran E, Byren I, Atkins BL. The diagnosis and management of prosthetic joint infections. J Antimicrob Chemother. 2010;65 Suppl 3:iii45–54. doi:10.1093/jac/dkq305. PII:dkq305.

7. Health Protection Agency. Investigation of prosthetic joint infection samples. National Standard Method BSOP 44 Issue 1.1. 2009.

8. Holinka J, Bauer L, Hirschl AM, Graninger W, Windhager R, Presterl E. Sonication cultures of explanted components as an add-on test to routinely conducted microbiological diagnostics improve pathogen detection. J Orthop Res. 2011;29(4):617–22.

9. Khater FJ, Samnani IQ, Mehta JB, Moorman JP, Myers JW. Prosthetic joint infection by *Mycobacterium tuberculosis*: an unusual case report with literature review. South Med J. 2007; 100(1):66–9.

10. Atkins BL, Athanasou N, Deeks JJ, Crook DW, Simpson H, Peto TE, McLardy-Smith P, Berendt AR. Prospective evaluation of criteria for microbiological diagnosis of prosthetic-joint infection at revision arthroplasty. The OSIRIS Collaborative Study Group. J Clin Microbiol. 1998;36(10):2932–9.

11. Brook I. Comparison of two transport systems for recovery of aerobic and anaerobic bacteria from abscesses. J Clin Microbiol. 1987;25(10):2020–2.

12. Hughes HC, Newnham R, Athanasou N, Atkins BL, Bejon P, Bowler IC. Microbiological diagnosis of prosthetic joint infections: a prospective evaluation of four bacterial culture media in the routine laboratory. Clin Microbiol Infect. 2011;17(10):1528–30.

13. Bergamini TM, Bandyk DF, Govostis D, Vetsch R, Towne JB. Identification of *Staphylococcus epidermidis* vascular graft infections: a comparison of culture techniques. J Vasc Surg. 1989;9(5):665–70. PII:S0741-5214(89)70037-9.

14. Butler-Wu SM, Burns EM, Pottinger PS, Magaret AS, Rakeman JL, Matsen 3rd FA, Cookson BT. Optimization of periprosthetic culture for diagnosis of *Propionibacterium acnes* prosthetic joint infection. J Clin Microbiol. 2011;49(7):2490–5. doi:10.1128/JCM.00450-11. PII:JCM.00450-11.

15. Bailey C, Duckett S, Davies S, Townsend R, Stockley I. *Haemophilus parainfluenzae* prosthetic joint infection. The importance of accurate microbiological diagnosis and options for management. J Infect. 2011;63(6):474–6. doi:10.1016/j.jinf.2011.08.009. PII:S0163-4453(11)00461-0.

16. Harris LG, El-Bouri K, Johnston S, Rees E, Frommelt L, Siemssen N, Christner M, Davies AP, Rohde H, Mack D. Rapid identification of staphylococci from prosthetic joint infections using MALDI-TOF mass-spectrometry. Int J Artif Organs. 2010;33(9):568–74. PII:2213A231-7A27-44BF-A569-CAC6A2777982.

17. Fenollar F, Roux V, Stein A, Drancourt M, Raoult D. Analysis of 525 samples to determine the usefulness of PCR amplification and sequencing of the 16S rRNA gene for diagnosis of bone and joint infections. J Clin Microbiol. 2006;44(3):1018–28. doi:10.1128/JCM.44.3.1018-1028.2006. PII:44/3/1018.

18. Fihman V, Hannouche D, Bousson V, Bardin T, Liote F, Raskine L, Riahi J, Sanson-Le Pors MJ, Bercot B. Improved diagnosis specificity in bone and joint infections using molecular techniques. J Infect. 2007;55(6):510–7. doi:10.1016/j.jinf.2007.09.001. PII:S0163-4453(07)00755-4.

19. Panousis K, Grigoris P, Butcher I, Rana B, Reilly JH, Hamblen DL. Poor predictive value of broad-range PCR for the detection of arthroplasty infection in 92 cases. Acta Orthop. 2005;76(3):341–6.

20. Gallo J, Kolar M, Dendis M, Loveckova Y, Sauer P, Zapletalova J, Koukalova D. Culture and PCR analysis of joint fluid in the diagnosis of prosthetic joint infection. New Microbiol. 2008;31(1):97–104.

19

假体周围感染的分子生物学诊断
Molecular Diagnosis of Prosthetic Joint Infection

Jaime Esteban，Diana Molina-Manso，Gema del-Prado 和 **Enrique Gómez-Barrena**

（刘　强　译　赵昌盛　校）

摘　要　假体周围感染的分子生物学诊断仍是现代医学一个颇具挑战的领域。传统手段以典型的感染症状为主要诊断依据，但是与其他情况（特别是非感染性松动）的鉴别诊断仍然存在问题。目前已经研究了多种分子标志物（如细胞因子、降钙素原、特异性 IgG、可溶性细胞间黏附分子-1、血管内皮生长因子和 α2 巨球蛋白）用于感染诊断，甚至扩展到微生物学诊断（如磷脂 S、假单胞菌分离琼脂、icaADBC 操纵子），其应用价值不尽相同。基于聚合酶链反应的基因扩增技术也被用来进行对不同临床样本的微生物基因检测，而且很可能在不久的将来成为这类感染的诊断方法。

关键词　诊断·标志物·抗原·基因·聚合酶·链式反应

19.1　概述：假体周围感染的诊断

全关节置换术被认为是目前应用最成功的外科手术之一，但据估计，接受手术的患者中有 10％一生中会出现并发症。尽管大多数的植入假体失效是由于无菌性松动所致，假体周围感染也排在假体取出原因的第二位，其初次置换术后的发生率在 0.5％～5％之间[1-4]，翻修术后的发生率则更高[5]。因此，假体周围感染是一种发生率高且会增加社会经济负担的严重并发症[6-7]。

在进行翻修手术前，确诊假体周围感染对于制订合理的治疗方案十分重要[8]。鉴别感染性和非感染性的松动是避免延长住院时间、手术风险暴露和不必要的抗菌治疗的关键。另一方面，若无法及时诊断假体周围感染，则可能造成持续性感染[9-12]。迄今为止，传统的诊断方法在检测和定义假体周围感染方面存在缺陷。尽管已经明确金黄色葡萄球菌和表皮葡萄球菌是假体周围感染的主要病原体[13-14]，但是，假体周围感染的病原学涉及众多微生物，这使得诊断更加困难。此外，多重感染也比较常见[13-15]。采用微生物学诊断方法不仅可以提高确诊假体周围感染的把握，还有助于确定病原体的特点。传统方法聚焦于从感染源分离微生物进而接种于多种培养基[3,5,8,14,16-17]，尽管目前是金标准，这种方法仍然存在诸多可能影响最终结果的环节和问题。其中，取样错误、不恰当的样品传送和处理、污染、目标细菌数量不足、生物膜的形成和一些难以培养的微生物等问题，可以造成最高 20% 的假阴性率[17]，即便是采取了基于生物膜的新方法[15,18-21]。

采用不依赖细菌培养的分子检测技术可以克服这些问题[21-26]。分子生物学诊断正是通过对大分子，如 DNA、RNA 或病原体独有的蛋白质进行定性或定量检测来实现的。理想情况下，靶分子只存在于目标病原体而在宿主细胞中不存在[27]。检测炎症相关分子也是另一种假体周围感染的分子生物学方法。在临床微生物实验室中，正在越来越多地应用分子技术来确定感染病原体，而且现已开发出了几种效果良好的分子生物学诊断试验，因此有望应用于假体周围感染的诊断[2,21,28]。

19.2 根据分子标志物进行临床诊断

19.2.1 血液和血清标志物

尽管相比非感染性松动的患者，感染患者的白细胞计数（WBC）升高[1,29]，但其诊断假体周围感染的灵敏度欠佳，因此，血液学检查这种无创检查主要基于炎性标志物而进行。目前，红细胞沉降率和 C 反应蛋白通常被用于术前评估假体周围感染[8,14,30]。其他新的分子生物学方法提出以血清白细胞介素 6、白细胞介素 1β、肿瘤坏死因子 α、降钙素原、免疫球蛋白 G 和可溶性细胞间黏附因子 1 作为生物标志物。

19.2.1.1 细胞因子：白细胞介素 6、白细胞介素 1β 和肿瘤坏死因子 α

白细胞介素 6、白细胞介素 1β 和肿瘤坏死因子是介导损伤和感染炎症反应调节的一类重要分子[31]，其水平升高与急性期蛋白，如 C 反应蛋白的升高密切相关[32-33]。白细胞介素 1β 和肿瘤坏死因子 α 是只有促炎作用的细胞因子，但白细胞介素 6 则有促炎和抗炎的双重作用[33]。其促炎活性诱导破骨细胞激活，导致骨吸收、骨溶解，并最终导致假体松动[34]。那么，在感染发生时，确定血清和滑液中这类细胞因子的水平差异就至关重要[35]。另一方面，血清中白细胞介素 6、白细胞介素 1β 和肿瘤坏死因子 α 在特定细菌成分存在时也可以升高，如 S 多肽这一来自表皮葡萄球菌细胞壁的短链甘油磷酸酯形式的脂磷壁酸。这个发现有力地证明了它们作为 PJI 检测指标的合理性。

尽管白细胞介素 6 水平升高可以在慢性炎症性疾病患者的血清和受累关节的滑液中观察到[33]，但 Worthington 等最近的一项研究表明，血清白细胞介素 6 水平升高更多见于感染性松动的患者，而非其他患者[29]。然而，尽管在 58 名实施了膝关节和髋关节置换术的患者中，其敏感度和特异度分别达到了 100% 和 95%（以 10pg/ml 为临界值，见表 19-1）[37]，若与 C 反应蛋白（最低有效临界值 >10mg/ml）联合应用[32]，则其准确性更高，但是，白细胞介素 6 的检测尚未成为评估假体功能异常的常规手段。与白细胞介素 6 相反，血清肿瘤坏死因子 α 检测的灵敏度相对较低（43%），尽管其特异度很高（94%），因而目前肿瘤坏死因子 α 在假体周围感染诊断中的应用价值不高[38]。

表 19-1　应用于假体周围感染诊断的各种分子标志物

| 分子 | 来源 | 百分比（%）[a] | | | | | 参考文献 |
		敏感度	特异度	阳性预测值	阴性预测值	精确度	
炎性标志物							
白细胞介素 6（IL-6）	血清	81～100	77～95	65～89	50～100	78～98	[29，37]
	滑液	87.1～100	100	100	91.5～100	94.6～100	[47-48]
白细胞介素 1β（IL-1β）	滑液	59～100	83～100	56～100	85～100	100	[35，47]
白细胞介素 8	滑液	90.3	97.7	96.6	93.5	94.7	[48]
肿瘤坏死因子 α（TNF-α）	血清	43	94	75	85	83	[38]
	滑液	76	72	50	89	—	[35]
降钙素原（PCT）	血清	33～76	70～98	87	80	81	[38，41]
可溶性细胞间黏附分子-1（sICAM-1）	血清	94	74	65	65	80	[29]
血管内皮生长因子（VEGF）	滑液	77.4	91.5	85.7	86	85.9	[48]
α2 微球蛋白（α2M）	滑液	80.6	95.6	92.6	87.8	89.5	[48]
血清学标志物							
免疫球蛋白 G（IgG）	血清	93.3	96.9	—	97	75	[43]

"—"为数据缺乏

[a] 从多个研究中得出的百分率为临界值范围

19.2.1.2　降钙素原（PTC）

降钙素原是降钙素的多肽前体物质。正常情况下，甲状腺和肺的 C 型神经内分泌细胞合成少量的降钙素原。但是，当细菌感染发生时，脂肪组织和脾、肝、睾丸及脑可以释放降钙素原以激活免疫系统，因而其血液浓度升高[39]。降钙素原的血清浓度可以有效地鉴别病毒和细菌感染，预测严重败血症的预后并指导抗菌治疗[39-40]。然而，与经典标记物 C 反应蛋白相比，降钙素原在假体周围感染诊断方面并无优越之处。以往的研究中，其灵敏度和特异度分别为 76％和 70％[41]。Bottner 等的研究表明，当两者特异度相近时（降钙素原为 98％而 C 反应蛋白为 96％），降钙素原的灵敏度远不及 C 反应蛋白（33％ vs.95％）（如表 19-1）[38]。这一缺陷被 Worthington 等[29]的研究证实，降钙素原检测无法鉴别感染性和非感染性松动。尽管灵敏度低，降钙素原检测仍可用来确认真阳性的 C 反应蛋白和（或）白细胞介素 6 升高患者[38]。

19.2.1.3　免疫球蛋白 G（IgG）

假体周围感染相关的细菌抗体检测缺乏特异性，因为人体内存在基础水平的抗正常菌群微生物［如凝固酶阴性的葡萄球菌（CNS）］的抗体[42]。但是，血清 IgG 是抗短链细胞外脂磷壁酸的抗体，研究表明其对于假体周围感染的诊断有良好效果

（表 19-1），灵敏度和特异度分别达到 93％和 97％[43]。最近的研究发现，75％的因凝固酶阴性葡萄球菌发生感染的患者，其 IgG 水平升高，再次印证了 IgG 的潜在应用价值[29]。

19.2.1.4　可溶性细胞间黏附分子-1（sICAM-1）

可溶性细胞间黏附分子-1 是由内皮细胞产生的一种细胞间黏附分子家族中的炎性标志物，是可被多种类型的细胞表达的一种免疫球蛋白样细胞黏附分子，促炎细胞因子可以促进其表达[44]。此外，可溶性细胞间黏附分子-1 还可介导诸多促炎应答反应的信号途径。循环中的可溶性细胞间黏附分子-1 已经在几种体液中被检测到，且很多疾病的患者体内其水平升高[45-46]。最近的研究发现，感染性假体松动患者的血清可溶性细胞间黏附分子-1 水平显著上升，这说明可溶性细胞间黏附分子-1 在假体周围感染的诊断方面有潜在价值（表 19-1）[29]。

19.2.2　滑液生物标物

对因感染性或非感染性假体松动患者的滑液中的炎性蛋白进行筛查，是发现新的假体周围感染生物标志物的有效方法[47-48]。目前，进行滑液细胞因子检测，如白细胞介素 6 和白细胞介素 1β，被认为是新的术中诊断假体周围感染的方法[8,49-50]，且检测范围可以扩展到白细胞介素 8、血管内皮生长因子和 α2 微球蛋白[48]。

19.2.2.1　细胞因子：白细胞介素 6、白细胞介素 1β、白细胞介素 8 和
肿瘤坏死因子 α

感染性假体松动患者滑液中的白细胞介素 6、白细胞介素 1β 和肿瘤坏死因子 α 水平明显高于血清（表 19-1）[35,47]。一项后续研究中，检测方法不同，白细胞介素 6 的特异度和阳性预测值保持不变，而灵敏度降低到 87.1％，阴性预测值降到 91.5％，精确度降到 94.6％[48]。白细胞介素 8 由于其较高的灵敏度（90.3％）、特异度（97.7％）和精确度（94.7％），也成为可能用于假体周围感染诊断的生物标志物[48]。

19.2.2.2　血管内皮生长因子（VEGF）

血管内皮生长因子是类风湿关节炎中由肿瘤坏死因子 α 诱导释放的一种信号通路蛋白，可以增加细胞通透性，导致内皮水肿并刺激血管生长[51]。研究发现感染性假体松动患者滑液中的血管内皮生长因子浓度升高。其灵敏度低，特异度高（表 19-1）。由于其预计精确度在 85.9％，因此被认为在假体周围感染诊断方面有较高的应用价值[48]。

19.2.2.3　α2 微球蛋白（α2M）

α2 微球蛋白是一种来源于肝的血浆大分子蛋白，肾病、糖尿病、感染性疾病和类风湿关节炎患者中其水平可升高。与血管内皮生长因子类似，α2 微球蛋白灵敏度低而特异度高，但是阳性预测值、阴性预测值和精确度均较高（表 19-1）[48]。

19.3　微生物学检测

19.3.1　细菌抗原

19.3.1.1　脂质 S（短链细胞外脂磷壁酸，sce-LTA）

短链细胞外脂磷壁酸是由表皮葡萄球菌生物膜在细菌生长过程中释放到生长媒介中的一种细胞外复合物。在利用细胞培养技术了解其特点之后，短链细胞外脂磷壁酸被认为是宿主对表皮葡萄球菌所致假体相关感染的炎症反应的主要介导分子。从这一角度讲，其作用与革兰氏阴性菌的脂多糖（LPS）类似，尽管其活性远不及大肠埃希菌的脂多糖[36]。这些成分刺激白细胞介素 6、白细胞介素 1β 和肿瘤坏死因子 α 产生和诱发 IgG 介导的免疫应答的作用，使其成为可应用于假体周围感染诊断的血清学检测手段[29,43]。

19.3.1.2　细胞间黏附多糖（PIA）

细胞间黏附多糖是生物膜形成过程中最初黏附阶段的重要分子[52]，连同其他蛋白因子，其在金黄色葡萄球菌和表皮葡萄球菌引起的假体周围感染的作用已有研究。金黄色葡萄球菌的脂多糖在任何感染部位都参与生物膜的形成，但在表皮葡萄球菌，其作用机制则有所不同[53]。尽管细胞间黏附多糖可帮助诊断金黄色葡萄球菌引起的假体周围感染，但由于其作用机制对于病原体的依赖性，使其作为感染生物标志物的应用受到限制。

19.3.1.3　icaADBC 操纵子

icaADBC 操纵子，除了表皮葡萄球菌和金黄色葡萄球菌，也存在于其他凝固酶阴性的葡萄球菌中，参与脂多糖的生物合成过程中其他分子的编码[54]。尽管以往的研究认为 icaADBC 操纵子可用于鉴别致病菌和正常菌群菌株[55-56]，但其作为假体周围感染生物标志物的可靠性仍存在两个主要的缺陷。首先，Frank 等的研究并未发现在假体周围感染凝固酶阴性葡萄球菌菌株和关节置换术相关的非假体周围感染凝固酶阴性葡萄球菌菌株之间存在 icaA 检测阳性率的差异[54]。其次，icaADBC 操纵子的存在并不能确定凝固酶阴性葡萄球菌感染。与 Frank 的研究结果相关的一项后续研究证明，从假体周围感染样本分离出的凝固酶阴性葡萄球菌的表型和基因型存在异质性，只有 1/3 的感染是 icaADBC 阳性的[57]。其他研究证实了骨科感染相关葡萄球菌菌株的相同结果[58]。

19.3.2　基因检测

聚合酶链反应（PCR）是应用最广泛的分子生物学工具，被用于检测不同来源的各种感染病原体[25,27,59-60]。一些研究证实了 PCR 在假体周围感染诊断中的应用价值。这一技术是基于用热稳定 DNA 聚合酶对选定 DNA 片段通过对引物的转录和逆转录进行扩增，以得到大量相同片段（图 19-1）[2,16,61-66]。通过 PCR 技术可以快速而灵敏地对

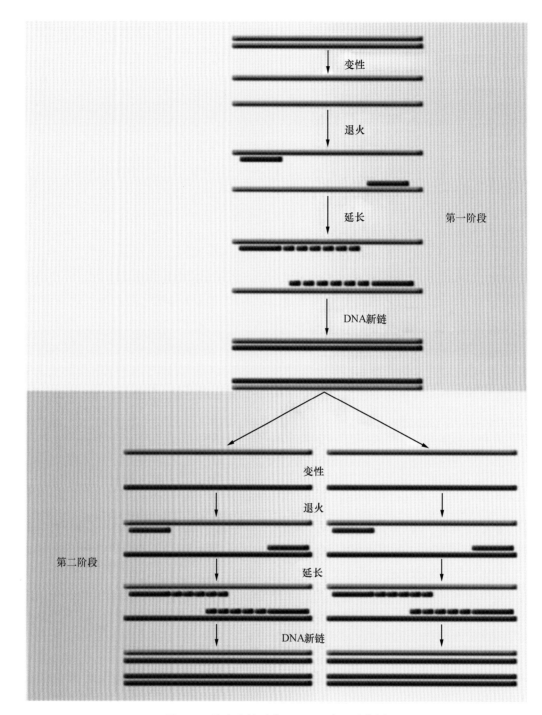

图 19-1 聚合酶链反应（PCR）流程示意图

临床样本中病原体的遗传物质进行扩增，而不必依赖于细菌增殖过程，故而可应用于感染的早期诊断[2,25]。PCR 之后，需要检测和确认产物的长度及序列（例如进行电泳或与特异性探针进行杂交）[2]。这一技术只能对一段已知序列进行检测，而不能探测到其他序列的存在。因此，检测可能不彻底。故有必要掌握各种感染最常见的病原体，一次确定需要检测哪些病原体[67]。

因为引入了 PCR，伴随着 PCR 的使用一些新进展也已经出现，例如，污染风险，因此，由于扩增后处理造成的假阳性结果出现了[2,49,68]。

19.3.2.1　广谱 PCR

传统 PCR 通常在有证据或怀疑某种/属病原体感染时才应用，这样才能设计特异性的 PCR。但是，如果目标是检测临床标本的任意细菌并确定未知的病原体（几乎所有假体周围感染病例皆如此），广谱 PCR 扩增，也称"通用 PCR"，则要派上用场[25]。这一技术的引物是通用的，用以对大多数细菌基因组都有的保守序列进行退火。目标通常是核糖体基因，特别是 16S rRNA 基因[2,25,27,59,69-74]，在几乎所有细菌种类中都是高度保守序列，也被作为种系"指纹"[16,27,62,65,67,72,75-78]。该基因在细菌基因组中有多个复制片段，这有助于对其进行扩增，包含了保守核苷酸的候补区域的同时保持其基因异质性。保守区域使得对来自包括人类的病原体在内的几乎所有种类的细菌的目标遗传物质进行扩增成为可能[2,25,63,79-80]，而所有骨科手术相关的细菌病原体也可以用通用引物得到快速确认[63]。已经有一些报道证实了这种技术可以成功地检测假体周围感染的相关病原菌[21,25-26,64]。

此外，其他核糖体上的靶基因也曾被试验应用于广谱 PCR，如 23S rDNA、核糖核酸酶 P、管家基因（如 groEL）[72]、柠檬酸合成酶基因和热休克蛋白基因。虽然如此，16S rRNA 仍是试验结果最好的靶基因，这可能是因为其序列的高度保守性[2]。

然而，单凭对细菌 16S rRNA 进行扩增仅能探测细菌的存在，不能确认其是否为感染病原体[2,21,65]。在扩增之后，利用基因组之间的变异性，采用过去数年间开发出的不同技术，如脱氧核糖核酸排列技术、限制性酶切、测序或用不同的特异性探针退火等，对病原体进行检测和确认[2,21,59,64,68,79,81-87]。

尽管实验结果显示出良好的应用前景，但是该技术的高灵敏度，且每一种细菌都是检测目标，使得其易受污染影响[65]，导致出现假阳性的可能[2,18,21,27,59,62-64,70,81,88-89]。必须考虑到假体周围感染的病原体多是机会感染性病原体和人类菌群，因此，样本污染的可能必须受到重视[21,70,87,90]。

广谱 PCR 的另一个问题是试剂问题，特别是 Taq 聚合酶，其中可残留大肠埃希菌 DNA，因为这种酶是从一种重组大肠埃希菌中获得的[27,62,70,91-92]。引物无法鉴别残留 DNA 和病原体 DNA。采用以常见骨科感染病原体为靶基因的特异性引物[27,62,93]，或对包括含有限制性内切酶的引物在内的试剂进行预处理[65]，可以解决该问题。

但是，尽管如果临床样本中含有多种细菌，可以通过对扩增 DNA 进行克隆、高效液相色谱分析（HPLC）、变性或温度梯度凝胶电泳等方法，来获取纯的样本用以进行对 16S rDNA 的单独测序，进而解读广谱 PCR 产物，一些研究者仍然认为 PCR 不适用于多重感染的情况[2,3,18,26,94]。但是，最近的一项研究表明，某些多重感染病例中，使用广谱 PCR 扩增加上用多种病原体的特异性探针进行固态退火，可以取得良好的效果[87]。

广谱 PCR 是感染性疾病诊断的一个重要进展，但其主要缺陷在于特异度、灵敏度和抗菌药物敏感性的鉴定[2,64,94]。闭合系统中的实时定量 PCR，扩增和探测同时进行，可以避免这些问题，因此，这种技术可应用于假体周围感染的诊断[64]。

19.3.2.2 实时定量的聚合酶链反应（Q-PCR）

实时定量的聚合酶链反应是过去十年间发展起来的一项复杂技术，被认为是可用于多种情况的快速可靠的检测方法[28,95-96]。这种方法可以实时探测扩增的 DNA 分子，并用对照参考物对荧光标记的 PCR 产物进行定量检测[2,59,95,97]，比传统的分子生物学方法更加快捷、客观，且一致性高[59,95,98-99]。

这种方法的扩增和探测在同一容器中进行，因此污染可能性得以降低[2]。相比传统 PCR，该技术在速度、简易度、可靠性、定量和污染风险等方面具备优势。此外，病原体特异性 PCR 在怀疑污染时也有用处[64]。必须注意到，采用传统 PCR 无法检测细菌的活性[95]，但可以通过基于 mRNA 的实时定量 PCR 逆转录技术对其进行一定修改，在 PCR 扩增之前把 mRNA 通过逆转录转化为 cDNA。通过这一技术可以检测微生物的活性[63,67,95,100]，因此，细菌 mRNA 可能比 DNA 更好地确认被怀疑为假体周围感染病原体的细菌的转录活性[26]。但是，该方法的灵敏度受限于临床样本细菌中 mRNA 转录片段浓度低，且细胞死亡后 mRNA 降解率高[49,63,101]。在这方面，一些研究试图通过检测细菌 mRNA、扩增 16S rRNA 基因及生成 cDNA 作为模板，并进行克隆、高效液相色谱分析（HPLC）和 DNA 测序，来检测感染假体生物膜内具有转录活性的细菌[26]。

19.3.2.3 聚合酶链反应（PCR）技术改进

为了改善假体周围感染的检测和诊断，人们对原始的 PCR 技术进行了一些改进，如可以鉴别金黄色葡萄球菌和凝固酶阴性葡萄球菌的 PCR[62,70,87,102]。由于骨科中常见葡萄球菌感染，因此该技术具有较好的应用前景[14,70]。

另一项改进是检测革兰氏阳性菌和革兰氏阴性菌的 PCR 及测序技术[62,103]；16S rRNA PCR 联合以脱氧核糖核酸为探针的反向线点杂交技术，来探测和确认细菌种类，并进行测序分析[65,87,104]；PCR 联合焦磷酸测序来确认细菌亚群[105]；对 DNA 不同区域而非整个分子进行扩增的多元 PCR 技术可以降低假阴性率[68,106]；巢式 PCR 技术采用第二对引物，产生出更短的可识别的第二种产物[68,107]。多元实时定量 PCR，即多种 PCR 技术同时进行以检测不同 DNA 模板来进行种类识别，联合声波降解法，也是一种诊断方法[18,25]。这种方法可能被同一反应中不同引物之间的相互干扰而妨碍，但是针对假体周围感染的常见病原菌的设计良好的检测，在分子生物学诊断方面仍有应用价值[2,18,87]。

最后，基因指纹技术、变性梯度凝胶电泳（DGGE）和温度梯度凝胶电泳（TGGE）可用于确认微生物变异性，进而比较微生物群落的多样性，并监测人群动态[68,108]，但这些技术尚未在假体周围感染诊断中进行试验和应用。

19.3.2.4 微列阵芯片和蛋白质组学

其他的分子生物学新技术也可能在假体周围感染诊断中得到应用，包括微列阵芯片和蛋白质组学技术[47,62]。微列阵芯片是在固态承载基上附有成百上千个探针的分析装置[75,82,109]。当患者要求进行快速诊断且被用来补充细菌培养结果时，基于特异性脱氧核糖核酸探针的 PCR 微列阵芯片分析技术会彰显出其优势[75]。基于蛋白质组学的检测技术可以同时分离和评估多种蛋白质[62]。

应用以上技术的前提是确认微生物特异度的基因或蛋白质，且以上技术的最大优势是即便传统的培养结果是阴性的，也可以检测出致病病原体。但是，与其他技术相似，假阳性和假阴性的结果也可能出现[75,110]。

19.3.2.5　IBIS 技术

近来，IBIS 技术这一分子生物学新技术被开发出来，利用多对引物、16S rRNA 和 23S rRNA、门或种特异性序列来扩增目标微生物基因组的特定区域[67]。通过 PCR 获得的扩增子用质谱分析法（ESI-MS）进行重量测定，用核苷酸组分结果来计算基础组分，进而通过对比数据库来确认样本中存在的细菌[67,72]。

理论上讲，这一系统可以检测和定量引起人类感染性疾病的细菌、真菌和病毒[62]，甚至确认新的物种[67]。

引物设定必须针对特定疾病的典型病原体进行设计，只有这样才能提高灵敏度和精确度[67]。直到现在，这一技术尚未被用于假体周围感染的诊断，但在不久的将来，该技术将进入人们的视线。

19.4　假体周围感染分子生物学诊断的应用和缺陷

一些学者已经对基于 PCR 技术的假体周围感染分子生物学诊断方法进行了评估[18,21,23-24,63,111-112]，主要针对于滑液和假体周围组织，而声波降解液只在最近才被涉及[15,18,87]。一些研究者通过 PCR 扩增从培养结果阴性的临床样本中检测细菌 DNA，表明这类技术在假体周围感染诊断中具有潜在应用价值[21,75,87,94]。这些基于扩增和测序的分子生物学方法在确定样本中微生物方面具有很高的灵敏度，而传统培养常常失败，或无细菌生长，或生长缓慢[2,21,88-89,93]。广谱 PCR 和其他更先进的分子技术也显示出较高的特异度（96%～100%）[27,64-65,81,87-88,94]，但其灵敏度常较低（≤50%）[27,81,88,94]。

这类研究是根据自行设计的方案进行的。这样做的通病是缺乏技术标准，使得其在常规条件下的应用出现问题。商业化的技术都是经过标准化的，并且现在应用于大多数的实验室进行各种感染性疾病的诊断[113]。Achermann 等[18]的研究建立在对原本用于血液微生物培养的商业化多元 PCR 技术标准流程的改造基础上。研究中，作者把对取出假体进行声波降解的方法与该技术相结合，其阳性率显著提高。另一项研究采用类似方法[87]，通过改进原本用于血培养的 PCR-杂交技术，使得临床感染患者的检测阳性率提高 10%。两项研究都存在一个问题：商业化的技术都是用来检测普通血培养标本的，且一些假体周围感染的病原体用这些方法无法检测到（特别是痤疮丙酸杆菌、棒状杆菌属和厌氧菌）。

另一方面，一些研究者因为其高灵敏度而指责这类技术可能出现高假阳性率[16,89,94,112]，导致死细菌和重组试剂中的 DNA 都被扩增和探测[63]。此外，有些临床未诊断感染的患者，通过分子生物学技术会出现阳性结果[21,87]，这些结果的实际意义便会使人们产生疑惑，因为很难确定是污染还是亚临床感染。

这类技术的一个突出问题是无从获知微生物对抗菌药的敏感性，因为敏感性数据只能通过培养获得[21,49]。但是，可以通过 PCR 检测一些已知的耐药基因，如耐甲氧西林基因 mecA 及喹诺酮及利福平的耐药基因[16,18,49,67,87,114]。然而，很多抗生素的耐药机制仍是未知的，因而目前无法仅通过分子技术来预测其抗生素敏感性[16]。

目前，分子生物学技术是诊断假体周围感染的一个辅助手段，并不能取代传统技术，特别是在培养阴性的病例中，当难以鉴别无菌性松动和亚临床感染时，分子技术便有了用武之地[75,87]。常规应用分子技术诊断假体周围感染前尚需进一步研究。此外，目前还没有单一的临床或实验室检查能够达到理想的灵敏度和特异度[2]，虽然整合传统技术和分子技术可能是一种趋势，但目前分子技术尚未常规应用到骨科临床实践中[26,65]。

适当地联合应用传统培养诊断方法、组织病理学和分子技术，以及其他方法和临床评估，可能有助于假体周围感染的诊断[2,8,26,49,63]。假体周围感染的诊断还需要有新的诊断方法和已有技术的改进[49]。

参考文献

1. Virolainen P, Lahteenmaki H, Hiltunen A, Sipola E, Meurman O, Nelimarkka O. The reliability of diagnosis of infection during revision arthroplasties. Scand J Surg. 2002;91(2): 178–81.
2. Trampuz A, Osmon DR, Hanssen AD, Steckelberg JM, Patel R. Molecular and antibiofilm approaches to prosthetic joint infection. Clin Orthop Relat Res. 2003;414(414):69–88.
3. Zimmerli W, Trampuz A, Ochsner PE. Prosthetic-joint infections. N Engl J Med. 2004;351(16):1645–54.
4. Roberts VI, Esler CN, Harper WM. A 15-year follow-up study of 4606 primary total knee replacements. J Bone Joint Surg Br. 2007;89(11):1452–6.
5. Cataldo MA, Petrosillo N, Cipriani M, Cauda R, Tacconelli E. Prosthetic joint infection: recent developments in diagnosis and management. J Infect. 2010;61(6):443–8.
6. Azanza JR. What is the cost of a prosthesis infection? Enferm Infecc Microbiol Clin. 2001;19(1):44–5.
7. Poultsides LA, Liaropoulos LL, Malizos KN. The socioeconomic impact of musculoskeletal infections. J Bone Joint Surg Am. 2010;92(11):e13.
8. Gomez E, Patel R. Laboratory diagnosis of prosthetic joint infection, part I. Clin Microbiol Newslett. 2011;33(8):55–60. doi:10.1016/j.clinmicnews.2011.03.004.
9. Burger RR, Basch T, Hopson CN. Implant salvage in infected total knee arthroplasty. Clin Orthop Relat Res. 1991;273(273):105–12.
10. Gallo J, Smizansky M, Radova L, Potomkova J. Comparison of therapeutic strategies for hip and knee prosthetic joint infection. Acta Chir Orthop Traumatol Cech. 2009;76(4):302–9.
11. Moyad TF, Thornhill T, Estok D. Evaluation and management of the infected total hip and knee. Orthopedics. 2008;31(6):581–8.
12. Tattevin P, Cremieux AC, Pottier P, Huten D, Carbon C. Prosthetic joint infection: when can prosthesis salvage be considered? Clin Infect Dis. 1999;29(2):292–5.
13. Berbari EF, Hanssen AD, Duffy MC, Steckelberg JM, Osmon DR. Prosthetic joint infection due to Mycobacterium tuberculosis: a case series and review of the literature. Am J Orthop (Belle Mead NJ). 1998;27(3):219–27.
14. Del Pozo JL, Patel R. Clinical practice. Infection associated with prosthetic joints. N Engl J

Med. 2009;361(8):787–94.

15. Piper KE, Jacobson MJ, Cofield RH, Sperling JW, Sanchez-Sotelo J, Osmon DR, et al. Microbiologic diagnosis of prosthetic shoulder infection by use of implant sonication. J Clin Microbiol. 2009;47(6):1878–84.

16. Gallo J, Raska M, Dendis M, Florschutz AV, Kolar M. Molecular diagnosis of prosthetic joint infection. A review of evidence. Biomed Pap Med Fac Univ Palacky Olomouc Czech Repub. 2004;148(2):123–9.

17. Trampuz A, Widmer AF. Infections associated with orthopedic implants. Curr Opin Infect Dis. 2006;19:349–56.

18. Achermann Y, Vogt M, Leunig M, Wust J, Trampuz A. Improved diagnosis of periprosthetic joint infection by multiplex PCR of sonication fluid from removed implants. J Clin Microbiol. 2010;48(4):1208–14.

19. Esteban J, Gomez-Barrena E, Cordero J, Martin-de-Hijas NZ, Kinnari TJ, Fernandez-Roblas R. Evaluation of quantitative analysis of cultures from sonicated retrieved orthopedic implants in diagnosis of orthopedic infection. J Clin Microbiol. 2008;46(2):488–92.

20. Trampuz A, Piper KE, Jacobson MJ, Hanssen AD, Unni KK, Osmon DR, et al. Sonication of removed hip and knee prostheses for diagnosis of infection. N Engl J Med. 2007;357(7): 654–63.

21. Tunney MM, Patrick S, Curran MD, Ramage G, Hanna D, Nixon JR, et al. Detection of prosthetic hip infection at revision arthroplasty by immunofluorescence microscopy and PCR amplification of the bacterial 16S rRNA gene. J Clin Microbiol. 1999;37(10):3281–90.

22. Clarke MT, Roberts CP, Lee PT, Gray J, Keene GS, Rushton N. Polymerase chain reaction can detect bacterial DNA in aseptically loose total hip arthroplasties. Clin Orthop Relat Res. 2004;427:132–7.

23. Dempsey KE, Riggio MP, Lennon A, Hannah VE, Ramage G, Allan D, et al. Identification of bacteria on the surface of clinically infected and non-infected prosthetic hip joints removed during revision arthroplasties by 16S rRNA gene sequencing and by microbiological culture. Arthritis Res Ther. 2007;9(3):R46.

24. Levine MJ, Mariani BA, Tuan RS, Booth Jr RE. Molecular genetic diagnosis of infected total joint arthroplasty. J Arthroplasty. 1995;10(1):93–4.

25. Mariani BD, Tuan RS. Advances in the diagnosis of infection in prosthetic joint implants. Mol Med Today. 1998;4(5):207–13.

26. Riggio MP, Dempsey KE, Lennon A, Allan D, Ramage G, Bagg J. Molecular detection of transcriptionally active bacteria from failed prosthetic hip joints removed during revision arthroplasty. Eur J Clin Microbiol Infect Dis. 2010;29(7):823–34.

27. Hoeffel DP, Hinrichs SH, Garvin KL. Molecular diagnostics for the detection of musculoskeletal infection. Clin Orthop Relat Res. 1999;360:37–46.

28. Kobayashi H, Oethinger M, Tuohy MJ, Procop GW, Hall GS, Bauer TW. Limiting false-positive polymerase chain reaction results: detection of DNA and mRNA to differentiate viable from dead bacteria. Diagn Microbiol Infect Dis. 2009;64(4):445–7.

29. Worthington T, Dunlop D, Casey A, Lambert R, Luscombe J, Elliott T. Serum procalcitonin, interleukin-6, soluble intercellular adhesin molecule-1 and IgG to short-chain exocellular lipoteichoic acid as predictors of infection in total joint prosthesis revision. Br J Biomed Sci. 2010;67(2):71–6.

30. Zimmerli W. Prosthetic-joint-associated infections. Best Pract Res Clin Rheumatol. 1996;20(6):1045–63.

31. Heinrich PC, Behrmann I, Haan S, Hermanns HM, Muller-Newen G, Schaper F. Principles of interleukin (IL)-6-type cytokine signalling and its regulation. Biochem J. 2003;374(Pt 1):1–20.

32. Berbari E, Mabry T, Tsaras G, Spangehl M, Erwin PJ, Murad MH, et al. Inflammatory blood laboratory levels as markers of prosthetic joint infection: a systematic review and meta-analy-

sis. J Bone Joint Surg Am. 2010;92(11):2102–9.

33. Cronstein BN. Interleukin-6 – a key mediator of systemic and local symptoms in rheumatoid arthritis. Bull NYU Hosp Jt Dis. 2007;65 Suppl 1:S11–5.

34. Andersson MK, Lundberg P, Ohlin A, Perry MJ, Lie A, Stark A, et al. Effects on osteoclast and osteoblast activities in cultured mouse calvarial bones by synovial fluids from patients with a loose joint prosthesis and from osteoarthritis patients. Arthritis Res Ther. 2007;9(1):R18.

35. Nilsdotter-Augustinsson A, Briheim G, Herder A, Ljunghusen O, Wahlstrom O, Ohman L. Inflammatory response in 85 patients with loosened hip prostheses: a prospective study comparing inflammatory markers in patients with aseptic and septic prosthetic loosening. Acta Orthop. 2007;78(5):629–39.

36. Jones KJ, Perris AD, Vernallis AB, Worthington T, Lambert PA, Elliott TS. Induction of inflammatory cytokines and nitric oxide in J774.2 cells and murine macrophages by lipoteichoic acid and related cell wall antigens from Staphylococcus epidermidis. J Med Microbiol. 2005;54(Pt 4):315–21.

37. Di Cesare PE, Chang E, Preston CF, Liu CJ. Serum interleukin-6 as a marker of periprosthetic infection following total hip and knee arthroplasty. J Bone Joint Surg Am. 2005;87(9):1921–7.

38. Bottner F, Wegner A, Winkelmann W, Becker K, Erren M, Gotze C. Interleukin-6, procalcitonin and TNF-alpha: markers of peri-prosthetic infection following total joint replacement. J Bone Joint Surg Br. 2007;89(1):94–9.

39. Gilbert DN. Use of plasma procalcitonin levels as an adjunct to clinical microbiology. J Clin Microbiol. 2010;48(7):2325–9.

40. Gendrel D, Raymond J, Coste J, Moulin F, Lorrot M, Guerin S, et al. Comparison of procalcitonin with C-reactive protein, interleukin 6 and interferon-alpha for differentiation of bacterial vs. viral infections. Pediatr Infect Dis J. 1999;18(10):875–81.

41. Jones AE, Fiechtl JF, Brown MD, Ballew JJ, Kline JA. Procalcitonin test in the diagnosis of bacteremia: a meta-analysis. Ann Emerg Med. 2007;50(1):34–41.

42. Kamme C, Lindberg L. Aerobic and anaerobic bacteria in deep infections after total hip arthroplasty: differential diagnosis between infectious and non-infectious loosening. Clin Orthop Relat Res. 1981;154(154):201–7.

43. Rafiq M, Worthington T, Tebbs SE, Treacy RB, Dias R, Lambert PA, et al. Serological detection of Gram-positive bacterial infection around prostheses. J Bone Joint Surg Br. 2000;82(8):1156–61.

44. van de Stolpe A, van der Saag PT. Intercellular adhesion molecule-1. J Mol Med (Berl). 1996;74(1):13–33.

45. Lawson C, Wolf S. ICAM-1 signaling in endothelial cells. Pharmacol Rep. 2009;61(1):22–32.

46. Pare G, Ridker PM, Rose L, Barbalic M, Dupuis J, Dehghan A, et al. Genome-wide association analysis of soluble ICAM-1 concentration reveals novel associations at the NFKBIK, PNPLA3, RELA, and SH2B3 loci. PLoS Genet. 2011;7(4):e1001374.

47. Deirmengian C, Hallab N, Tarabishy A, Della Valle C, Jacobs JJ, Lonner J, et al. Synovial fluid biomarkers for periprosthetic infection. Clin Orthop Relat Res. 2010;468(8):2017–23.

48. Jacovides CL, Parvizi J, Adeli B, Jung KA. Molecular markers for diagnosis of periprosthetic joint infection. J Arthroplasty. 2011;12:12.

49. Gomez E, Patel R. Laboratory Diagnosis of Prosthetic Joint Infection, Part II. Clin Microbiol Newslett. 2011;33(9):63–70. doi:10.1016/j.clinmicnews.2011.04.001.

50. Mertens MT, Singh JA. Biomarkers in arthroplasty: a systematic review. Open Orthop J. 2011;5:92–105.

51. Holmes K, Roberts OL, Thomas AM, Cross MJ. Vascular endothelial growth factor receptor-2: structure, function, intracellular signalling and therapeutic inhibition. Cell Signal. 2007;19(10):2003–12.

52. O'Gara JP. ica and beyond: biofilm mechanisms and regulation in Staphylococcus epidermidis and *Staphylococcus aureus*. FEMS Microbiol Lett. 2007;270(2):179–88.

53. Rohde H, Burandt EC, Siemssen N, Frommelt L, Burdelski C, Wurster S, et al. Polysaccharide intercellular adhesin or protein factors in biofilm accumulation of *Staphylococcus epidermidis* and *Staphylococcus aureus* isolated from prosthetic hip and knee joint infections. Biomaterials. 2007;28(9):1711–20.

54. Frank KL, Hanssen AD, Patel R. icaA is not a useful diagnostic marker for prosthetic joint infection. J Clin Microbiol. 2004;42(10):4846–9.

55. Arciola CR, Campoccia D, Gamberini S, Rizzi S, Donati ME, Baldassarri L, et al. Search for the insertion element IS256 within the ica locus of Staphylococcus epidermidis clinical isolates collected from biomaterial-associated infections. Biomaterials. 2004;25(18): 4117–25.

56. Galdbart JO, Allignet J, Tung HS, Ryden C, El Solh N. Screening for Staphylococcus epidermidis markers discriminating between skin-flora strains and those responsible for infections of joint prostheses. J Infect Dis. 2000;182(1):351–5.

57. Nilsdotter-Augustinsson A, Koskela A, Ohman L, Soderquist B. Characterization of coagulase-negative staphylococci isolated from patients with infected hip prostheses: use of phenotypic and genotypic analyses, including tests for the presence of the ica operon. Eur J Clin Microbiol Infect Dis. 2007;26(4):255–65.

58. Esteban J, Molina-Manso D, Spiliopoulou I, Cordero-Ampuero J, Fernandez-Roblas R, Foka A, et al. Biofilm development by clinical isolates of *Staphylococcus* spp. from retrieved orthopedic prostheses. Acta Orthop. 2010;81(6):674–9.

59. Yang S, Lin S, Kelen GD, Quinn TC, Dick JD, Gaydos CA, et al. Quantitative multiprobe PCR assay for simultaneous detection and identification to species level of bacterial pathogens. J Clin Microbiol. 2002;40(9):3449–54.

60. Tompkins LS. The use of molecular methods in infectious diseases. N Engl J Med. 1992;327(18):1290–7.

61. Mullis KB, Faloona FA. Specific synthesis of DNA in vitro via a polymerase-catalyzed chain reaction. Methods Enzymol. 1987;155:335–50.

62. Bauer TW, Parvizi J, Kobayashi N, Krebs V. Diagnosis of periprosthetic infection. J Bone Joint Surg Am. 2006;88(4):869–82.

63. Bergin PF, Doppelt JD, Hamilton WG, Mirick GE, Jones AE, Sritulanondha S, et al. Detection of periprosthetic infections with use of ribosomal RNA-based polymerase chain reaction. J Bone Joint Surg Am. 2010;92(3):654–63.

64. Fenollar F, Roux V, Stein A, Drancourt M, Raoult D. Analysis of 525 samples to determine the usefulness of PCR amplification and sequencing of the 16S rRNA gene for diagnosis of bone and joint infections. J Clin Microbiol. 2006;44(3):1018–28.

65. Moojen DJ, Spijkers SN, Schot CS, Nijhof MW, Vogely HC, Fleer A, et al. Identification of orthopaedic infections using broad-range polymerase chain reaction and reverse line blot hybridization. J Bone Joint Surg Am. 2007;89(6):1298–305.

66. Tarkin IS, Henry TJ, Fey PI, Iwen PC, Hinrichs SH, Garvin KL. PCR rapidly detects methicillin-resistant staphylococci periprosthetic infection. Clin Orthop Relat Res. 2003;414: 89–94.

67. Costerton JW, Post JC, Ehrlich GD, Hu FZ, Kreft R, Nistico L, et al. New methods for the detection of orthopedic and other biofilm infections. FEMS Immunol Med Microbiol. 2011;61(2):133–40.

68. Hogdall D, Hvolris JJ, Christensen L. Improved detection methods for infected hip joint prostheses. APMIS. 2010;118(11):815–23.

69. Kolbert CP, Persing DH. Ribosomal DNA sequencing as a tool for identification of bacterial pathogens. Curr Opin Microbiol. 1999;2(3):299–305.

70. Kobayashi N, Procop GW, Krebs V, Kobayashi H, Bauer TW. Molecular identification of

bacteria from aseptically loose implants. Clin Orthop Relat Res. 2008;466(7):1716–25.

71. Wilson KH, Blitchington RB, Greene RC. Amplification of bacterial 16S ribosomal DNA with polymerase chain reaction. J Clin Microbiol. 1990;28(9):1942–6.

72. Ecker DJ, Sampath R, Massire C, Blyn LB, Hall TA, Eshoo MW, et al. Ibis T5000: a universal biosensor approach for microbiology. Nat Rev Microbiol. 2008;6(7):553–8.

73. Nikkari S, Lopez FA, Lepp PW, Cieslak PR, Ladd-Wilson S, Passaro D, et al. Broad-range bacterial detection and the analysis of unexplained death and critical illness. Emerg Infect Dis. 2002;8(2):188–94.

74. Kroes I, Lepp PW, Relman DA. Bacterial diversity within the human subgingival crevice. Proc Natl Acad Sci USA. 1999;96(25):14547–52.

75. Uchida K, Yayama T, Kokubo Y, Miyazaki T, Nakajima H, Negoro K, et al. Direct detection of pathogens in osteoarticular infections by polymerase chain reaction amplification and microarray hybridization. J Orthop Sci. 2009;14(5):471–83.

76. Patel JB. 16S rRNA gene sequencing for bacterial pathogen identification in the clinical laboratory. Mol Diagn. 2001;6(4):313–21.

77. Yang S, Rothman RE. PCR-based diagnostics for infectious diseases: uses, limitations, and future applications in acute-care settings. Lancet Infect Dis. 2004;4(6):337–48.

78. Janda JM, Abbott SL. 16S rRNA gene sequencing for bacterial identification in the diagnostic laboratory: pluses, perils, and pitfalls. J Clin Microbiol. 2007;45(9):2761–4.

79. McCabe KM, Zhang YH, Huang BL, Wagar EA, McCabe ER. Bacterial species identification after DNA amplification with a universal primer pair. Mol Genet Metab. 1999;66(3):205–11.

80. Chakravorty S, Helb D, Burday M, Connell N, Alland D. A detailed analysis of 16S ribosomal RNA gene segments for the diagnosis of pathogenic bacteria. J Microbiol Methods. 2007; 69(2):330–9.

81. Fihman V, Hannouche D, Bousson V, Bardin T, Liote F, Raskine L, et al. Improved diagnosis specificity in bone and joint infections using molecular techniques. J Infect. 2007;55(6):510–7.

82. Anthony RM, Brown TJ, French GL. DNA array technology and diagnostic microbiology. Expert Rev Mol Diagn. 2001;1(1):30–8.

83. Lu JJ, Perng CL, Lee SY, Wan CC. Use of PCR with universal primers and restriction endonuclease digestions for detection and identification of common bacterial pathogens in cerebrospinal fluid. J Clin Microbiol. 2000;38(6):2076–80.

84. Rantakokko-Jalava K, Nikkari S, Jalava J, Eerola E, Skurnik M, Meurman O, et al. Direct amplification of rRNA genes in diagnosis of bacterial infections. J Clin Microbiol. 2000; 38(1):32–9.

85. McDowell A, Patrick S. Evaluation of nonculture methods for the detection of prosthetic hip biofilms. Clin Orthop Relat Res. 2005;437:74–82.

86. Goldenberger D, Kunzli A, Vogt P, Zbinden R, Altwegg M. Molecular diagnosis of bacterial endocarditis by broad-range PCR amplification and direct sequencing. J Clin Microbiol. 1997;35(11):2733–9.

87. Esteban J, Alonso-Rodriguez N, Sandoval E, Del Prado G, Ortiz-Perez A, Molina-Manso D, et al. Improved diagnosis of orthopaedic implant-related infection by PCR-hybridization after sonication. Acta Orthopaedica. 2012;83(3):299–304.

88. Mariani BD, Martin DS, Levine MJ, Booth Jr RE, Tuan RS. The Coventry Award. Polymerase chain reaction detection of bacterial infection in total knee arthroplasty. Clin Orthop Relat Res. 1996;331:11–22.

89. Stoodley P, Kathju S, Hu FZ, Erdos G, Levenson JE, Mehta N, et al. Molecular and imaging techniques for bacterial biofilms in joint arthroplasty infections. Clin Orthop Relat Res. 2005;437:31–40.

90. Borst A, Box AT, Fluit AC. False-positive results and contamination in nucleic acid amplification assays: suggestions for a prevent and destroy strategy. Eur J Clin Microbiol Infect Dis. 2004;23(4):289–99.

91. Grahn N, Olofsson M, Ellnebo-Svedlund K, Monstein HJ, Jonasson J. Identification of mixed bacterial DNA contamination in broad-range PCR amplification of 16S rDNA V1 and V3 variable regions by pyrosequencing of cloned amplicons. FEMS Microbiol Lett. 2003;219(1):87–91.

92. Corless CE, Guiver M, Borrow R, Edwards-Jones V, Kaczmarski EB, Fox AJ. Contamination and sensitivity issues with a real-time universal 16S rRNA PCR. J Clin Microbiol. 2000;38(5): 1747–52.

93. Vandercam B, Jeumont S, Cornu O, Yombi JC, Lecouvet F, Lefevre P, et al. Amplification-based DNA analysis in the diagnosis of prosthetic joint infection. J Mol Diagn. 2008; 10(6):537–43.

94. De Man FHR, Graber P, Lüem M, Zimmerli W, Ochsner PE, Sendi P. Broad-range PCR in selected episodes of prosthetic joint infection. Infection. 2009;37(3):292–4.

95. Kobayashi N, Inaba Y, Choe H, Iwamoto N, Ishida T, Yukizawa Y, et al. Rapid and sensitive detection of methicillin-resistant Staphylococcus periprosthetic infections using real-time polymerase chain reaction. Diagn Microbiol Infect Dis. 2009;64(2):172–6.

96. Mackay IM. Real-time PCR in the microbiology laboratory. Clin Microbiol Infect. 2004;10(3):190–212.

97. Heid CA, Stevens J, Livak KJ, Williams PM. Real time quantitative PCR. Genome Res. 1996;6(10):986–94.

98. Gerard CJ, Olsson K, Ramanathan R, Reading C, Hanania EG. Improved quantitation of minimal residual disease in multiple myeloma using real-time polymerase chain reaction and plasmid-DNA complementarity determining region III standards. Cancer Res. 1998;58(17):3957–64.

99. Schmittgen TD, Zakrajsek BA, Mills AG, Gorn V, Singer MJ, Reed MW. Quantitative reverse transcription-polymerase chain reaction to study mRNA decay: comparison of endpoint and real-time methods. Anal Biochem. 2000;285(2):194–204.

100. Birmingham P, Helm JM, Manner PA, Tuan RS. Simulated joint infection assessment by rapid detection of live bacteria with real-time reverse transcription polymerase chain reaction. J Bone Joint Surg Am. 2008;90(3):602–8.

101. Sheridan GE, Masters CI, Shallcross JA, MacKey BM. Detection of mRNA by reverse transcription-PCR as an indicator of viability in *Escherichia coli* cells. Appl Environ Microbiol. 1998;64(4):1313–8.

102. Sakai H, Procop GW, Kobayashi N, Togawa D, Wilson DA, Borden L, et al. Simultaneous detection of Staphylococcus aureus and coagulase-negative staphylococci in positive blood cultures by real-time PCR with two fluorescence resonance energy transfer probe sets. J Clin Microbiol. 2004;42(12):5739–44.

103. Kobayashi N, Bauer TW, Togawa D, Lieberman IH, Sakai H, Fujishiro T, et al. A molecular gram stain using broad range PCR and pyrosequencing technology: a potentially useful tool for diagnosing orthopaedic infections. Diagn Mol Pathol. 2005;14(2):83–9.

104. Kaufhold A, Podbielski A, Baumgarten G, Blokpoel M, Top J, Schouls L. Rapid typing of group A streptococci by the use of DNA amplification and non-radioactive allele-specific oligonucleotide probes. FEMS Microbiol Lett. 1994;119(1–2):19–25.

105. Kobayashi N, Bauer TW, Tuohy MJ, Lieberman IH, Krebs V, Togawa D, et al. The comparison of pyrosequencing molecular Gram stain, culture, and conventional Gram stain for diagnosing orthopaedic infections. J Orthop Res. 2006;24(8):1641–9.

106. Edwards MC, Gibbs RA. Multiplex PCR: advantages, development, and applications. PCR Methods Appl. 1994;3(4):S65–75.

107. Siebert PD, Chenchik A, Kellogg DE, Lukyanov KA, Lukyanov SA. An improved PCR method for walking in uncloned genomic DNA. Nucleic Acids Res. 1995;23(6):1087–8.

108. Muyzer G. DGGE/TGGE a method for identifying genes from natural ecosystems. Curr Opin Microbiol. 1999;2(3):317–22.

109. Tillib SV, Mirzabekov AD. Advances in the analysis of DNA sequence variations using oli-

gonucleotide microchip technology. Curr Opin Biotechnol. 2001;12(1):53–8.

110. Jordan JA, Durso MB. Comparison of 16S rRNA gene PCR and BACTEC 9240 for detection of neonatal bacteremia. J Clin Microbiol. 2000;38(7):2574–8.

111. Dora C, Altwegg M, Gerber C, Bottger EC, Zbinden R. Evaluation of conventional microbiological procedures and molecular genetic techniques for diagnosis of infections in patients with implanted orthopedic devices. J Clin Microbiol. 2008;46(2):824–5.

112. Panousis K, Grigoris P, Butcher I, Rana B, Reilly JH, Hamblen DL. Poor predictive value of broad-range PCR for the detection of arthroplasty infection in 92 cases. Acta Orthop. 2005;76(3):341–6.

113. Nolte FS, Caliendo AM. Molecular microbiology. In: Versalovic J, Carroll KC, Funke G, Jorgensen JH, Landry ML, Warnock DW, editors. Manual of clinical microbiology. 10th ed. Washington, DC: ASM Press; 2011. p. 27–59.

114. Huletsky A, Giroux R, Rossbach V, Gagnon M, Vaillancourt M, Bernier M, et al. New real-time PCR assay for rapid detection of methicillin-resistant *Staphylococcus aureus* directly from specimens containing a mixture of staphylococci. J Clin Microbiol. 2004;42(5): 1875–84.

第二篇

20

当前关节假体感染的治疗策略
Current Treatment Strategies in Prosthetic Joint Infections

Rihard Trebše 和 Aleš Berce

（王　锴　译　周之伟　校）

摘　要　目前有许多处理关节假体感染的方法。使用频率最高的为两步法：首先一期取出关节假体，随后二期重新植入新的关节假体。另外还有一些其他的选择，例如截肢、关节融合、假体取出、二期置换、一期置换、保留假体的清创，以及长期使用抗生素。每种治疗方法之间可能有相互重叠的指征，并且都有各自的优点和不足。在本章，这些治疗方法会被详细地讨论，帮助读者熟悉目前关节假体感染的治疗策略，以便在各自的临床实践工作中选择更便捷有效的治疗方法。

关键词　保留假体清创 • 一期置换 • 二期置换 • 抗生素抑制（antibiotic suppression）

20.1　引　言

目前关节假体感染的治疗方法按创伤程度递减排序为：截肢，关节融合，假体取出旷置，二期置换，一期置换，保留假体的清创，长期使用抗生素抑制。传统上，治疗方案的选择取决于外科医生的专业知识以及经验、医院的治疗习惯、患者的选择倾向、症状持续时间、感染的类型、病原菌的毒力以及抗生素的敏感性、软组织条件，以及患者合并疾病的多少。尽管诊断和治疗手段有很大进步，但是目前治疗方法的选择没有太大改变。

20.2　截　肢

截肢是关节假体感染最彻底的治疗手段，所幸在医疗发达的国家该方法很少被采用。该方法仅当严重感染威胁生命、无法用其他手段控制；或骨和（或）软组织严重破坏缺损，而无法用其他创伤较小的方法（如融合）处理，以及其他治疗方法不足以控制感染时才考虑采用。

该方法最常用于全膝关节置换术感染[1]，亦可用于其他关节假体周围感染，偶尔也可用于全髋关节置换术感染。外科医生选择该治疗方法最常见的原因包括反复翻修、骨缺损以及极度疼痛[2]。

当处理特定的全膝关节置换术感染病例时，早期当条件允许时采取关节融合术是十分明智且有远见的，以防晚期骨质和软组织严重缺损，使得截肢成为唯一的选择。

估计全关节置换术后感染行截肢的发生率是很难的。对于初次全髋关节置换术该发生率约（1～10）/10 000[3-4]。对于全膝关节置换术[5-7]和踝关节置换术[8]该发生率较高，可达到6%。作者所在中心由于全膝关节置换术感染行膝关节以上截肢的发生率为0.05%。

老年患者行膝关节以上截肢后功能非常有限，他们中一半以上最终在轮椅上度日[9]。

20.3 关节融合术

关节融合术较少用于治疗特定人工关节相关的慢性、不可控制的感染，尤其是膝关节。成功施行该手术可以稳定关节并减轻疼痛。与关节假体感染行翻修术的理念相同，我们可以行关节一期或二期融合，这取决于患者的状况、细菌的种类，以及关节局部的情况。选择治疗方法需考虑一些问题，例如一般情况较差、药物滥用、免疫缺陷、活动受限、痴呆等都支持关节融合而不适于翻修术。

取出感染的人工关节假体后行融合术（通常见于全膝关节置换术），由于残余较少、较差的骨量，适应证苛刻。融合后不愈合的比率较高，即使成功融合，也通常出现下肢的短缩。

关节融合术的指征根据受累的关节而各不相同。全踝关节置换术后感染，当保留假体不可行时，关节融合术便为首选、最为适宜的治疗方法（图20-1，图20-2）。融合后的踝关节功能出奇理想（图20-3），因此不支持其他的治疗方案，例如一期或二期的翻修。

关节融合术是慢性全膝关节置换术后感染相对较常采用的治疗方法，尤其当伸膝装置功能受损时，因为该术能使关节稳定，消除疼痛，为感染的治愈提供良好的环境。

图 20-1 踝关节假体感染松动

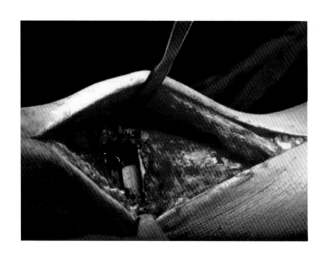

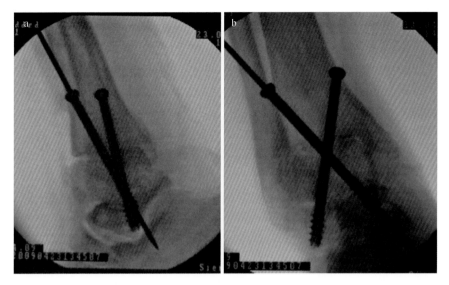

图 20-2　踝关节假体感染松动后使用大块同种异体股骨头行踝关节融合。（**a**）侧位，（**b**）正位

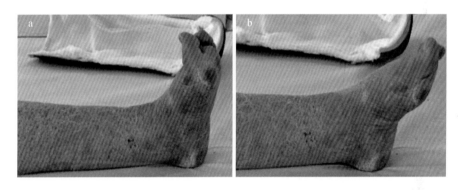

图 20-3　全踝关节置换术取出假体后行踝关节融合术。图示为取出假体后关节活动度。（**a**）背屈，
（**b**）跖屈

然而，膝关节融合术有许多不便之处。行走不便且步态不雅观，但最不舒适的是坐的时候。有趣的是，尽管对功能造成这些损害，感染的全膝关节置换术患者行融合或二期翻修能达到相近的牛津大学评分[10]。

一些患者的情况特别适合行关节融合术。该术可能对于年轻活动量大、单一关节疾病、不可修复的伸膝装置功能不全伴或不伴皮肤或软组织缺损、免疫缺陷且感染由多重耐药或难治的细菌导致的患者而言是最好的治疗方法[11]。

初次置换术后融合的比率较低，融合主要受限于持续的感染以及骨量缺损。实际上，尽管有持续感染存在，仍能实现融合，但这些情况下融合的比率较低[12]。

全膝关节置换术后感染行膝关节融合有以下几种方法。我们可以使用外固定架（图 20-5）、髓内钉（图 20-6），或钢板螺钉（图 20-4）。

操作的技术包括彻底细致地清除坏死组织或清创，切除纤维组织，将血供良好的股骨远端和胫骨近端对合，并用上文提到的器械进行固定。外固定架的优点为避免在

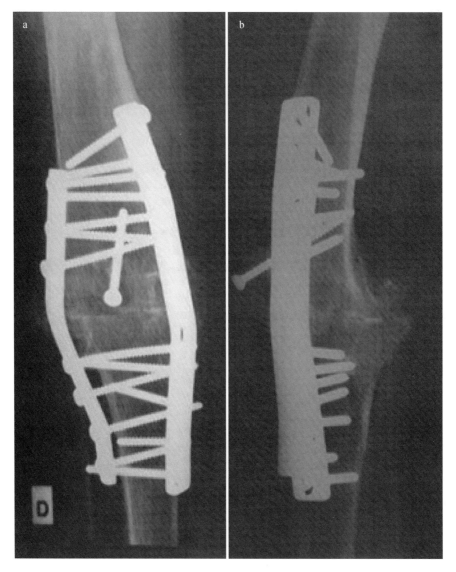

图 20-4　使用钢板螺钉行膝关节融合术。(a) 正位，(b) 侧位

感染部位留有人工植入物。缺点是外固定架提供的稳定性不如钢板或螺钉所提供的高，尤其对于严重骨质缺损的病例。在这些病例中，外固定架很难提供长期充分的稳定性以实现骨性融合。在全部三个平面应用固定架能增加融合比例[6,11]。外固定架另外一个需考虑的问题为针道孔感染，可能需要进一步治疗。尽管如此，如果欲行一期融合，外固定架仍是最为适宜的选择。

　　全膝关节置换术感染去除假体后使用髓内钉的融合率最高（80%～100%）[13]。缺点为有通过髓腔使感染扩散的可能，尤其对于持续不明诊断的感染，或持续活动性感染进行髓内钉一期融合。

　　第三种选择是使用两个长钢板，在两个平面以正确的角度进行固定。通过钢板，可以对融合处进行加压[14]。钢板提供更为牢固的固定。不足之处在于该技术需要增

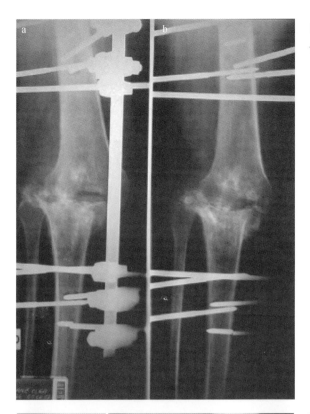

图 20-5　使用外固定架的膝关节融合术。（a）斜位，（b）正位

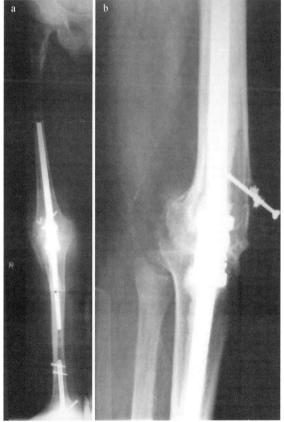

图 20.6　使用髓内钉的膝关节融合术。（a）正位，（b）侧位

加骨的暴露，从而影响骨的活力和愈合能力。而且使用钢板时软组织闭合也是一项挑战。

尽管理论上可行，但关节融合很少用于髋关节和肩关节置换术后的感染。原因在于融合率较低，而且单纯关节切除成形术即可获得可以接受的结果。目前没有肘关节置换术后感染在行假体取出后，关节融合术的融合比例以及效果的可靠数据[15]。

20.4　关节切除成形术

关节切除成形术（图 20-7）对于不再试图植入人工关节的病例可作为一个长期的治疗手段，亦可作为全关节置换术（TJA）后感染行二期翻修之间的一个暂时性治疗手段。该术用于髋关节，便被称为 Girdlestone 术，它由一名英国医生引入，用于治疗多种髋关节病例。

永久性的关节切除成形术适用于由难治性以及多重耐药的细菌导致的关节假体感染，且有骨质缺损（图 20-8）、软组织覆盖不足、患者一般状况不允许反复手术的病例。

尽管关节切除成形术的治愈率较高，但感染的关节腔所造成的永久性感染是一个严重的问题。单纯的反复翻修并不是一个可靠的解决方案。应对这种难处理的情况，最好的方法是在腔内植入有活力的软组织皮瓣，以封闭死腔、改善感染区域的血流。

图 20.7　Girdlestone 髋关节切除成形术

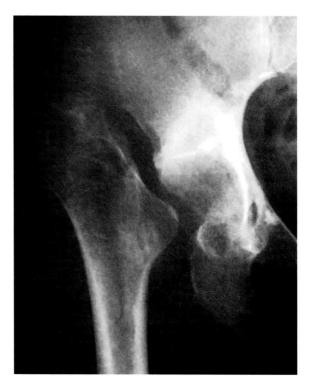

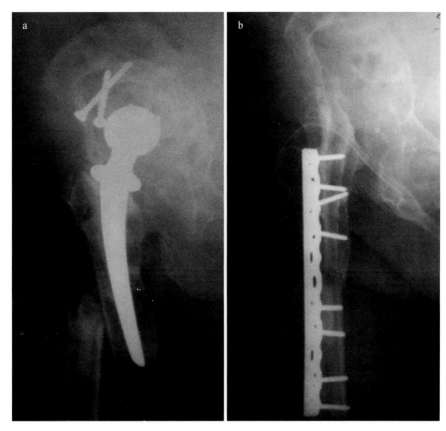

图 20-8　（**a**）老年患者、骨质缺损严重、一般情况差、关节假体感染、髋臼松动、假体周围骨折是永久关节切除成形术的指征。（**b**）该病例中，假体被取出，并行内固定术

丰富的血管分布能改善宿主的防御机制，使得抗生素更好地作用于局部。

臀中肌、腹直肌（图 20-9）、股外侧肌皮瓣（图 20-10）较常用于封闭髋关节 Girdlestone 术后的死腔[16]。

由于臀中肌是维持髋关节稳定的最重要肌肉，所以牺牲其功能使用臀中肌皮瓣会影响髋关节的功能。腹直肌皮瓣容易获得，但是会严重减弱腹壁的强度，远期后果尚不明确。最可靠的选择可能是股外侧肌皮瓣，因为当将其植入髋关节腔内后，股四头肌仍能保持较好的功能。股外侧肌皮瓣容易获得，大多数情况下，只要近端的血管蒂没有被以前的手术破坏（这种情况很少出现），皮瓣便能使用。

在一项 120 例髋关节切除成形术失败的慢性感染病例研究中，Suda 及 Hepperd[17] 评估了股外侧肌皮瓣在控制感染方面的潜在作用。所有患者中，感染的关节腔均为持续感染的来源。他们用骨锚钉将肌瓣固定于髋臼上。通过这种方法，他们成功控制了所有患者的感染。

永久的关节切除成形术仅适用于少数的病例，因为术后患者的功能非常有限[18-19]。该术更多适用于髋关节而较少用于肩关节和肘关节（图 20-11）。据报道，该术的感染治愈率为 86%～96%，但所有病例功能均较差，通常较行关节切除成形术之前更差[20]。

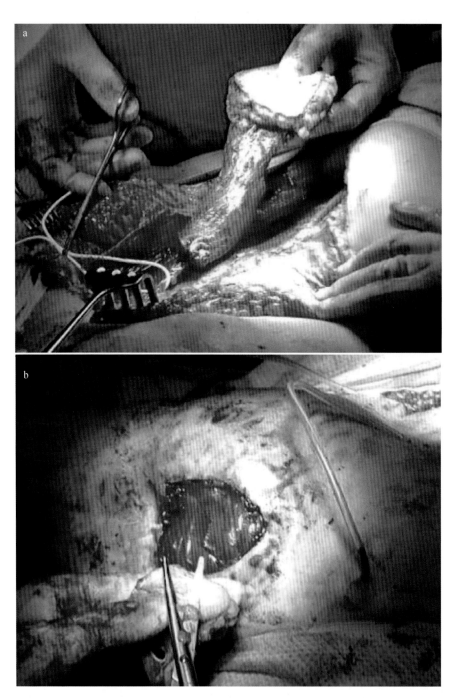

图 20-9 （a）（b）在髋关节 Girdlestone 术失败后应用腹直肌肌瓣填充感染关节腔

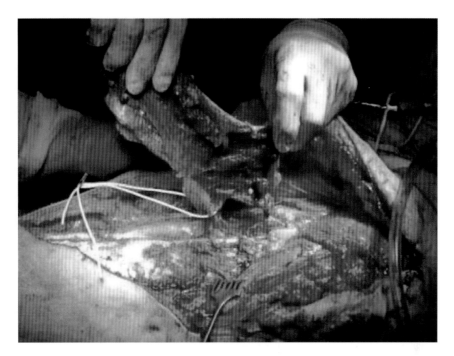

图 20-10　股外侧肌皮瓣填充髋关节处的死腔

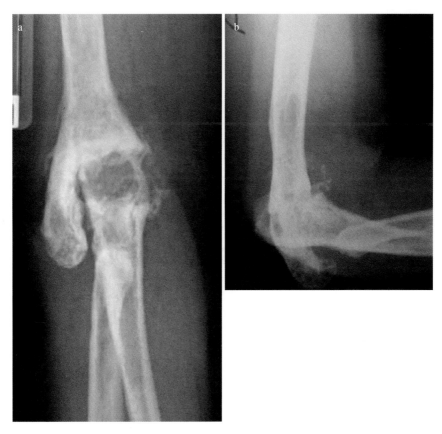

图 20-11　肘关节暂时性切除成形术。（a）正位，（b）侧位

然而，使用该术可以长期地缓解疼痛[18-19]。

膝关节切除成形术（图 20-12 和图 20-13）主要适用于多关节疾病的长期卧床患者[6]，而很少用于其他患者，因为使用该术很难获得膝关节功能上的稳定。手术过程中，十分重要的一点是细致、充分地清创，去除所有异物，暂时用钢丝贯穿股骨远端和胫骨近端，获得下肢轴线的恰当对合。手术后，膝关节固定 6 个月，期间可以负重[11]。手术后的功能是十分有限的。在 26 例膝关节切除成形术的患者中，感染治愈率为 89％，只有 15 例患者可以在支具的帮助下行走。仅 5 例患者可以在没有外部支具的帮助下行走[21]。

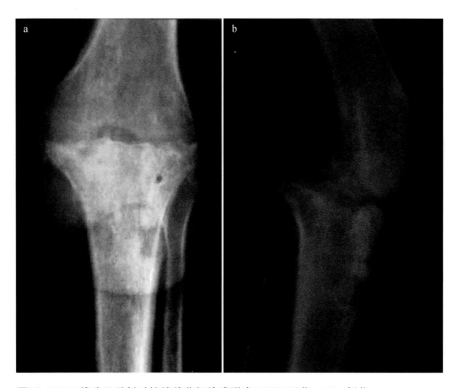

图 20-12　X 线片显示暂时性膝关节切除成形术。（**a**）正位，（**b**）侧位

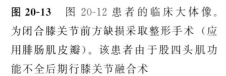

图 20-13　图 20-12 患者的临床大体像。为闭合膝关节前方缺损采取整形手术（应用腓肠肌肌皮瓣）。该患者由于股四头肌功能不全后期行膝关节融合术

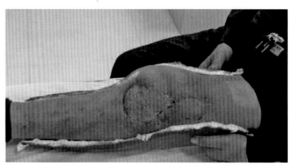

20.5　关节置换感染的二期翻修

二期翻修是关节假体感染的传统治疗方法（图 20-14）。该方法是世界范围内治疗假体相关感染的最常用方法。该方法清除细菌的概率很高，尽管与之相伴的是由于多次手术可能导致肢体功能的减退、长期的行走困难、长期的抗感染治疗、较高的并发症发生率，以及较高的医疗花费[22-23]。任何临床诊断的关节置换相关感染均可用二期翻修的方法治疗，但一般情况差、不能应对多次手术的患者为禁忌。对于反复的菌血症和感染的播散而造成的静脉药物滥用者，该术也是禁忌证。对于严重的免疫缺陷患者，二期翻修渐渐不被推荐，因为如果没有宿主免疫系统的帮助，单独的抗感染治疗是不足以完全根除病原菌的。病原菌的类型对二期翻修的选择也起到一定作用。小菌落的变异性葡萄球菌、营养缺陷的链球菌，以及其他难治的病原菌是二期翻修的相对禁忌证，因为即使彻底的手术以及充分的抗感染治疗后，复发率仍较高。

二期翻修最适宜的适应证为伴有有毒力的病原菌和假体松动的慢性感染[24]。抗生素的敏感性在这些感染中并不起到关键作用。其他的治疗方法在这些特殊病例中是不充分的，并不发挥作用，故应当避免。软组织缺损、窦道、脓肿形成、皮肤情况差并不是禁忌证。二期翻修成功率较高，适用于除了踝关节以外大多数部位的关节置换。对于踝关节，关节融合是首选。

不论何种类型的假体感染，治疗的第一步都是取出所有植入物，包括折断的螺钉、克氏针、折断的钻头以及聚甲基丙烯酸甲酯骨水泥颗粒。彻底清创以及去除所有炎性

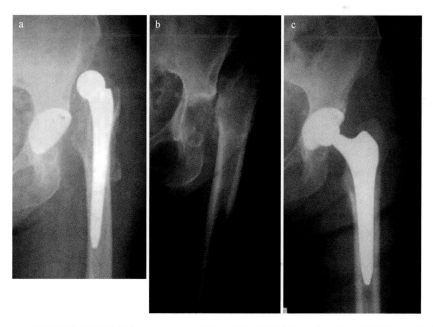

图 20-14　（**a**）慢性感染伴反复脱位。（**b**）（**c**）这种病例最可靠的治疗方法为二期翻修，如图所示

或坏死的软组织和骨隔离带是十分重要的。术中需收集组织标本以备滑液分析、微生物学分析、组织病理学检查以及细菌的革兰氏染色。术前应至少 2 周停用抗生素治疗（如果患者一般状况允许的话），如果术前未能明确诊断病原菌，则在术中组织标本获得后，才可以应用抗生素。如果有超声波破碎仪，则收集组织标本进行微生物学分析便可能不是必需的。感染病例的翻修术后多留置伤口引流，尽管在许多临床中心的初次无菌置换中已不再使用引流管。大多数医生留置引流管的时间在数天至数周不等，但关于引流管留置时间的问题并未达成一致。我们一般情况下留置引流管一周，如果没有引流或引流量较少可能较早拔除。抗生素治疗在所有组织标本（最少 6 块）获得后开始，术后继续应用，如果病原菌已知则根据结果相应用药，如果术前病原菌未知则经验性用药，直至培养出病原菌并获得药敏结果后相应地更改用药。最常用的抗生素方案为广谱的 β-内酰胺类和氨基糖苷类抗生素联合用药。细菌的革兰氏染色在 24h 内即可获得，从而帮助缩小抗生素的选择范围。革兰氏染色可达到将近 100% 的特异性，但是敏感性较低。因此阳性的价值很高，但阴性则没有临床意义。例如，如果革兰氏染色发现革兰氏阴性菌，则选择应用喹诺酮类药物，直至获得细菌培养和药敏结果。

不幸的是，目前没有关于取出假体后治疗的统一的金标准。关于二期假体再植入有三种选择：在假体取出的开始几周内早期再植入新假体[25]；在一期取出假体后静脉应用抗生素 6 周至 3 个月再植入假体[26]；取出假体后静脉联合口服用药 3 个月或更长时间再植入假体，这是过去最常采用的治疗方法[27]。目前没有统一的标准，各种治疗方法均有相关的文献报道。

假体再次植入时间的选择差异很大，可以在假体取出后 2~4 周施行，或假体取出后 8 周、当病原菌（MRSA、VRE、多重耐药菌或真菌）被分离后施行[25,28]。两次手术间隔时间较短可以在一次住院期间完成。一项研究显示一项令人惊讶的结果：两次手术间隔时间较长带来较高的再次感染率——间隔时间 22 个月再感染率为 22%，间隔时间 6 周或更少，再感染率为 14%[29]。

假体再次植入一般在静脉使用抗生素 6 周以后，尽管等待数月甚至数年再行假体植入的情况也不少见。在美国，外科医生在一期取出假体后平均 6 周行假体再植入术[30]。在此间隔期内，施行抗感染治疗。待 CRP 和红细胞沉降率降至正常范围内，以及治疗结束 14 天后穿刺结果阴性再实施假体再植入术。

早期的假体再植入术在抗感染治疗结束以前便实施。如果两次手术的间隔期较长，则给予患者几周的静脉抗感染治疗，随后予以 3~6 个月口服抗生素治疗，而后行关节造影，获取标本复查。如果培养结果为阴性，行假体再植入术。如果培养结果阳性且留有间质块，则需行翻修手术取出间质块；除此之外，根据组织培养结果和药敏结果继续给予抗感染治疗 6 个月[25]。关于假体再植入前行关节穿刺、滑液培养的重要性和价值的相关文章已经发表。在一项研究中，假体再植入前行滑液培养的病例仅有 3% 再次复发感染，而未行滑液培养的对照组有 14% 复发感染[31]。一些研究显示，二期翻修中使用抗生素骨水泥固定能降低感染的复发率。美国特种病外科医院的一项研究，入组 40 例患者，其中 16 例患者使用了加入庆大霉素的 Palacos 骨水泥，5 年的随访治疗成功率为 95%[32]。另一项直接对比研究显示，使用普通骨水泥的治疗成功率为 82%，使用抗生素骨水泥的治疗成功率为 90％[5]。较早的研究显示，假体再植入时使用非骨水泥型假体的感染根除率较低（82％），并且有更高的无菌性松动发生率[27]。近期研究结果显示，使用当代假体（50 例二期翻修[33]，25 例二期翻修[34]）效果较好，再感染率为 8％，没有无菌性松动。

关节置换术发生无菌性松动常伴有溶骨导致的大块严重的骨质缺损。为了处理这些骨质缺损，常使用不同厂家生产的人工骨，更多情况下，使用来自于骨库里的骨。处理感染或有菌性松动时可以见到类似甚至更严重的情况——严重的大块的骨质缺损（图 20-15）。在这些病例中使用植骨仍存有争议，因为有潜在的感染复发的可能。在两项研究中，分别使用研磨压配的松质骨[35]和结构植骨[36]，感染复发率分别为 7.5％和 0％。

二期翻修一直是治疗人工假体感染的金标准，其治愈率最高，超过 90％[5,25,37-39]。在治疗全膝关节置换[40-44]、髋关节置换[24,29-30,45-46]、肩关节和肘关节置换（图 20-16）感染方面均是如此。如果遇到多重耐药的细菌，则该方法的治疗结果会受到影响。在 Volin 设计的一项涉及 46 名患者的研究中，没有多重耐药细菌的患者中使用二期翻修

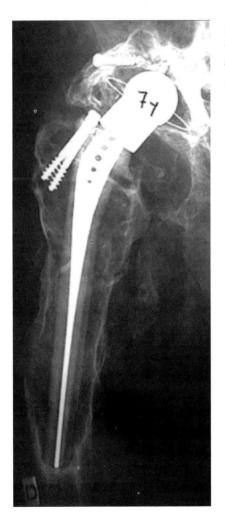

图 20-15　由于植入假体 7 年后凝固酶阴性葡萄球菌（CNS）导致的低毒力慢性关节假体感染，造成下肢骨质缺损。假体周围骨折肉眼很难发现

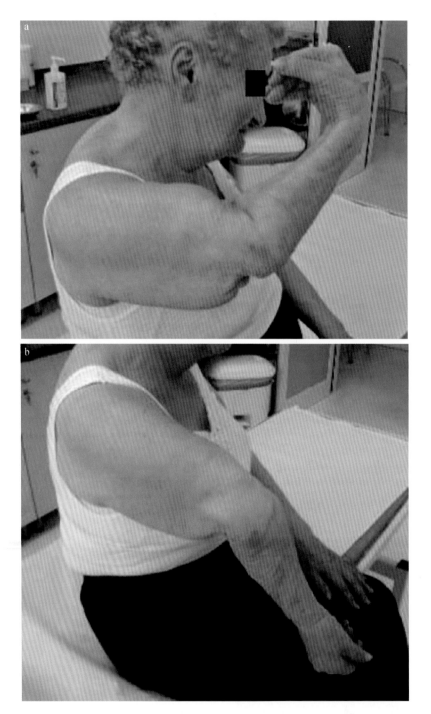

图 20-16 肘关节置换感染取出假体后的临床大体像。（a）屈曲，（b）伸直

的治愈率为 94.6%，而由 MRSA 导致感染的患者中，二期翻修的治愈率为 88.9%[24]。Kilgus 的研究结果显示多重耐药细菌导致的感染治疗后复发率极高，该研究涉及 70 例患者，多重耐药细菌（MRAS、MRSE）导致的髋关节置换术感染治疗后复发率为 52%，膝关节置换术感染治疗后复发率为 16%。而该研究中由非耐药细菌导致的感染治疗成功率也偏低，髋关节为 81%，膝关节为 89%。然而，该研究中不仅包括二期翻修，还有一些采用了一期置换以及保留假体的清创术[47]。

　　二期翻修这种治疗方法的缺点如下。在取出假体后，使用间质块容易导致纤维组织的形成。局部血管减少或完全无血管导致抗生素浓度较低，利于细菌定植。另外，假体取出后间隔较长时间才行假体再植入会导致肢体缩短和挛缩，肢体的功能较一期置换差。因此许多医生采用骨水泥制成的间质块（图 20-17 至图 20-19）来维持关节间隙，以利于后期的假体再植入[48-49]。间质块还能作为载体在感染区域释放高浓度的抗生素。通过这种方法，假关节内能更快地达到无菌，感染得到控制，该方法的有效性已经通过临床试验得到证实[50-52]。间质块可以在术中由术者使用骨水泥制作。在髋关节病例中，骨水泥通过金属支架加强，或围绕股骨柄塑形（图 20-17）。厂家预制的骨水泥间质块也是一种选择，并且有特殊的模块供术中的骨水泥塑形。预制的骨水泥间质块的缺点是需要准备许多型号，且大多数情况下不能很好地达到形态适合，从而需要处理本已较薄弱的骨质来适应间质块。使用间质块相关的并发症较为常见[53]：最常见的是脱位，尤其是使用手工的间质块以及偏心距较小的髋关节间质块。另一个并发症为间质块本身机械性的破坏，例如间质块折断[52]。

　　骨水泥中应用庆大霉素或其他抗生素已有 40 年的历史，在临床上被广泛接受[50,54-57]。Palacos R 骨水泥在抗生素释放方面有极好的特性[50,55-56]。导致假体感染的病原菌药敏结果的改变（变为包括耐庆大霉素的多重耐药菌[50,57]），使得提倡间质块内和二期翻修的骨水泥内加入万古霉素。万古霉素是耐热型抗生素，且具有较好的洗脱

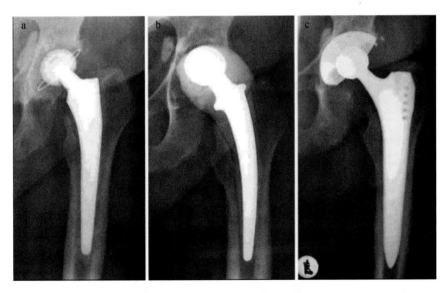

图 20-17　全髋关节置换术感染后使用手工的骨水泥间质块行二期翻修。（**a**）THA 感染，（**b**）取出假体后使用骨水泥间质块围绕股骨假体，（**c**）最终结果

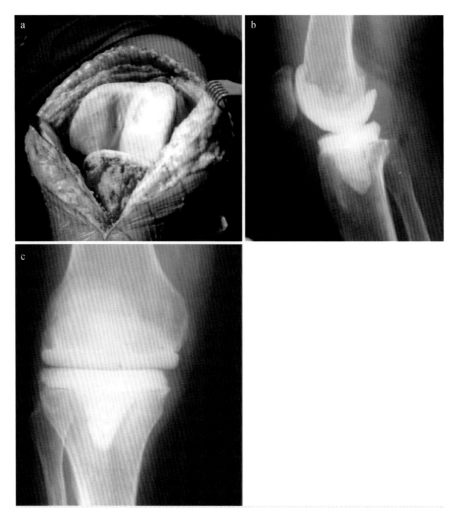

图 20-18 全膝关节置换术行二期翻修，使用手工制作的骨水泥间隔器。（**a**）两次手术之间使用间隔器。间隔期内保持较好的活动度（图 20-19），从而帮助二期翻修后获得更好的功能。（**b**）侧位。（**c**）正位

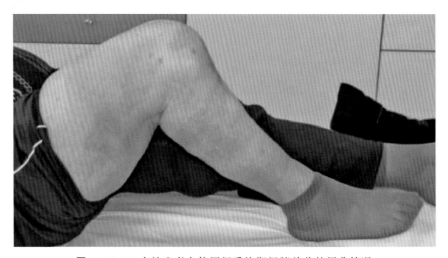

图 20-19 一女性患者在使用间质块期间膝关节的屈曲情况

特性，导致假体植入后数天局部组织达到较高的浓度，且临床上已经证实了其有效性[57]。临床研究中并不全身应用抗生素，只是应用骨水泥作为抗生素的载体，该方法在保持局部无菌、为假体再植入做准备方面已经显示出较高的成功率（97%），即使局部分离出有毒菌株[58]。一些研究者使用极高剂量的抗生素，主要是万古霉素和庆大霉素，结果证实没有全身的副作用，36 例患者中仅有一例出现血清肌酐水平暂时性升高[59]。与之相似地，其他实验也未出现严重的副作用或过敏反应[58]。其他一些抗生素也用于骨水泥间质块中，主要为克林霉素[50]、青霉素、甲氧西林、林可霉素、萘夫西林、夫西地酸、头孢曲松、红霉素、阿米卡星以及达托霉素。

　　抗生素骨水泥的一个严重但常常被忽视的问题是多重耐药菌株的出现，这是因为骨水泥中治疗性和预防性使用抗生素，以及骨水泥间质块本身感染所致的。另一潜在的问题是未被识别的假体感染性松动，见于初次手术使用抗生素骨水泥的部位，由于翻修时骨水泥碎裂、折断，抗生素从骨水泥上洗脱，局部抗生素浓度较高，使得错误地诊断为非感染[50,60]。抗生素间质块以及抗生素骨水泥珠链造成细菌耐药的发生较为少见，因为这些日后都会去除，但是长期保留抗生素骨水泥，持续低浓度抗生素的洗脱易于导致耐药性的产生[57]。

　　关于抗生素骨水泥的实验室特性以及临床有效性的综述由 van de Belt[50] 发表。

　　尽管二期翻修已广泛应用，但仍有很多问题没有解决。我们仍不知道最佳的假体再植入的时机是什么；是否使用抗生素骨水泥总是有益的，在什么情况下不应使用；骨水泥中抗生素的理想剂量是多少；抗感染治疗应该持续多长时间，采用何种抗感染形式；在二期翻修中是否使用植入物进行骨的重建；二期翻修中使用抗生素骨水泥固定是否优于非骨水泥固定。

20.6　一期假体置换

　　一期假体置换是指一期翻修过程中去除感染假体、类似肿瘤外科行彻底清创，而后植入新的假体。这种治疗感染的方法起源于欧洲。来自于汉堡 Endo-Klinik 的 Bucholz 教授是该种治疗方法的先驱[3]。其优点包括较快的恢复活动、较低的发病率以及较低的费用[61]。缺点包括较高的感染复发率、彻底清创造成重要组织功能的损伤、必须使用机械强度次于普通骨水泥的抗生素骨水泥。普遍为人们所接受的一点是即使使用机械强度未受损的骨水泥（非抗生素骨水泥），翻修后的生存曲线也次于非骨水泥型假体。如果翻修术中使用机械强度更弱的抗生素骨水泥，则结果更将打折扣且不可预测。

　　一期假体置换成功的重要条件是患者一般状况良好、术前已查明病原菌且抗菌谱较好（对氟喹诺酮类不耐药的革兰氏阴性菌或对利福平不耐药的革兰氏阳性菌）。另一个成功的重要先决条件是彻底清除所有的感染植入物。一期假体置换的禁忌证为骨水泥、螺钉或其他植入物进入盆腔，或其他假体难以取出的部位，或取出假体十分危险。这是处理骨科植入物感染的基本原则，并且应用于一些临床中心的大部分病例中。然而，如果没有按上述原则很好地选择病例，那么要想成功则必须严格遵循肿瘤外科的治疗方法，这样在许多病例中会破坏关节功能。如果软组织完整或轻度感染没有窦道形成，则可以选择一期翻修。在这些病例中，即使彻底的清创也可保留功能性组织，例如肌肉和肌腱的完整性。传统上，一期假体置换会根据分离出的病原菌及其药敏结果使用相应的抗生素骨水泥，而术后则不再静脉使用抗生素。目前，一期假体置换有多种方式，大多数仍使用骨水泥，但非骨水泥型假体也有使用（图 20-20）。依据特定医院或医生的治疗习惯术后静脉使用抗生素是十分常见的。治疗成功率为 84% ～ 100%[61-63]。

在英国一项包含 183 例采取一期假体置换的患者的大型研究中，7 年随访总治愈率为 84.2%。术后早期疼痛被证实是远期成功的一项敏感的预测指标[62]。另一项研究始于 20 世纪 80 年代，包含 20 例葡萄球菌或链球菌所致的髋关节假体感染患者，均采取了一期假体置换[61]。这些患者应用了抗生素骨水泥以及全身的抗生素治疗。经过 3 ～ 17 年的随访，所有患者均治愈（100%），有两例患者分别于 9 年和 17 年发生无菌性松动。另一项研究包括 72 例骨水泥型髋关节假体感染患者，均由凝固酶阴性的葡萄球菌导致感染，采取一期假体置换，治愈率为 87%。有趣的是发现了不同菌株的凝固酶阴性葡萄球菌，它们对先前应用的抗生素耐药，尤其是一期翻修中混于骨水泥的庆大霉素[63]。

在 Endo Klinik，一期假体置换也被尝试应用于多重耐药的细菌，例如 MRSA[64]。

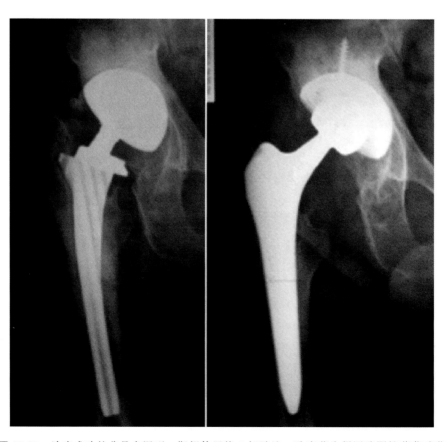

图 20-20 治疗成功的非骨水泥型一期假体置换 5 年随访，致病菌为凝固酶阴性葡萄球菌

20 例患者（15 例髋关节置换感染、5 例膝关节置换感染）在 1996—1997 年间接受治疗。经过 16 个月随访，治疗成功率为 61%（通过术后关节穿刺证实）。通过这项研究，推荐采用加入氧氟沙星和万古霉素的抗生素骨水泥。

在一项包含 305 例肘关节置换患者的研究中，6 例出现感染。6 例患者均采取一期假体置换治疗，使用抗生素骨水泥，其中 5 例患者感染得到根治，1 例患者治疗失败，接受了关节切除成形术[65]。

20.7　保留假体的清创

假体相关感染从关节置换术发展伊始便是一个十分令人困扰的难题。骨科医生也从一开始便一直与之斗争。人工关节置换感染是一种医源性疾病，在所有的治疗方法当中，保留假体的清创术创伤最小，保留功能最大。假体感染的自然病程各不相同。有趣的是一些已经证实的感染没有经过任何治疗[4]便能痊愈，另一方面，一些患者最终死于脓毒血症。有关保留假体的清创术的成功率报道相差很大，低至 15%[4,66]，高达 95%～100%[67-69]。1992 年之前，保留假体清创术的治愈率为 30% 左右[7,82]，但令人鼓舞的是，最近关于该术治疗关节假体感染的报道显示成功率明显提高，说明我们对该领域认识的不断进步。

20.7.1　外科治疗策略的多样性

各种治疗方法在细节上有很大不同，但它们具备一些共同点：早期清创，进行或不进行灌注冲洗，不同时间的负压吸引或被动引流，随后开始静脉应用抗生素，远期改为口服。一些医生尝试关节镜下清创处理人工膝关节感染，其成功率分别为 38% 和 28%[70-71]。关节镜下髋关节清创术很少应用，缺乏关于这方面的文献报道。Hyman 报道了 8 例关节感染，术后严格使用抗生素，治愈率达到了 100%[72]。然而在牛津大学的一组研究中，尽管在大宗的髋关节假体感染应用保留假体清创的方法治疗的病例中获得了 82% 的成功率（120 例患者中 100 例治愈），但是采取关节镜治疗是预后的负性预测因素[73]。在该研究中，患者使用了相当长时间的抗生素——1.5 年。

Este 设计了一种特殊的治疗方法，假体感染的病例采取两次或两次以上的手术，但不取出假体。彻底的外科清创后在假体附近植入抗生素珠链，后期再次进行翻修，更换或取出珠链[68,74]。该方法报道的成功率较高，分别为 90% 和 100%。但是，患者随访的时间相对较短（1～4 年）。Kelm[75] 报道了使用真空泵（V. A. C.）治疗髋关节假体感染。感染清除率达 92%（28 例患者中有 26 例治愈）并且保留了假体，2 例患者终身使用抗生素治疗。

一些医生进行了大胆尝试，针对关节假体感染根本不采取清创，仅应用抗生素[2,76-78]，一些甚至仅口服抗生素[76]，5 个月治疗后方取出或置换松动的假体[76-77]。治疗持续 9 个月，治愈率为 50%～60%。

20.7.2　引流

术后留置引流对预后的影响尚不明确，关于这方面尚无大型随机对照研究。所有医生行开放性清创术均留置引流，放置几天至数周，伴或不伴灌注治疗。

20.7.3　假体稳定性

保留假体的清创术通常只用于假体稳定的病例。但马赛的医生证实了一个有趣的例外。通过长期精确的随访，他们的治疗原则是抗感染治疗 5 个月，而后行一期假体置换（50％～70％治愈率）[76-78]。

20.7.4　症状持续时间

症状持续时间似乎是保留假体清创术获得成功的最重要预测因素之一。在所有病例中，症状出现早期便行清创术均显示出较高的成功率[30,66,72,79]。即使在没有明确使用抗生素的研究中，症状出现早期便给予治疗的治疗效果更佳[66,79]。

目前尚不明确症状出现后多长时间是清创术的可靠治疗时间窗。另外，生物膜的形成是否为治疗失败的主要原因也有待阐明。一些学者提出将时间严格地限定为症状出现后 2 天[66,72,79]，一些将时间延长至 1 周[80-81]，另一些将时间限定为数周[82-85]，甚至数月[98]。后者的治疗成功率为 33％，即使在慢性感染的患者以及 30％的 MRSA 感染患者中。在一些使用"抗细菌膜"的抗生素研究中，研究者允许更长的症状持续时间（与没有使用抗细菌膜抗生素、要求更短时间窗的实验组相比）。合理的解释为欲不使用抗生素则必须在细菌膜尚未完全形成的时候采取彻底治疗。

我们可以得出结论，应对越严重、发展越急骤的关节假体感染，如果想获得长期的治愈，则我们必须越早、越积极地采取措施，如清创、关节灌洗以及抗生素治疗。低毒力感染的最佳治疗时间窗可以适度延长，因为这种病例感染的诊断以及病原菌的分离通常较困难且耗费时间。急性感染行保留假体清创术较合适的时间为症状出现数周之内，对于低毒力感染，如果应用抗细菌膜药物，则这个时间可为数个月。早期感染的早期治疗与感染时间较长、难以诊断的晚期感染相比，所需的治疗时间较短。

20.7.5　病原菌

在过去的大部分报道中，关于关节假体感染的研究并没有根据病原菌进行分类，而是把它们所有归为一体。但是，革兰氏阳性菌在一定程度上报道更多、研究更深入，因为它是造成假体相关感染的主要原因。在一些研究中，将特定的病原菌作为纳入标准。以利福平为基础的治疗在近期研究中的效果较为稳定，对葡萄球菌的清除率上升至 80％～100％[69,83,85]，对链球菌的清除率高达 90％～100％[72,81,86]。Everts 成功地治疗了 16 例患者中的 15 位，尽管他们中 4 位长期使用抗生素抑制。Martinez-Pastor 及其同事对 47 例革兰氏阴性菌所致的假体相关感染采取保留假体的清创术，40％病例分离的细菌为肠球菌，20％为假单胞菌属。1.5 年随访最终的清除率为 74％。另一作者报道了治疗肠球菌所致感染的成功率为 82％[87]。即使处理多重微生物的感染，保留假体清创术的成功率也可达 66％[84]。

20.7.6　抗生素治疗

关于抗生素治疗策略的文献报道是变化最多的，无论保留假体或者取出假体。最近关于这方面取得了一些进展。大多数作者并不报道选用的抗生素种类，仅报道治疗持续的时间、抗生素的治疗模式，而不涉及抗生素类型及剂量等细节。大多数报道显示了抗生素使用的不同时长，这取决于主管医师的决定——静脉使用抗生素通常持续 0~8 周，大部分为 3~6 周。一些作者使用抗生素长达 1.5 年[73]。在 20 世纪 90 年代早期，Zimmerli 和 Widmer 等研究小组确认利福平可以作为治疗葡萄球菌所致关节假体感染的特效药，并已成为大多治疗方法的标准。近年来治疗效果的改善可能部分反映利福平使用的增加。利福平不应单独使用，因为有导致耐药菌株出现的危险，它最常与喹诺酮类药物联合使用[69,85,88-89]，也可联合 β-内酰胺类[76,85]、夫西地酸[76,90]，以及米诺环素[2]。单独使用大剂量复方新诺明也可以获得较好的效果[77]。喹诺酮类药物可选择治疗革兰氏阴性菌，联合头孢他啶可治疗假单胞菌[78]。利奈唑胺在治疗假体相关感染方面也可获得较好效果，急性感染行保留假体清创成功率为 72%[91]，慢性感染这一成功率为 42%。5% 的患者被发现出现贫血和血小板减少症。

20.7.7　治疗策略

保留假体的清创术治疗关节假体感染的标准化流程目前并未达到广泛共识。关于该领域贡献最大的为 W. Zimmerli，他在 *Journal of American Medical Association*（JAMA）发表了一篇奠基性的文章[69]。在一项前瞻性随机研究中，对比了联合应用环丙沙星和利福平与单独应用环丙沙星在治疗葡萄球菌所致的关节假体感染方面的有效性。联合应用环丙沙星/利福平的实验组治疗成功率更高（12 例患者 100% 治愈率），与单独应用环丙沙星的实验组相比（12 例患者 7 例治愈，58% 治愈率）。该研究治疗方法适用于：葡萄球菌感染、假体稳定、早期清创、提前制订抗生素方案。同一研究组在 2004 年 *New England Journal of Medicine*（NEJM）杂志发表了一篇综述文章后[25]，这个治疗策略就广泛普及起来。早于以及晚于 Zimmerli 的文章，大部分研究只回顾性地报道了患者接受的不同的治疗方法，但没有分析它们之间的共同之处。除了这篇随机性的文章[25]，还有几篇前瞻性但非随机的文章[77,83,85]也得出了同样的结论。挪威的 Berdal 研究包含了 29 例患者，其中 12 例全髋关节置换术感染、6 例膝关节内置物感染、8 例半髋关节内置物感染、3 例翻修病例。仅 7 天的抗感染治疗后，便开始给予低剂量环丙沙星（500mg 每日 2 次）联合利福平口服治疗。不论哪个关节受累，治疗总共持续 3 个月。最后 29 例患者中 5 例治疗失败（17.2%）。

直至最近，我们对于关节假体感染采用保留假体清创术治疗的认识基于对医院患者病历资料的回顾性研究[7]，也仅仅在近期，总结出一些特定的治疗方案，但是这些方案并不完善，未能包括选择标准、诊断以及治疗的各个方面。在这个领域，需要更多设计良好的随机对照试验。

20.7.8　费用问题

在临床上，没有比较假体置换和保留假体清创术在成本效率方面的可靠模型，有研究认为，假体置换术在年轻患者花费较少，而保留假体的清创术在年老患者花费较少[46]。

20.8 永久性抗生素抑制治疗（permanent antibiotic suppression，PAS）

使用永久性抗生素抑制治疗，治疗目的并不是根除感染，而是缓解患者的症状，希望使患者达到完全无症状化。终身抗生素治疗适用于不威胁生命的关节假体感染以及没有发生脓毒血症的危险，但由于合并疾病的存在而造成行彻底的外科手术有较高风险的患者。还有一些其他的情况支持采取 PAS：为了避免风险极高的外科手术（图20-21）或手术一方面能清除感染，但却极大地影响患者肢体功能。十分重要的一点是权衡以损害患者功能为代价的基础上来根除感染的利与弊。

PAS 仅适用于病原菌毒力较低，且对计划使用的口服抗生素敏感。选用的抗生素必须远期毒性较低，终身使用的副作用发生率较低、可以耐受。对于不能接受其他治疗方法的患者来说，PAS 可能为唯一选择。

关节假体感染采用 PAS 最常见的指征为高龄患者、合并疾病较多、一般情况较差、大块的骨缺损，尤其位于骨盆区域。

John Charnley 在 20 世纪 70 年代首先提出对部分患者采取长期抗生素抑制治疗[92]。瑞典一项多中心的研究显示该方法的治疗成功率为 21%（225 例膝关节病例中47 例治愈）。纽约的一项研究显示使用或不使用初期手术、采取不同的抗感染方案，治

图 20-21 低毒力感染，疼痛评分较低。根治性手术可能发生围术期并发症以及不可预知的功能上的损害

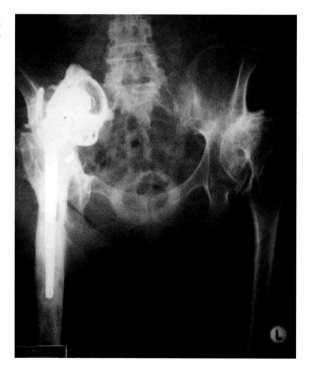

疗成功率为 63%[92]。Rand 分析 1993 年之前关于 PAS 的治疗结果，平均成功率为 27%[7]。十年后，Rao 对 35 例患者进行 5 年随访，成功率为 86%[93]。患者首先接受外科治疗，彻底的清创后静脉抗感染治疗数周，病原菌为革兰氏阳性菌的同时口服利福平，后期，再给予长期抗生素抑制治疗。Segretti 也得出了类似的较高的成功率（77%）[94]，具体过程为初期的外科治疗、静脉抗感染、后期转变为长期抗生素抑制治疗，平均时间为 60 个月。14 例患者成功治愈：5 例利福平＋米诺环素，1 例利福平＋复方新诺明，其他患者[8]选择其他抗生素。

抗生素抑制治疗最常选择米诺环素、复方新诺明、头孢氨苄、头孢羟氨苄、苯唑西林、双氯西林纳、左氧氟沙星、青霉素、氨苄青霉素、阿莫西林/克拉维酸、克林霉素以及利奈唑胺[92-94]，还有下列组合：米诺环素/利福平、复方新诺明/利福平[94]。

新型的抗生素在骨组织内也有较高的治疗浓度，并且可以对抗 MRSA[95]。它们已经临床用于治疗骨感染，但是没有关于它们治疗骨感染以及假体相关感染的进一步研究。替加环素，属于四环素，是一种很有前途的药物，联合利福平在动物实验中可以获得 100% 的治愈率。达托霉素，属于环状脂肽。在动物研究中证实其在治疗骨感染方面有较高功效，尽管其在骨中的浓度较低。利奈唑胺是属于恶唑烷酮类的一种合成化合物，可在体内保持一段时间，是主要针对革兰氏阳性菌的广谱抗生素，包括 MRSA、MRSE 以及 VRE，有较高的骨内浓度，对关节假体感染也较为有效。它也可用作长期的抗生素抑制治疗。

目前尚不明确哪种抗生素用作长期抑制治疗最为有效。米诺环素最常用于葡萄球菌所致的假体相关感染。

目前亦不清楚抗生素抑制治疗应持续多长时间，何时停止治疗。这些药物通常使用许多年甚至终身服药。副作用较常见，发生率为 8%～22%[93-94,96]，最常见的为小肠结肠炎、过敏，以及皮肤毒性反应。

在作者的 6 例使用米诺环素若干年作为抗生素抑制治疗的研究中，仅一例患者治疗失败，感染复发。3 例患者有副作用：面部和手术瘢痕区域色素沉着以及全身皮肤变黑（图 20-22）。这些是皮肤科痤疮治疗中十分罕见的副作用[97]。这些副作用还尚未在骨科中描述。

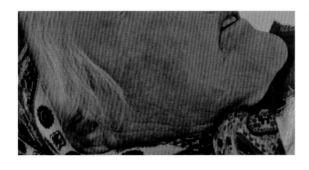

图 20-22　由于长期使用米诺环素所致的皮肤色素沉着

参考文献

1. SooHoo NF, Zingmond DS, Ko CY. Comparison of reoperation rates following ankle arthrodesis and total ankle arthroplasty. J Bone Joint Surg Am. 2007;89:2143–9.
2. Isiklar ZU, Darouiche RO, Landon GC, Beck T. Efficacy of antibiotics alone for orthopaedic device related infections. Clin Orthop. 1996;332:184–9.
3. Buchholz HW, Elson RA, Engelbrecht E, Londenkamper H, Rottger J, Siegel A. Management of infection of total hip replacement. J Bone Joint Surg Br. 1981;63:342–53.
4. Hunter G, Dandy D. The natural history of the patient with an infected total hip replacement. J Bone Joint Surg Br. 1977;59:293–7.
5. Hanssen AD, Rand JA. Evaluation and treatment of infection at the site of a total hip or knee arthroplasty. Instr Course Lect. 1999;48:111–22.
6. Rand JA. Alternatives to reimplantation for salvage of the total knee arthroplasty complicated by infection. J Bone Joint Surg. 1993;75:282–9.
7. Rand JA. Sepsis following total knee arthroplasty. In: Rand JA, editor. Total knee arthroplasty. 1st ed. New York: Raven; 1993. p. 349–75.
8. Hintermann B, Schneiderbauer MM, Trampuž A, Widmer A. Infection rate after primary ankle replacement: a cohort study of 386 consecutive ankle replacements. #74. In: Presented at the American Academy of Orthopaedic Surgeons 74th Annual Meeting, San Diego; 14–18 February 2007.
9. Pring DJ, Marks L, Angel JC. Mobility after amputation for failed total knee arthroplasty. J Bone Joint Surg Br. 1988;70:770–1.
10. Blom AW, Brown J, Taylor AH, Pattison G, Whitehouse S, Bannister GC. Infection after total knee arthroplasty. J Bone Joint Surg Br. 2004;86:688–91.
11. Leone JM, Hanssen AD. Management of infection at the site of a total knee arthroplasty. Instr Course Lect. 2006;55:449–61.
12. Knutson K, Hovelius L, Lindstrand A, Lindgren L. Arthrodesis after failed knee arthroplasty: a nationwide multicenter study investigation of 91 cases. Clin Orthop. 1984;191:201–11.
13. Wiedel JD. Salvage of infected total knee fusion: the last option. Clin Orthop. 2002;404:139–42.
14. Nichols SJ, Landon GC, Tullos HS. Arthrodesis with dual plates after failed total knee arthrodesis. J Bone Joint Surg Am. 1991;73:1020–4.
15. Morrey BF, editor. The elbow and its disorders. 4th ed. Philadelphia: Elsevier-Sounders; 2009.
16. Lew DP, Waldvogel FA. Osteomyelitis. N Engl J Med. 1997;336:999–1007.
17. Suda AJ, Hepperd V. Vastus lateralis muscle flap for infected hips after resection arthroplasty. J Bone Joint Surg Br. 2010;92B:1654–8.
18. Bourne RB, Hunter GA, Rorabeck CH, Macnab JJ. A six-year follow-up of infected total hip replacement managed by Girdlestone's arthroplasty. J Bone Joint Surg Br. 1984;66:340–3.
19. Castellanos J, Flores X, Llusa M, Chiriboga C, Navarro A. The Girdlestone pseudoarthrosis in the treatment of infected hip replacements. Int Orthop. 1998;22:178–81.
20. Clegg J. The results of the pseudoarthrosis after removal of an infected total hip prosthesis. J Bone Joint Surg Br. 1977;59:298–301.
21. Falahee MH, Matthews LS, Kaufer H. Resection arthroplasty as a salvage procedure for a knee with infection after a total arthroplasty. J Bone Joint Surg Am. 1987;69:1013–21.
22. Morrey BF, editor. Reconstructive surgery of the joints. 2nd ed. New York: Churchill-Livingstone; 1996.
23. Sculco TP. The economic impact of infected total joint arthroplasty. Instr Course Lect. 1993;42:349–51.
24. Volin SJ, Hinrichs SH, Garvin KL. Two-stage reimplantation of total joint infections. Clin

Orthop. 2004;427:94–100.

25. Zimmerli W, Trampuž A, Ochsner P. Prosthetic joint infections. N Engl J Med. 2004;351: 1645–54.

26. Lieberman JR, Callaway GH, Salvati EA, Pellicci PM, Brause BD. Treatment of the infected total hip arthroplasty with a two-stage reimplantation protocol. Clin Orthop. 1994;301: 205–12.

27. Nestor BJ, Hanssen AD, Ferrer-Gonzalez R, Fitzgerald RH. The use of porous prostheses in delayed reconstruction of total hip replacements that have failed because of infection. J Bone Joint Surg Am. 1994;76:349–59.

28. Trampuž A, Zimmerli W. Prosthetic joint infections: update in diagnosis and treatment. Swiss Med Wkly. 2005;135:243–51.

29. Colyer RA, Capello WN. Surgical treatment of the infected hip implant. Two-stage reimplantation with a one-month interval. Clin Orthop. Relat.Res. 1994;298:75–9.

30. Tsukajama DT, Estrada R, Gustilo RB. Infections after total hip arthroplasty: a study of the treatment of one hundred and six infections. J Bone Joint Surg Am. 1996;78:512–23.

31. Mont MA, Waldman BJ, Hungerford DS. Evaluation of preoperative cultures before second stage reimplantation of a total knee prosthesis complicated by infection. J Bone Joint Surg Am. 2000;82:1552–7.

32. Garvin KL, Evans BG, Salvati EA, Brause BD. Palacos gentamicin for the treatment of deep periprosthetic hip infections. Clin Orthop. 1994;298:97–105.

33. Haddad FS, Muirhead-Allwood SK, Manktelow AR, Bacarese-Hamilton I. Two stage uncemented revision hip arthroplasty for infection. J Bone Joint Surg Br. 2000;82:689–94.

34. Fehring TK, Calton TF, Griffin WL. Cementless fixation in 2-stage reimplantation for periprosthetic sepsis. J Arthroplasty. 1999;14:175–81.

35. English H, Timperley AJ, Dunlop D, Gie G. Impaction grafting of the femur in two-stage revision for infected total hip replacement. J Bone Joint Surg Br. 2002;84:700–5.

36. Alexeeff M, Mahomed N, Morsi E, Garbuz D, Gross A. Structural allograft in two-stage revisions for failed septic hip arthroplasty. J Bone Joint Surg Br. 1996;78:213–6.

37. Steckelberg JM, Osmon DR. Prosthetic joint infection. In: Bisno AL, Waldvogel FA, editors. Infections associated with indwelling medical devices. 3rd ed. Washington, DC: American Society for Microbiology; 2000. p. 173–209.

38. Fitzgerald Jr RH, Arthroplasty ITH. Diagnosis and treatment. J Am Acad Orthop Surg. 1995;3:249–62.

39. Zimmerli W, Ochsner PE. Management of infection associated with prosthetic joints. Infection. 2003;31:99–108.

40. Windsor RE, Insall JN, Urs WK, Miller DV, Brause BD. Two-stage reimplantation for the salvage of total knee arthroplasty complicated by infection. Further follow-up and refinement of indications. J Bone Joint Surg Am. 1990;72:272–8.

41. Lonner JH, Barrack R, Fitzgerald Jr RH, Hanssen AD, Windsor ER. Infection in total knee arthroplasty: part II. Treatment. Am J Orthop. 1999;28:592–7.

42. Bengtson S, Knutson K. The infected knee arthroplasty. A 6-year follow-up of 357 cases. Acta Orthop Scand. 1991;62:301–11.

43. Hirakawa K, Stulberg BN, Wilde AH, Bauer TW, Secic M. Results of 2-stage reimplantation for infected total knee arthroplasty. J Arthroplasty. 1998;13:22–8.

44. Teeny SM, Dorr L, Murata G, Conaty P. Treatment of infected total knee arthroplasty. Irrigation and debridement versus two-stage reimplantation. J Arthroplasty. 1990;5:35–9.

45. Langlais F. Can we improve the results of revision arthroplasty for infected total hip replacement? J Bone Joint Surg Br. 2003;85:637–40.

46. Fisman DN, Reilly DT, Karchmer AW, Goldie SJ. Clinical effectiveness and cost-effectiveness of two management strategies for infected total hip arthroplasty in the elderly. Clin Infect Dis. 2001;32:419–30.

47. Kilgus M. Results of periprosthetic hip and knee infections caused by resistant bacteria. Clin Orthop. 2002;404:116–24.

48. Hsieh PH, Shih CH, Chang YH, Lee MS, Yang WE. Two-stage revision hip arthroplasty for infection: comparison between the interim use of antibiotic-loaded cement beads and a spacer prothesis. J Bone Joint Surg. 2004;86:1989–97.

49. Yamamoto K, Miyagawa N, Masaoka T, Katori Y, Shishido T, Imakiire A. Clinical effectiveness of antibiotic-impregnated cement spacers for the treatment of infected implants of the hip joint. J Orthop Sci. 2003;8:823–8.

50. van de Belt H, Neut D, Schenk W, van Horn JR, van de Mei HC, Busscher HJ. Infection of orthopedic implants and the use of antibiotic-loaded bone cements. A review. Acta Orthop Scand. 2001;72:557–71.

51. Fang-Yao C, Chuan-Mu C, Chien-Fu JL, Wai Hee L. Cefuroxime-impregnated cement in primary total knee arthroplasty. A prospective randomized study of three hundred and forty knees. J Bone Joint Surg Am. 2002;84:759–62.

52. Leunig M, Chosa E, Speck M, Ganz R. A cement spacer for two-stage revision of infected implants of the hip joint. Int Orthop. 1998;22:209–14.

53. Jung J, Schmid NV, Kelm J, Schmitt E, Anagnostakos K. Complications after spacer implantation in the treatment of hip joint infections. Int J Med Sci. 2009;2:265–73.

54. Buchholz HW, Engelbrecht H. Depot effects of various antibiotics mixed with palacos resins. Chirurg. 1970;41:511–5.

55. Marks KE, Nelson CL, Lautenschlager EP. Antibiotic impregnated acrylic bone cement. J Bone Joint Surg Am. 1976;58:358–64.

56. Kuechle DK, Landon GC, Musher DM, Noble PC. Elution of vancomycin, daptomycin, and amikacin from acrylic bone cement. Clin Orthop. 1991;264:302–8.

57. Tunney MM, Ramage G, Patrick S. Antimicrobial susceptibility of bacteria isolated from orthopedic implants following revision hip surgery. Antimicrob Agents Chemother. 1998; 42:3002–5.

58. Taggart T, Kerry M, Norman P, Stockley I. The use of vancomycin-impregnated cement beads in the management of infection of prosthetic joints. J Bone Joint Surg Br. 2002;84:70–2.

59. Springer BD, Lee GC, Osmon D. Systemic safety of high-dose antibiotic-loaded cement spacers after resection of an infected total knee arthroplasty. Clin Orthop. 2004;427:47–51.

60. Wininger DA, Fass RJ. Antibiotic-impregnated cement and beads for orthopedic infections. Antimicrob Agents Chemother. 1996;40:2675–9.

61. Ure KJ, Amstutz HC, Nasser S, Schmalzried TP. Direct-exchange arthroplasty for the treatment of infection after total hip replacement. An average ten-year follow-up. J Bone Joint Surg Am. 1998;80:961–8.

62. Raut VV, Siney PD, Wroblewski BM. One-stage revision of total hip arthroplasty for deep infection. Long-term followup. Clin Orthop. 1995;321:202–7.

63. Hope PG, Kristinsson KG, Norman P, Elson RA. Deep infection of cemented total hip arthroplasties caused by coagulase-negative *staphylococci*. J Bone Joint Surg Br. 1989;71:851–5.

64. Kordelle J, Frommelt L, Klüber D, Seemann K. Results of one-stage endoprosthesis revision in periprosthetic infection cause by methicillin-resistant *Staphylococcus aureus*. Z Orthop Ihre Grenzgeb. 2000;138:240–4.

65. Gille J, Ince A, Katzer A, Loehr JF. Single-stage revision of peri-prosthetic infection following total elbow replacement. J Bone Joint Surg Br. 2006;88:1341–6.

66. Crockarell JR, Hanssen AD, Osmon DR, Morrey BF. Treatment of infection with debridement and retention of the components following hip arthroplasty. J Bone Joint Surg Am. 1998;80: 1306–13.

67. Laffer RR, Graber P, Ochsner PE, Zimmerli W. Outcome of prosthetic knee-associated infection: evaluation of 40 consecutive episodes at a single centre. Clin Microbiol Infect. 2006;12:433–9.

68. Tintle SM, Forsberg JA, Potter BK, Islinger RB, Andersen RC. Prosthesis retention, serial

debridement, and antibiotic bead use for treatment of infection following total joint arthroplasty. Orthopedics. 2009;32:87.

69. Zimmerli W, Widmer AF, Blatter M, Frei R, Ochsner PE. Role of rifampin for treatment of orthopedic implant-related staphylococcal infections: a randomized controlled trial. Foreign-Body Infection (FBI) Study Group. JAMA. 1998;279:1537–41.

70. Waldman BJ, Hostin E, Mont MA, Hungerford DS. Infected total knee arthroplasty treated by arthroscopic irrigation and debridement. J Arthroplasty. 2000;15:430–6.

71. Dixon P, Parish EN, Cross MJ. Arthroscopic debridement in the treatment of the infected total knee replacement. J Bone Joint Surg Br. 2004;86-B:39–42.

72. Hyman JL, Salvati EA, Laurencin CT, Rogers DE, Maynard M, Brause DB. The arthroscopic drainage, irrigation, and debridement of late, acute total hip arthroplasty infections: average 6-year follow up. J Arthroplasty. 1999;8:903–10.

73. Byren I, Bejon P, Atkons BL, Anqus B, Masters S, McLardy-Smith P, Gindle R, Berendt A. One hundred and twelve infected arthroplasties treated with "DIAR" (debridement, antibiotics, and implant retention): antibiotic duration and outcome. J Antimicrob Chemother. 2009; 63:1264–71.

74. Estes CS, Beauchamp CP, Clarke HD, Spangehl MJ. A two-stage retention debridement protocol for acute periprosthetic joint infections. Clin Orthop Relat Res. 2010;468:2029–38.

75. Kelm J, Schmitt E, Anagnostakos K. Vacuum-assisted closure in the treatment of early hip joint infections. Int J Med Sci. 2009;6:241–6.

76. Drancourt M, Stein A, Argenson JN, Roiron R, Groulier P, Raoult D. Oral treatment of Staphylococcus spp. infected orthopaedic implants with fusidic acid or ofloxacin in combination with rifampicin. J Antimicrob Chemother. 1997;39:235–40.

77. Stein A, Bataille JF, Drancourt M, Curvale G, Argenson JN, Groulier P, Raoult D. Ambulatory treatment of multidrug-resistant Staphylococcus-infected orthopedic implants with high-dose oral co-trimoxazole (trimethoprim-sulfamethoxazole). Antimicrob Agents Chemother. 1998; 42:3086–91.

78. Brouqui P, Rousseau MC, Stain A, Drancourt M, Raoult D. Treatment of Pseudomonas aeruginosa-infected orthopedic prostheses with ceftazidime-ciprofloxacin antibiotic combination. Antimicrob Agents Chemother. 1995;39:2423–5.

79. Brandt CM, Sistrunk WW, Duffy MC, Hanssen AD, Steckelberg JM, Ilstrup DM, Osmon DR. Staphylococcus aureus prosthetic joint infection treated with debridement and prosthesis retention. Clin Infect Dis. 1997;24:914–9.

80. Tattevin P, Cremieux AC, Pottier P, Huten D, Carbon C. Prosthetic joint infection: when can prosthesis salvage be considered? Clin Infect Dis. 1999;29:292–5.

81. Meehan AM, Osmon DR, Duffy CT, Hanssen AD, Keating MR. Outcome of penicillin-susceptible streptococcal prosthetic joint infection treated with debridement and retention of the prosthesis. Clin Infect Dis. 2003;36:845–9.

82. Schoifet SD, Morrey BF. Treatment of infection after total knee arthroplasty by debridement with retention of the components. J Bone Joint Surg Am. 1990;72:1383–90.

83. Berdal JE, Skramm I, Mowinckel P, Gulbrandsen P, Bjornholt JV. Use of rifampicin and ciprofloxacin combination therapy after surgical debridement in the treatment of early manifestation prosthetic joint infections. Clin Microbiol Infect. 2005;11:834–55.

84. Van Kleunen JP, Knox D, Garino JP, Lee G-C. Irrigation and debridement and prosthesis retention for treating acute prosthetic infections. Clin Orthop Relat Res. 2010;468:2024–8.

85. Widmer AF, Gaechter A, Ochsner PE, Zimmerli W. Antimicrobial treatment of orthopedic implant-related infections with rifampin combinations. Clin Infect Dis. 1992;14:1251–3.

86. Everts RJ, Chambers ST, Murdoch DR, Rothwell AG, Mc Kie J. Successful antimicrobial therapy and implant retention for streptococcal infections of prosthetic joints. ANZ J Surg. 2004;74:210–4.

87. El Helou OC, Berbari EF, Marculescu CE, El Atrouni WI, Razonable RR, Steckelberg JM,

Hanssen AD, Osmon DR. Outcome of enterococcal prosthetic joint infections: is combination systemic therapy superior to monotherapy? Clin Infect Dis. 2008;47:903–9.

88. Trebše R, Milošev I, Kovač S, Mikek M, Pišot V. The isoelastic total hip replacement: a fourteen to seventeen years follow-up study. Acta Orthop. 2005;76:169–76.

89. Berbari EF, Osmon DR, Duffy MC, Harmssen RN, Mandrekar JN, Hanssen AD, Steckelberg JM. Outcome of prosthetic joint infection in patients with rheumatoid arthritis: the impact of medical and surgical therapy in 200 episodes. Clin Infect Dis. 2006;42:216–23.

90. Aboltins CA, Page MA, Buising KL, Jenney AW, Daffy JR, Choong PF, Stanley PA. Treatment of staphylococcal prosthetic joint infections with debridement, prosthesis retention and oral rifampicin and fusidic acid. Clin Microbiol Infect. 2007;13:586–91.

91. Soriano A, Garcia S, Ortega M, Almela M, Gallart X, Vila J, Sierra J, Tomas X, Martinez JA, Mensa J. Treatment of acute infection of total or partial hip arthroplasty with debridement and oral chemotherapy. Med Clin. 2003;121:81–5.

92. Goulet JA, Pellici PM, Brause BD, Salvati EM. Prolonged suppression of infection in total hip arthroplasty. J Arthroplasty. 1998;3:109–16.

93. Rao N, Crossett LS, Sinha RK, Le Frock JL. Long term suppression of infection in total joint arthroplasty. Clin Orthop. 2003;414:55–60.

94. Segreti J, Nelson JA, Trenholme GM. Prolonged suppressive antibiotic therapy for infected orthopedic implants. Clin Infect Dis. 1998;27:711–3.

95. Venugopalan V, Martin CA. Selecting anti-infective agents for the treatment of bone infections: new anti-infective agents and chronic suppressive therapy. Orthopedics. 2007;30:832–4.

96. Sin JG, Berbari EF, Karchmer AW. Prosthetic joint infections. Infect Dis Clin North Am. 2005;19:885–914.

97. Patel K, Cheshire D, Vance A. Oral and systemic effects of prolonged minocycline therapy. Br Dent J. 1998;185:560–2.

98. Marculescu CE, Berbari EF, Hanssen AD, Steckelberg JM, Harmsen SW, Mandrekar JN, Osmon DR. Outcome of prosthetic joint infections treated with debridement and retention of components. Clin Infect Dis. 2006;42(4):471–8.

21

全踝关节置换术后感染
Total Ankle Replacement Infections

Michaela Maria Schneiderbauer

（董 雪 译 周之伟 校）

摘 要 与其他关节人工置换相比，全踝关节有其独特性。在这一章中给出了全踝关节置换术后感染的预后和风险评估算法。

关键词 全踝关节置换·并发症·感染·诊断公式

21.1 全踝关节置换

近来，由于很多患者和医生认为踝关节置换比融合手术有优越性，各种各样的全踝关节置换设计（图 21.1）越来越多见。踝关节置换可以在一定程度上保留踝关节的活动度，因此可以保护邻近关节免受早期关节炎的侵害。但长期大样本研究和文献回顾还不能证明全踝关节置换预后优于踝关节融合[1-3]。关节置换的感染率似乎高于关节融合[3]。这很可能是由于置换手术的手术切口暴露更大，并且放入了较大的假体异物。很明显，感染的融合关节比感染的人工关节翻修更简单。在关节融合发生感染时，给予充分的抗感染治疗直到关节融合，再取出固定物（往往只是几根螺钉）是一个很有效的方法。而在人工关节感染时，不能应用这种办法。

21.2 问题的范围

最近有研究表明，根据已发表的数据，全踝关节置换的感染率可高达 6％，显著高于全膝和全髋关节置换手术[3]。这种情况是多种原因造成的。很多被入选进行踝关节置换手术的患者原本诊断为创伤性关节炎，往往有多次踝关节手术史，局部有多处手术瘢痕，软组织条件差。另外，很多患者合并糖尿病、外周血管疾病，由于微血管病或大血管病，血供较差。总之，覆盖假体的软组织缺乏，甚至不如全膝关节置换。有限的软组织覆盖是全膝关节置换感染率高于全髋关节置换的讨论原因之一，由此及彼，在踝关节这个问题更加明显。

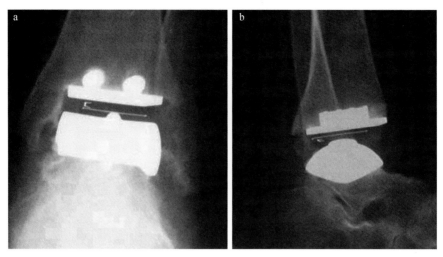

图 21-1 STAR 全踝关节置换术（Scandinavian total ankle replacement）（由 R. Trebše 收藏）。（**a**）正位，（**b**）侧位

21.3 诊 断

很多做过踝关节周围大手术的患者会有明显的软组织水肿，甚至皮温升高、皮肤发红。这些体征未必是感染，而可能只反映愈合时间延长。这在术后短期内，很难鉴别。序贯检测 CRP、红细胞沉降率（ESR）和白细胞是一个很好的办法，术后几天这些指标升高是一个警示。引流液持续超过 7 天，就需要注意了。对于可疑病例，最好尽早干预，适当冲洗和清创，更换衬垫，并收集术中引流物做培养。抗生素应该仅在手术时才开始用。随机应用抗生素而不行手术治疗，可以暂时将感染抑制为亚临床感染，但对于全踝关节置换术后长期慢性疼痛的患者，最终将导致耐药感染。

登记数据库表明全踝关节置换的感染率少于 1%，而无菌性松动并发症发生率显著增高[4-6]。但文献报道的无菌性松动是否真的是无菌性松动，还是包含了一些低毒性的或病原体已被抑制，而误诊为无菌性松动，对于这一点，仍然抱有疑问。弄清患者术后任意时期是否曾因术区可疑蜂窝织炎而应用过口服抗生素是一个很重要的鉴别点。在这样的情形下，初诊医生出于好意常常已经开始应用抗生素治疗。为了保证踝关节置换术后松动或软组织可疑感染的患者获得最佳预后，需要尽一切努力通过本章提出的诊断公式来确定或排除感染（图 21-2，图 21-3）。尽量避免给感染诊断不确切的患者

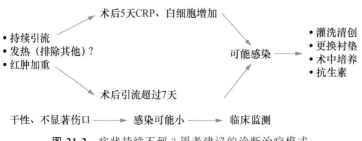

图 21-2 症状持续不到 3 周者建议的诊断治疗模式

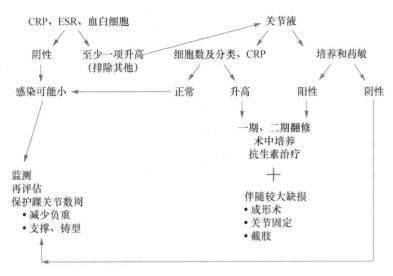

图 21-3　症状持续 3 周以上者建议的诊断治疗模式

口服抗生素，明确病原体的检查应该在停用抗生素至少 5 天后再进行。

21.4　治　疗

很多踝关节置换术后感染的患者会表现出很明显的软组织问题，甚至假体周围出现裂开、大的缺损。在需要抗生素治疗和骨科手术的同时，这些患者往往需要皮瓣或皮肤移植。为了提高踝关节术后感染患者的预后，建议在治疗过程中尽早引入成形手术。负压封闭在治疗伤口感染和软组织缺损中应用广泛。在筋膜能够完整覆盖假体或者没有假体的部位，可以用负压封闭处理伤口。负压封闭不推荐直接应用在骨头或者假体上，因为它可能导致皮肤细菌徐缓地植入假体或组织，并在应用抗生素的条件下，

图 21-4　踝关节假体取出后的骨缺损

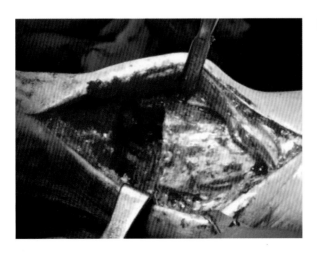

图 21-5 踝关节假体取出后以股骨头移植物填补骨缺损

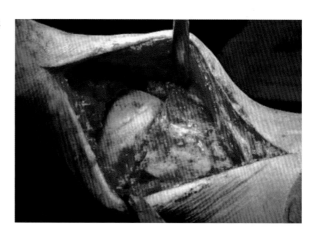

导致耐药细菌在这些结构中滋生。对于有些患者，关节已经无法挽救，往往伴有大量的骨缺损，则不得不尝试关节融合术。个别患者多次翻修手术及应用特异抗生素也不能治愈踝关节感染，甚至需行膝关节下截肢术。

参考文献

1. Haddad SL, Coetzee JC, Estok R, Fahrbach K, Banel D, Nalysnyk L. Intermediate and long-term outcomes of total ankle arthroplasty and ankle arthrodesis. A systematic review of the literature. J Bone Joint Surg Am. 2007;89:1899–905.
2. Thomas R, Daniels TR, Parker K. Gait analysis and functional outcomes following ankle arthrodesis for isolated ankle arthritis. J Bone Joint Surg Am. 2006;88:526–35.
3. Krause FG, Windolf M, Bora B, Penner MJ, Wing KJ, Younger ASE. Impact of complications in total ankle replacement and ankle arthrodesis analyzed with a validated outcome measurement. J Bone Joint Surg Am. 2011;93:830–9.
4. Fevang BT, Lie SA, Havelin LI, Brun JG, Skredderstuen A, Furnes O. 257 ankle arthroplasties performed in Norway between 1994 and 2005. Acta Orthop. 2007;78:575–83.
5. Henricson A, Skoog A, Carlsson A. The Swedish ankle arthroplasty register: an analysis of 531 arthroplasties between 1993 and 2005. Acta Orthop. 2007;78:569–74.
6. Hosman AH, Mason RB, Hobbs T, Rothwell AG. A New Zealand national joint registry review of 202 total ankle replacements followed for up to 6 years. Acta Orthop. 2007;78:584–91.

22

截肢术中假体植入技术的假体周围感染问题

Periprosthetic Infection Issues with Osseointegrated（OI） Implant Technology in Amputees

Catherine Loc-Carrillo，Alec C. Runyon 和 James Peter Beck

（姜 龙 译 周之伟 校）

摘 要 对于截肢的患者，经皮骨连接假肢技术的出现，无论是在临床还是科研方面，对于假体皮肤接触面和假体骨接触面感染的预防和治疗都提出了严峻的考验。本章的目的是回顾当前的研究，明确问题的种类，以及目前可行的解决办法，从而可以更加彻底地推广该技术，特别是对于存在多发截肢伤，不适合使用当前残肢接受腔假体的患者，有很大的好处。

关键词 截肢术·外部假体植入·并发症

22.1 引 言

几个世纪以来，残肢接受腔假体锁定系统是固定患者假肢的唯一办法。固定在残余肢体的皮肤、皮下组织或者骨突起总会造成一系列的问题，造成假肢无法有效使用。尽管在生物材料和系统设计方面有很多优势，比如抽吸槽和背带系统等，但是上述困难是由于植入假体的内在生物学原因和锁定系统的物理性质决定的，目前并没有很好的解决办法。随着目前患者的运动期望值的提高，特别是年轻患者，比如伊拉克和阿富汗战争中的患者，该技术的限制显得愈加明显。

22.2 当前锁定技术的问题

即使当前最先进的锁定技术，保持合适的残肢接受腔也是非常困难且非常昂贵的。残肢体积会因为软组织的水肿以及肌肉和软组织的萎缩而发生变化。肌肉组织的萎缩和骨无机盐的缺失是因为生物力学系统的崩溃。压力的变化，皮肤的崩溃，有时候还会有感染，这些都会导致残肢接受腔的合适度失衡。残肢的疼痛会影响锁定系统的使用，即使在单肢截肢术中，也会造成一天只能使用几个小时的假肢。62%～95%的使用假肢的患者皮肤有破溃现象[1]。因为锁定技术导致的疼痛会引起步态的异常甚至疼痛步态，所以患者经常会有腰背部疼痛，对侧健康肢体早期骨关节炎表现，以及更高的氧耗。上肢假体会造成皮肤的破溃，无法抬举重物，甚至造成机器人样手臂改变。悬挂系统包括捆绑带以及固定在肩膀以及胸上的背带。锁定器会影响骨盆和腰部，特别是双侧短残余截肢术，会影响使用假体坐下的动作。假体下肢的穿和脱是一个非常耗时间的过程，需要长期努力的练习以及适当的助手帮助。使用锁定器固定的假体下肢行走非常困难，并且不方便，会越走越少。除了这些不足，还有多发截肢伤的问题（上、下肢同时出现）、爆炸伤患者以及战争受害者异位骨化的问题，肥胖、抑郁的问题等等，这些患者最终会选择使用轮椅。

在无法患肢再生的前提下，将外置假体固定在残余假体的骨骼上，为当前的锁定技术提供了新的解决办法。直接固定在骨骼上可以避免使用锁定器，允许肌肉功能与骨负重的存在，避免了皮肤崩溃，减少疼痛，优化步态[2]。对于多发性肢体缺损与短残肢截肢术，该技术将假体深入剩余骨骼中 10～12cm，而没有锁定器固定在邻近关节或者肩膀或骨盆上，异位骨化也不再会发生[3]。残余的肢体依然有本体感觉存在，患者可以使用假体感受"骨感觉"，这样就可以感知地形变化、假体位置[4]。在假体佩戴的时间以及接触点的舒适性上会有些许不适。假体穿脱的动作只需要几秒的时间，几乎不费力。患者可以重复坐下和站起，甚至在双侧短肢截肢后使用假体坐下的限制也不再是一个问题[5]。总而言之，骨骼固定是当前外置假体最理想的固定方法，比如 DEKA 手臂、Utah 手臂、有动力的膝关节假体，以及神经、肌膜控制系统的机器人装置。

22.3 经皮骨连接假体

自 Richard Brånemark 第一次提出骨骼外置连接假体已经二十年了[6]。目前在欧洲截肢手术患者中有三种系统的经皮骨连接假体固定装置（POP）[2,7-8]。正如被预想的那样，该技术最大的问题就是假体皮肤接触面与假体骨骼接触面的感染问题。深部的感染可能源于初次植入假体手术中细菌的携带或者后来使用过程中细菌通过皮肤、口腔或者输尿管进入血源传播，就像传统的全人工关节置换术后的感染[8-10]。经皮骨骼固定装置，可能会成为上行感染的薄弱点，细菌会从假体皮肤连接面上行形成深部假体周围感染或者骨髓炎。

从历史来看，POP 的感染率，包括浅部感染和深部感染率为 18%～30%（Astrid Clausen 和 Horst Heinrich Aschoff，发表在 First International Endo-Exo Meeting，May 2009，Lubeck，Germany)[8,11]。尽管感染的数据比传统的全人工关节置换术的感染率（1%～2%）高很多，但是很有趣的一点是大多数的患者，大约 70%～80% 以上，并没有明显的症状，或者是携带感染生存了多年[8]。值得注意的是，我们会直觉性预计 100％的装置会存在感染，因为骨假体接触面与外面的微生物环境是相通的。随着假体设计与术后管理的改进，感染率在下降[7]。经皮系统面临着与其他植入装置一样的问题，比如，抗生素的耐药性[12-13]，生物膜[14-17]，顽固的感染[18-19]，甚至有时候需要取出假体控制感染[7-8,20-21]。

经皮骨连接假体，根据定义，对生物植入物有两个结构性要求。第一个是骨假体接触面的骨连接，包括适合骨长入或固定在金属表面。当前的系统要么有多孔系统和骨内膜内紧密接触[7-8]，要么有很长的螺钉，在深入髓腔之后，可以固定在髓腔中[2]。这些系统与全人工关节置换术不同，没有相互移动的部分，所以理论上没有颗粒物的危险，也没有颗粒引起的骨软化。由于这些假体基本会伴随患者一生，所以骨整合理论上比骨水泥提供更好的生物学固定。第二个生物结构是皮肤假体面，经皮植入假体的外接点，这样可以连接体外假体和骨骼。在当前欧洲，接触面处理有不同的策略。在 Brånemark 使用钛合金固定和桥接系统（见图 22-1a 和图 22-2a），脱脂的皮肤固定并生长入残余骨骼周围，这样同时也会限制皮肤的移动。外面的微生物环境和里面的骨骼之间只有几毫米的距离[2]。

Aschoff 的内-外系统使用髓腔按压装置，有一个钴铬合金的柄，延长部分形成帽状结构包在残留骨骼外面（见图 22-1b 和图 22-2b）。内-外系统的第三代装置中，手术的第二步中使用中心核穿过皮肤，并特意留下 2cm 的皮肤，包被健康组织，从而将装置中的帽状结构和外界微生物环境分离开来。帽状结构紧贴在断端骨的表面，从而避免细菌进入骨髓腔中[7]。与假体管道相连的软组织，从深部到手术切口处，理论上会充满由手术创伤时深部区域所再生的肉芽组织，同时也会再次表皮化，比如，表面的皮肤会沿着软组织管道长入肉芽组织中。我们设想，随着伤口的愈合，与深部肉芽组织相连的表皮会提供一个生物屏障，阻挡细菌的侵入。

University College London 中 Blunn 团队[22]设计的 ITAP 装置，本质上就是一个上述装置的混合体，包括压配钛合金柄和多孔皮下钛合金轮缘（图 22-1c），而后者是模仿鹿角设计的皮肤骨骼接触面[23]。皮肤紧密贴在羟基磷灰石涂层的轮缘，从而使得本款系统成为"骨皮肤整合"，或者皮肤和骨都整合在假体上的系统之一。

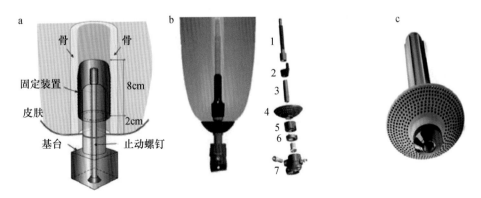

图 22-1　典型欧洲经皮骨整合假体设计。（**a**）瑞典 Brånemark 设计。（**b**）德国 ESKA 内-外假体：1. 股骨柄，2. 套筒（可选），3. 对偶转接器，4. 帽状结构，5. 套筒，6. 转盘，7. 膝部转接器。（**c**）英国 ITAP 设计

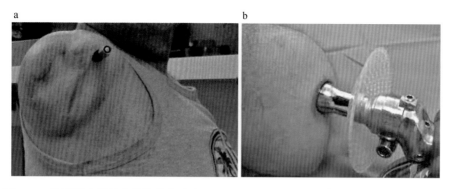

图 22-2　欧洲经皮骨整合假体临床试验。（**a**）Brånemark 肱部假体，（**b**）股骨内-外假体

22.3.1　目前骨整合假体相关的感染

随着该系统和技术自身近年来不断改进，当前皮肤骨骼假体系统的感染也不断变化。Brånemark 的团队，在 2009 年 9 月，治疗了超过 100 个股骨钛合金假体的患者：3 个有胫骨假体，15 个有肱骨假体，20 个有前臂桡骨或尺骨假体[5]。为了使这项在 1990—1999 年确立的技术不断提高，一度要确立规范化治疗。Tillander 等[8] 评估了 39 个患者的队列研究，这些患者中实施了 45 个经皮骨整合假体。这些患者在 2005 年经过 6 个月的时间入组，并且在 3 年后再次评估。研究的目的是描述临床感染的频率，微生物生物群及其对应的假体部位，还有抗生素的使用。髓内钛合金植入的时间比第一个研究平均早 54 个月（3～132 个月）。队列研究随机抽取了 33 个股骨，1 个胫骨，4 个尺骨，4 个桡骨，3 个肱骨假体的患者，这些患者均在 6 个月的窗口期内临床随访。男性患者比女性患者多 3 个人，平均年龄 49 岁（28～74 岁）。当假体查体稳定没有负重疼痛，影像学检查显示没有提示松动的假体周围透亮圈的时候，我们认为假体已有骨长入。前提是假设该样本患者可以代表整个人群[8]。

在 Tillander 的研究中，常规患者的随访包括疼痛、假体稳定性、皮肤及软组织的评估等。影像学检查作为假体松动或深部感染（骨溶解，伴随或不伴骨骨膜硬化）的证据。研究开始前 6 个月时调查问卷询问感染并发症的情况及抗生素使用情况。在该研究开始时和 2.5～3 年随访时，使用无菌棉签在未经处理过的皮肤假体接触面上取微生物标本，并在琼脂培养皿上培养至少 2 天。除非是难以生长的细菌、厌氧菌或者生长缓慢的细菌，一般无须使用富含营养的培养基，无须改良生长条件或延长培养时间。然而值得注意的是细菌的基因型无法得到。

临床感染的程度定义如下：

1. *确定假体感染*　深部假体感染的临床症状和影像学征象，5 次术中培养有 3 次培养出相同的病原菌。

2. *可能假体感染*　同上诊断标准，加上"相关培养阳性"。

3. *可疑假体感染*　同上诊断标准，没有相关培养。

4. *皮肤穿透区域局部感染*　局部感染的征象，包括炎症，有或没有分泌物，没有深部感染的迹象，包括影像学检查阴性，吻合口培养阴性或阳性。

5. *皮肤假体接触面细菌定殖*　没有炎症或感染的征象，有或没有分泌物，影像学阴性，细菌培养阳性。

根据上述结果，感染（包括确定感染、可能感染以及可疑感染）的发生率，是 5%（39 个之中有 2 个），然而根据研究前 6 个月的调查问卷显示，7 个患者经历过吻合口局部感染，其中 4 个短期使用抗生素成功治愈。在 2.5～3 年的终点随访中，研究者报道 18%（39 个中的 7 个）的患者有过感染。然而，值得一提的是由于失随访及并发症的问题，只有 30 个患者最后做了培养。其余 9 个患者被当地医生诊断为未感染。最后一次随访之前的 6 个月，39 名患者中的 11 名有局部感染，其中的 6 名进行了短期抗生素治疗。14 名患者在皮肤出口处有分泌物，其中 10 名患者有脓性分泌物。

7 个感染的病例中有 6 个患者安装了股骨假体，1 名患者安装了肱骨假体。其中 2 名股骨假体的患者在加入研究之前已经有了 5 年的慢性窦道，但是没有疼痛、发热或者假体松动，也没有进行抗生素治疗。他们列为假体感染组，其中一名患者在窦道部位培养出了 B 族链球菌（GBS），在皮肤穿透部位培养出了奇异变形杆菌；另一名患者在窦道部位培养出了凝血酶阴性葡萄球菌（CNS），在吻合口处培养出了金黄色葡萄球菌。另两名感染的患者被诊断为"初次骨整合不良"，推断在骨假体界面有微生物存在。其中一名患者去除了股骨假体，培养出了 CNS、阿尔法链球菌以及消化链球菌属的混合菌群；另一名患者肱骨假体培养出 CNS，但是深部活检培养确认还有大肠杆菌的感染，并用环丙沙星治疗了 6 个月，1 年后没有复发迹象。剩下的两名患者有很好的初次骨整合，但是有骨和软组织的感染，其中一名是金黄色葡萄球菌和 CNS 感染，另一名是金黄色葡萄球菌和粪肠球菌感染。两名患者都进行了翻修术并且进行延长的抗生素治疗，治疗目前正在进行中。最后一名安装股骨假体患者在固定中期有了急性骨髓炎，培养出了 CNS 和金黄色葡萄球菌。对回收假体的 6 名患者的功能总结如下，两名患者的假体使用任何时候都不受影响，三名患者只有在手术观察期偶尔受到影响，一名骨髓炎患者的效果有待观察。

患者吻合口处最常见的细菌种类是（包括感染和没有感染的患者）：金黄色葡萄球菌>CNS>GBS>G 族链球菌>A 族链球菌。其他在单次感染患者的接触面培养出来的细菌是枸橼酸杆菌属、沙雷菌属、假单胞菌属、其他革兰氏阴性杆状菌、需氧链球菌、阿尔法链球菌、棒状菌等。8 个病例吻合口处培养显示没有细菌生长，但是研究最后所有的培养都有阳性发现，至少是定殖菌群。该研究中没有发现耐甲氧西林葡萄球菌属。

Brånemark 团队推测细菌沿着吻合口生长，通过松动的装置上行传播，是两个患者感染的原因。没有一名患者的感染是在初次手术期间发生残余污染引起的，都是在 2 年之后，所以感染更有可能与关节成形术一样是血源性传播。大约一半的患者在皮肤交界处发现了金黄色葡萄球菌，但是，只有三名患者感染了金黄色葡萄球菌。研究者发现钛合金氧化物比不锈钢和钴铬合金的生物相容性更好，因为前者在骨假体连接处的紧密连接可以避免细菌附着、深处细菌增殖、继发生物膜的形成，最终避免感染。

1999 年，德国的 Lubeck ESKA 假体公司，生产了第一代内-外股骨假体，这样就可以植入给那些股骨切除术的年轻摩托车手。2010 年，Aschoff 等[7] 报道在 37 名患者中，大多数是男性（37 名中的 30 名为男性），在创伤中使用了第一代和第二代该系统。在第一步手术中，修补断肢残端的软组织，使用"冷"锉处理残端髓腔，将假体植入股骨髓腔中。股骨截至膝盖近端 16cm，使得假肢可以活动。6～8 周后，使用比连接耦合器直径大一点的圆形取芯装置，穿过皮肤，将假体耦合器固定在髓内假体上。一旦耦合器连接，周围的皮肤在几天内就可以愈合。皮肤会在吻合口管周围上皮化，股骨皮质周围缺损也会覆盖肉芽组织，就像植入义齿一样。术后 4～6 周可以全部负重[7]。

Aschoff 的患者分析结果显示，和 Brånemark 一样，手术经验丰富，充分的康复锻炼，优良的假体设计与最终的良好预后是密不可分的。37 名患者中 20 名进行了翻修术，4 名去除了假体，1 名发生慢性骨髓感染，2 名在皮肤接触面发生慢性软组织疾病（没有定义为感染），1 名在 7 年后假体植入失败（金属出口破裂）。上述患者中 2 名患者成功地再次植入假体。14 名患者对第一代假体皮下粗糙的表面有不适感，其中 12 名患者换了光滑的耦合器以解决皮肤刺激的问题。以上这些翻修都不是因为感染。

在 2009 年 5 月，Astrid Clausen 和 HorstAschoff 在德国 Lubeck 大会上发表了内-外股骨假体（EEEP）使用经验的微生物分析总结。他们使用了传统琼脂平板培养基，因推测被分离细菌仅在有氧环境中生存。在假体发展的这个阶段，他们报道了 30 名患者中的 10 例有临床相关感染。细菌谱跟 Brånemark 等人报道的非常相像，包括 5 名患者是金黄色葡萄球菌，3 名患者是消化链球菌属，3 名患者是拟杆菌，1 名是多重耐药的表皮葡萄球菌、肠杆菌、奇异变形杆菌，以及乙型溶血性草绿色链球菌属。因为这些数量超过了 10 个，他们认为有些患者有复合感染。10 名患者中，有 5 名患者被认为是和 EEFP 植入有关的早期感染，5 名是晚期感染。被感染的细菌被认为是致病菌，吻合口处培养出了很多相同的细菌并且很多吻合口都是多重细菌定殖。定殖细菌的数量包括如下，13 个是金黄色葡萄球菌，3 个是拟杆菌，3 个是粪肠球菌，3 个是大肠杆菌，3 个是消化链球菌属，3 个是 B 族链球菌。而吻合口处定植的细菌种类为 0～7 种不等。除了上述提到的，定殖细菌的细菌谱还包括不动杆菌、MRSA、溶血葡萄球菌、S 咽峡菌、铜绿假单胞菌、变异杆菌，以及消化链球菌属。值得注意的是，早期手术且未感染的患者，较晚期手术患者有更多的多重细菌定植，包括厌氧菌和需氧菌。

Aschoff 关于他早期微生物的经验结论如下：

吻合口处的细菌定殖是不可避免的。（译者注：也许有益。）

细菌定殖与感染没有相关性。

细菌的病原学和毒力与表现出的感染没有关系。

对于定殖细菌的抗感染和抗生素治疗是适得其反的。

2010 年，Stanmore 的团队[24]报道了他们 2 年随访的经验，是关于肱骨截肢经皮压配假体骨长入的研究。手术一期完成。如前所述，他们的系统使用了两种系列的混合装置。富含皮下血管丛的脱脂皮肤固定在伞状轮缘，后者是固定在髓腔上的皮下多孔渗水的钛合金。表面模仿鹿角装置，令骨和皮肤连接，并覆盖羟基磷灰石。在轮缘，覆盖面终止在中央轴表，继而覆盖钻石样碳。皮肤与轮缘表面依靠垫圈行皮肤整合。结果发布的时候，仅有唯一一个使用该装置的患者没有感染。由于有大面积皮肤和软组织的覆盖，他们报道皮肤假体表面保持稳定，并没有浆液性溢液或疼痛。

22.3.2　骨整合假体感染的预防

预防经皮装置表面的深部和前部的感染是一个很复杂的问题，临床科研工作者通过对志愿者和一些动物实验的研究，得出了一些结论。其中一致的结论是，皮肤假体接触面最终没有微动，并且坚固的骨假体界面是必要的。Brånemark 发现如果存在假体松动就会导致深部感染，在羊截肢模型中，发现假体松动最终会导致深部感染。立即或逐渐的，紧而稳定的假体于负重时逐渐适应髓腔是必要的，而不能是纤维连接。纤维连接是最终导致松动和感染的原因。

骨长入的时间根据假体的不同而异。在人类深入髓腔的压配假体中，负重一般在初次手术 12 周之后开始[7]。如果骨条件好，第二次经皮连接装置固定后部分负重的时间可以适当缩短。使用疏松结构钛合金假体表面时，羊的截肢模型在 3 个月后就有非常好的骨整合，并且通过扫描电镜观察发现，可增长到一年[25]。有趣的是，在这个模型中，羊的负重在第一期之后就立即开始了。Brånemark 系统使用钛合金螺钉固定在髓腔中[5]。因为负重会施加在非压缩面上，所以一般延长负重时间直至根据临床经验和患者负重疼痛判断骨整合已经完成时。完全负重可能会延长至 12~18 个月。骨长入既能够发生在钴铬合金表面又能够发生在钛合金表面。曾经有过讨论，钛合金的生物相容性好，可以提供更紧密的接触面，另外骨长入速度快于微生物侵入速度，从而避免微生物的侵入。髓腔骨紧密整合入假体中（见图 22-3a），两个界面距离不足 $50\mu m$（图 22-3b），减少了纤维组织界面，减小了感染的概率[26-27]。

在进入髓腔的地方有一个健康皮肤和软组织包绕的帽状结构可以避免深部感染。除了 Brånemark 装置的其他装置都有该特点，而且在羊的模型中，立即皮肤封闭，帽状结构隔离（图 22-3c）可能是在谷仓环境中一年之后依然没有假体感染的重要原因[25,28-29]。

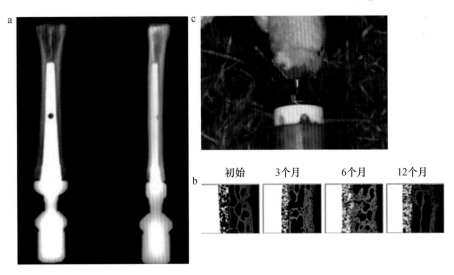

图 22-3　羊多孔钛合金模型骨长入、皮肤长入。（**a**）X 线示髓腔充填适应，（**b**）扫描电子显微镜下术后假体不同时期骨整合，（**c**）羊前肢 BJRL 假体术后 2 周

连接假体通往外界环境的柄的表面设计也在多方面被研究过。Brånemark 的设计是钛合金的桥接，这样理论上可以使得最少的软组织包围着它，从而使骨包围着它，而脱脂皮肤包被着骨。这种内-外股骨假体消除了第一代中的侵蚀性皮下结构（会侵蚀皮肤），第三代优势在于低能耗，并且可以通过超滑氧-硝酸根表面形成莲花效应避免生物膜的附着，以替代第二代光滑的钴铬合金。这些患者会每天用肥皂水一两次地清洗接触面并用无菌海绵清洗柄，吸除分泌物。在大多数的患者中，很少或者没有引流，并且使用第三代假体在 24 个患者中没有一例感染，而且有些患者已经植入假体差不多 3 年。Aschoff 避免使用消毒剂或者抗生素干扰定殖细菌，避免细菌进化导致耐药和重复感染。

22.4　皮肤微生物及其含义

如前所述，70%～80% 的有假肢的患者可以无感染生存多年，而且似乎是皮肤假体接触面的生物学决定了这一重要的成功结果。最近分子学的进展显示，人类皮肤表面的定殖细菌中只有 3% 可以通过传统的培养方法发现。

人类微生物计划（HMP）[http://nihroadmap.nih.gov/hmp]，由美国国立卫生研究院（NIH）于 2007 年发起，通过分子学方法，发现定植在人类中，培养常为阴性的无数细菌的基因组[30]。皮肤以及其他四个部位（口腔、阴道、肠道、鼻腔/肺）被研究。HMP 的目的是发现人类微生物的改变与人类健康或者人类疾病是否相关，并且发现是否可以通过定义设计所需的参数，对人类微生物执行监测战略，以优化其在调节人类生理功能中的性能[30]。皮肤微生物[31]随不同部位（腋窝、腹股沟、鼻孔、胸部、前臂）取材而不同，但是在人群中同一部位取材很相似[32]。每个人部位特异性的细菌会有短暂变化，但是一般来说每个人体内不同部位的变化也比和其他人的差距小得多[33]。虽然关系非常复杂，但是有很强的证据证明微生物可以共生在皮肤上，包括葡萄球菌、棒状杆菌、丙酸菌、链球菌、假单胞菌等，而且可能会对宿主有直接好处，极少情况下会成为致病菌[34]。它们可以抑制其他病原微生物的生长，保护促进皮肤细菌屏障，增强固有免疫。实际上荧光假单胞菌属的产物已经被用于治疗链球菌和葡萄球菌的抗生素（莫比罗星），而且假单胞菌自身也可以抑制很多真菌的生长[34]。骨与关节感染的历史充分说明了骨对于金黄色葡萄球菌很易感[12-13]，对革兰氏阴性细菌相对不易感，但并非绝对[35-36]。很有可能定植细菌的偶然变异，包括 70%～80% 对于经皮骨锁定系统耐受患者的吻合口处细菌的变异，在假体生存方面起到了某种未知的重要作用。在吻合口处和周围皮肤的分子学研究将会为这些患者带来新的福音。也许，未被识别的皮肤假体接触处的混合定植细菌就是开启这扇大门的第一道阻碍。

参考文献

1. Levy SW. Skin problems in the amputee. In: Smith DG, Michael JW, Bowker JH, editors. Atlas of amputations and limb deficiencies surgical, prosthetic, and rehabilitation principles. 3rd ed. Rosemont: American Academy of Orthopaedic Surgeons; 2004. p. 701–10.
2. Frossard L, Hagberg K, Haggstrom E, Gow DL, Branemark R, Pearcy M. Functional outcome

of transfemoral amputees fitted with an osseointegrated fixation: temporal gait characteristics. J Prosthet Orthot. 2010;22(1):11–20.

3. Hagberg K, Haggstrom E, Uden M, Branemark R. Socket versus bone-anchored trans-femoral prostheses: hip range of motion and sitting comfort. Prosthet Orthot Int. 2005;29(2):153–63.

4. Hagberg K, Haggstrom E, Jonsson S, Rydevik B, Branemark R. Osseoperception and osseointegrated prosthetic limbs. In: Gallagher P, Desmond D, MacLachlan M, editors. Psychoprosthetics. London: Springer; 2008. p. 131–40. doi:10.1007/978-1-84628-980-4_10.

5. Hagberg K, Branemark R. One hundred patients treated with osseointegrated transfemoral amputation prostheses – rehabilitation perspective. J Rehabil Res Dev. 2009;46(3):331–44.

6. Brånemark R, Brånemark PI, Rydevik B, Myers RR. Osseointegration in skeletal reconstruction and rehabilitation: a review. J Rehabil Res Dev. 2001;38(2):175–81.

7. Aschoff HH, Kennon RE, Keggi JM, Rubin LE. Transcutaneous, distal femoral, intramedullary attachment for above-the-knee prostheses: an endo-exo device. J Bone Joint Surg Am. 2010;92 Suppl 2:180–6. doi:10.2106/JBJS.J.00806. PII:92/Supplement_2/180.

8. Tillander J, Hagberg K, Hagberg L, Branemark R. Osseointegrated titanium implants for limb prostheses attachments: infectious complications. Clin Orthop Relat Res. 2010;468(10):2781–8. doi:10.1007/s11999-010-1370-0.

9. Arciola CR, An YH, Campoccia D, Donati ME, Montanaro L. Etiology of implant orthopedic infections: a survey on 1027 clinical isolates. Int J Artif Organs. 2005;28(11):1091–100.

10. Pulido L, Ghanem E, Joshi A, Purtill JJ, Parvizi J. Periprosthetic joint infection: the incidence, timing, and predisposing factors. Clin Orthop Relat Res. 2008;466(7):1710–5. doi:10.1007/s11999-008-0209-4.10.1016/j.jbiomech.2011.08.020.

11. Clausen A, Aschoff H-H. Microbiology of the endo- exo-femur prosthesis (EEFP) experience. In: First International Endo-Exo Meeting, Lubeck. May 2009.

12. Ellington JK, Harris M, Hudson MC, Vishin S, Webb LX, Sherertz R. Intracellular *Staphylococcus aureus* and antibiotic resistance: implications for treatment of staphylococcal osteomyelitis. J Orthop Res. 2006;24(1):87–93. doi:10.1002/jor.20003.

13. Wright JA, Nair SP. Interaction of staphylococci with bone. Int J Med Microbiol. 2010;300 (2–3):193–204. doi:10.1016/j.ijmm.2009.10.003. PII:S1438-4221(09)00121-0.

14. Gristina AG, Costerton JW. Bacterial adherence to biomaterials and tissue. The significance of its role in clinical sepsis. J Bone Joint Surg Am. 1985;67(2):264–73.

15. Donlan RM, Costerton JW. Biofilms: survival mechanisms of clinically relevant microorganisms. Clin Microbiol Rev. 2002;15(2):167–93.

16. Costerton JW. Biofilm theory can guide the treatment of device-related orthopaedic infections. Clin Orthop Relat Res. 2005;437:7–11.

17. Fitzpatrick F, Humphreys H, O'Gara JP. The genetics of staphylococcal biofilm formation – will a greater understanding of pathogenesis lead to better management of device-related infection? Clin Microbiol Infect. 2005;11(12):967–73. doi:10.1111/j.1469-0691.2005.01274.x. PII:CLM1274.

18. Oliver JD. The viable but nonculturable state in bacteria. J Microbiol. 2005;43:93–100. PII:2134.

19. Lewis K. Persister cells. Annu Rev Microbiol. 2010;64:357–72. doi:10.1146/annurev.micro.112408.134306.

20. Mittal Y, Fehring TK, Hanssen A, Marculescu C, Odum SM, Osmon D. Two-stage reimplantation for periprosthetic knee infection involving resistant organisms. J Bone Joint Surg Am. 2007;89(6):1227–31.

21. Diwanji SR, Kong IK, Park YH, Cho SG, Song EK, Yoon TR. Two-stage reconstruction of infected hip joints. J Arthroplasty. 2008;23(5):656–61. doi:10.1016/j.arth.2007.06.007. PII:S0883-5403(07)00360-9.

22. Kim HJ, Fernandez JW, Akbarshahi M, Walter JP, Fregly BJ, Pandy MG. Evaluation of predicted knee-joint muscle forces during gait using an instrumented knee implant. J Orthop Res. 2009;27(10):1326–31. doi:10.1002/jor.20876.

23. Pendegrass CJ, Goodship AE, Price JS, Blunn GW. Nature's answer to breaching the skin bar-

rier: an innovative development for amputees. J Anat. 2006;209(1):59–67.

24. Kang NV, Pendegrass C, Marks L, Blunn G. Osseocutaneous integration of an intraosseous transcutaneous amputation prosthesis implant used for reconstruction of a transhumeral amputee: case report. J Hand Surg Am. 2010;35(7):1130–4. doi:10.1016/j.jhsa.2010.03.037. PII:S0363-5023(10)00384-9.

25. Beck JP, Bloebaum RD, Jeyapalina S, Bachus KN. A single-stage ovine amputation model for developing a safe osseointegrated implant system. In: Proceedings of the 27th Army Science Conference, Orlando. 30 November 2010. p. KO-03, 01–08.

26. Bloebaum RD, Mihalopoulus NL, Jensen JW, Dorr LD. Postmortem analysis of bone growth into porous-coated acetabular components. J Bone Joint Surg Am. 1997;79-A(7):1013–22.

27. Bloebaum RD, Bachus KN, Jensen JW, Scott DF, Hofmann AA. Porous-coated metal-backed patellar components in total knee replacement. J Bone Joint Surg Am. 1998;80-A(4):518–28.

28. Bloebaum RD, Beck JP, Olsen R, Norlund L, Bachus KN. Development of a single stage surgical model for percutaneous osseointegrated implants for amputees. In: 55th Annual Meeting of the Orthopaedic Research Society. Trans. Orthopaed. Res. Soc., Las Vegas. 22–25 February 2009. p. 2255.

29. Shelton TJ, Beck JP, Bloebaum RD, Bachus KN. Percutaneous osseointegrated prostheses for amputees: Limb compensation in a 12-month ovine model. J Biomech. 2011;44(15):2601–6. PII:S0021-9290(11)00580-X.

30. Turnbaugh PJ, Ley RE, Hamady M, Fraser-Liggett CM, Knight R, Gordon JI. The human microbiome project. Nature. 2007;449(7164):804–10. doi:10.1038/nature06244. PII:nature06244.

31. Grice EA, Segre JA. The skin microbiome. Nat Rev Microbiol. 2011;9(4):244–53. doi:10.1038/nrmicro2537. PII:nrmicro2537.

32. Gao Z, Tseng CH, Pei Z, Blaser MJ. Molecular analysis of human forearm superficial skin bacterial biota. Proc Natl Acad Sci USA. 2007;104(8):2927–32.

33. Grice EA, Kong HH, Conlan S, Deming CB, Davis J, Young AC, Bouffard GG, Blakesley RW, Murray PR, Green ED, Turner ML, Segre JA. Topographical and temporal diversity of the human skin microbiome. Science. 2009;324(5931):1190–2. doi:10.1126/science.1171700. PII:324/5931/1190.

34. Cogen AL, Nizet V, Gallo RL. Skin microbiota: a source of disease or defence? Br J Dermatol. 2008;158(3):442–55. doi:10.1111/j.1365-2133.2008.08437.x. PII:BJD8437.

35. Galanakis N, Giamarellou H, Moussas T, Dounis E. Chronic osteomyelitis caused by multi-resistant gram-negative bacteria: evaluation of treatment with newer quinolones after prolonged follow-up. J Antimicrob Chemother. 1997;39(2):241–6.

36. Meyers BR, Berson BL, Gilbert M, Hirschman SZ. Clinical patterns of osteomyelitis due to Gram-negative bacteria. Arch Intern Med. 1973;131(2):228–33.

23

诊断性评估和治疗的流程
The Algorithm for Diagnostic Evaluation and Treatment

Rihard Trebše 和 Andrej Trampuž

（郅　新　译　周之伟　校）

摘　要　在治疗关节假体感染（prosthetic joint infections，PJI）中最重要的就是正确评估患者情况及制订恰当的治疗方案，即保留假体的清创、一期置换、二期置换、永久性关节切除成形术和永久性抗生素抑制。最终的治疗方案决定了最后的功能情况、临床结果以及感染治愈的可能性。通常来说，越积极的治疗方案最终的功能可能会越差，但是感染清除的可能性越大。但是这并不适用于所有患者。该流程可以帮助区别哪些患者可以采用更少的有创治疗而获得可以接受的感染治愈的可能性。本流程的目的就是在保证治愈感染的最大可能下获得最好的功能。

关键词　流程·诊断·手术方式·医学治疗

23.1　引　言

关节假体失败可以呈现许多方式，其中根本原因是多样的（图 23-2）。PJI 是一种医源性的感染，其本质为生长于异体材料表面的微生物引起的感染与宿主本身的保护机制之间的冲突。异体材料的性质、侵入的微生物的毒力以及宿主的抵抗力决定了最终的临床表现（图 23-1）。所以很容易理解为什么会出现从急性致死性败血症到完全没有症状的感染等各种不同的临床表现。目前无症状性感染的概念还没有被广泛接受，但是已经有许多证据支持这一观点[7,15,23]。这些感染通常是相关的，因为当应用生物制剂或其他免疫抑制剂或其他影响宿主免疫功能的情况发生时，宿主的免疫力会突然降低，进而将使这些无症状性感染出现明显的临床症状。

尽管精确的假体相关的感染发生率还不清楚，但是已报道的发生率（参考第 6 章）一定是被低估的，它主要取决于临床诊断。采用的诊断工具越有效，发现的感染发生率就越高。

对于治疗任何疾病，在评估可疑的人工关节方面最重要的就是做出正确的诊断。由于感染性或非感染性假体失败的治疗存在着明显差异，因此翻修术的主要挑战就是在术前做出可靠的感染诊断。如果错误地将 PJI 诊断为非感染性失败，将导致较高的再失败率。

如果人工关节没有明显的原因出现症状或者关节过早地表现为手术失败，都要考

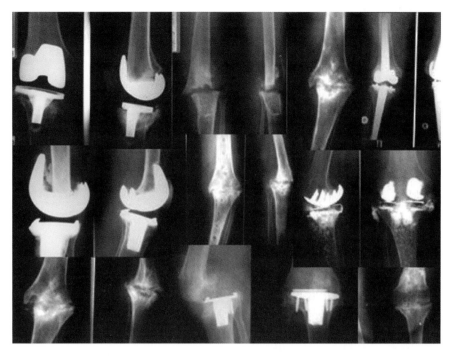

图 23-1 关节假体感染高度变异的临床表现

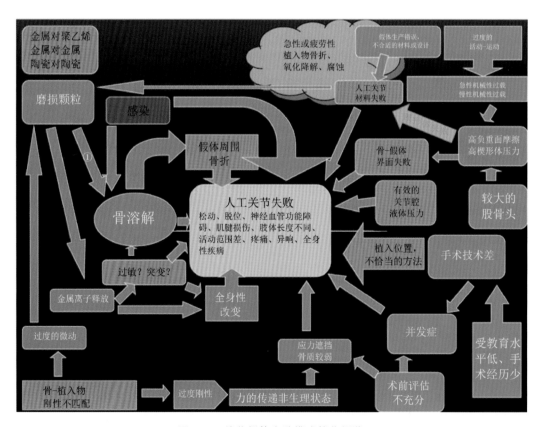

图 23-2 关节假体失败模式简化概览

虑到感染的可能，需要按照感染进行评估。

　　诊断性评估包括确认感染存在、分离病原微生物以及决定抗生素的易感性。在进行任何治疗之前，诊断性评估是最重要的一项工作。如果诊断性评估失败，那么则只能在术中评估是否存在感染以及可能的致病菌及其抗生素耐药性。如果失败，那么随后的任何治疗都只能依靠猜测，其预后会很差。

　　在高毒力感染时诊断 PJI 很容易，而在低毒力感染时则较困难。因此，在建立诊断时我们需要采用分期系统来证实怀疑，并最终满足上述提到的标准（参考第 4 章）之一来决定是否存在假体感染。如果 3 次培养中 2 次或以上培养出相同的微生物（如果是关节穿刺的滑液，那么 1 次培养阳性就足够了）或与假体有直接关系或关节假体周围出现了以脓液（不论是宏观的、细胞学的还是组织学的）为表现的急性炎症反应，均可以确诊 PJI。

　　为了制订恰当的治疗方案，明确感染评估的适应证和诊断流程是十分重要的。对于每一名可疑假体失败的患者，如果不能发现可靠的病因，那么都应作为感染评估的潜在对象。

23.2　诊断性评估的适应证

　　在大部分情况下，诊断为 PJI 的患者在进行任何治疗之前一定受到以下三种感染类型中一种的影响，即早期感染、延迟感染和晚期感染，或者出现低毒力的感染（也可能是早期、延迟或晚期）。

　　所以患者之间的表现是不同的。他们通常具有 PJI 的病史（或感染性骨缝合术病史），他们可能已经尝试过多种治疗方法，可能已经治愈了，也可能尚存有一些问题，但不知道这些症状是否与以前的感染相关。

　　一些患者在初次 PJI 手术治疗时取出了关节假体，需常规进行二期治疗。对于这些患者，按照评估流程进行处理，有助于避免错误、提高成功率和可重复性（图 23-3）。

　　有些患者不论是否存在垫片，都会有一些异体材料残留在关节内（如螺钉、金属丝、抗生素骨水泥珠或其他东西）（图 23-4）。

　　初次手术或其他医学治疗可能是恰当的，也可能是无效的，或者其效果并不清楚。

> 　　感染评估是在评估任何类型可疑人工关节问题的患者中必要的和最重要的一步，除了那些出现假体周围骨折和初次置换术后 10 年以上无菌性松动的患者。

　　有些时候，诊断性评估潜在感染可能是由于假体早期失败引起了无法解释的疼痛、反复脱位或关节强直等症状（图 23-5）。目前很难去定义早期失败。但是由于目前大部分假体如果以无菌性松动作为终点的话，其 10 年以上的有效率在 90% 以上[14]，所以如果在置换术后 10 年以内出现了假体失败可以认为是早期失败。对于早期无菌性假体失败，其原因有很多（图 23-1），例如骨水泥固定较差[12]、假体位置不当（图 23-6）、过度使用、假体失败、过敏[10]、软组织问题、创伤或其他原因。

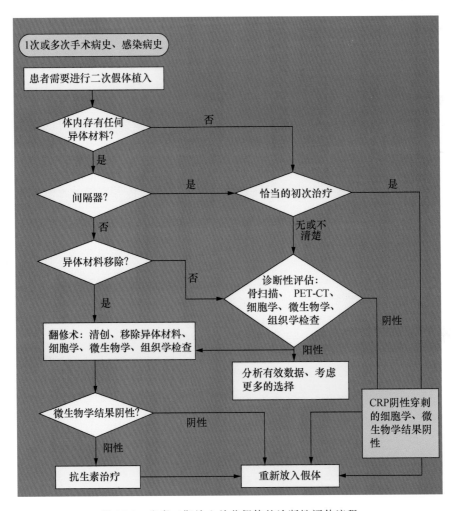

图 23-3　患者二期放入关节假体的诊断性评估流程

图 23-4　Girdlestone 手术中采用的抗生素骨水泥珠仍然存在

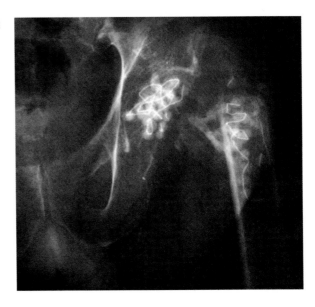

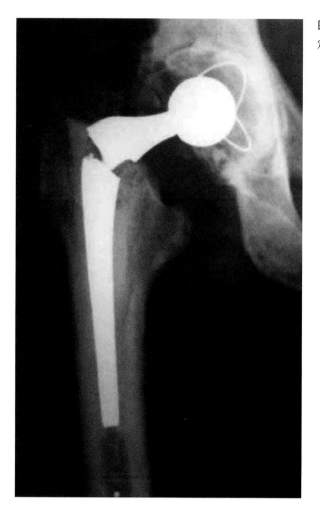

图 23-5　关节置换术后 2 年，骨水泥固定的假体柄断裂。骨水泥覆盖良好

在除外以上原因后，一个特别重要的原因就是感染。

当然，对于那些置换术后 10 年的患者也可能出现低毒力感染。然而很难完整评估，因为由于无菌性松动引起的可能性更高。长期的病史和早期出现的问题（如疼痛、偶发寒战、无法解释的发热）均应考虑到人工关节（或其他假体）周围存在着隐藏的感染。对于具有关节假体或其他材料的由未知病原引起败血症的患者（特别是免疫缺陷患者），评估这些关节是非常重要的，即使这些关节无任何症状。应用异体材料给予我们足够的理由评估细菌感染。

分组（stratification）。首先，应该根据患者的危险因素进行分组，以决定其感染的可能性和相应的以诊断为基础的治疗方案[1]。对于一个免疫抑制的患者，相比于正常人，其轻度症状更可能是由于感染引起的。所以有许多方法可以采用以增加或降低正确诊断感染性失败的可能性，如以下方法。

实验室评估：在美国骨科医师协会（AAOS）出版的最新指南中，强烈建议在排除 PJI 时应检测炎性标志物（如 ESR、CRP）。这一建议获得充分的证据支持[1]。然而基于这些研究分析，低毒力感染似乎被低估了。在第五条建议中，作者认为反复穿刺可能并不恰当。

图 23-6　膝关节术后假体位置异常导致疼痛。这名患者在翻修术前已排除了感染的可能性

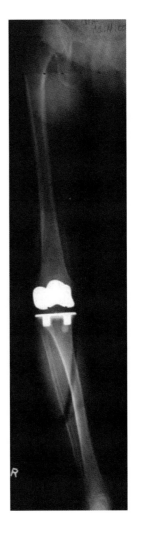

　　如果我们想要避免早期反复的、可疑无菌性的翻修，这些低毒力 CRP 正常的 PJI 确实是很大的挑战。在检测的 150 个以上的培养结果证实感染的病例中，25％的病例中 CRP 结果低于 5mg/L。那么如果这些病例被当作非感染而进行了正常翻修，那么失败率将达到多少呢？结合 ESR 和 CRP 结果，我们能够成功地排除炎症但并不能排除感染。其他研究如外周白细胞计数和分类也并不足够敏感和特异，以帮助我们警惕感染。

　　影像学评估：对于怀疑 PJI 的患者，拍摄 X 线片是十分重要的，它主要用于排除其他失败的原因，并帮助评估假体是否出现松动。其他可采用的影像学检查方法包括关节造影和瘘管造影。CT 和 MRI 在区分感染性和非感染性失败方面并不能提供更多的帮助（见 14 章[1]）。

　　骨扫描：目前有许多核医学方面的研究用于诊断潜在的 PJI（详见第 14 章），包括骨扫描或骨髓扫描、氟代脱氧葡萄糖（FDG）-PET、镓成像、白细胞示踪成像，特别是后者与骨扫描（或骨髓扫描）结合起来。目前它们的应用价值还没有完全确定（第 14 章[1]）。它们可用于缩小需进一步行诊断性研究患者的范围。

在所有病例中，没有因无菌性原因而出现明显症状的患者，因此十分有必要通过关节穿刺来获得假性滑液进行分析。抽取的标本进行培养（第 17、18 章），如果穿刺液足够多，还可以进行细胞学分析（第 15 章），特别是在一些低毒力感染的病例中，还可以采用分子方法（第 19 章）。对于没有明显感染症状的患者，进行穿刺前两周禁止应用抗生素方面达成了普遍共识[1]。由于穿刺的敏感性大约为 70％（第 14、17、18 章），因此可以对一些临床表现或骨扫描、实验室检查高度怀疑 PJI 的患者进行反复穿刺。

PJI 评估的主要目的就是发现致病菌及其敏感抗生素，进而指导下一步的治疗。如果高度怀疑 PJI，但是不能培养出致病菌，那么应进行更积极的治疗，可以进行二期置换，并进行足够长时间的旷置。

23.2.1 PJI 患者治疗方式的选择

对于 PJI 患者，可以根据相似的评估结果和治疗需要进行分类。通过前几章的知识，可以制订出治疗方式的选择流程（图 23-7）。

23.2.1.1 致病菌

在治疗方式的选择中最重要的因素就是病原体及其对抗生素的易感性。如果不能明确识别出病原体，那么只能进行二期置换，因为致病菌可能对任何抗生素都不敏感。在这些病例中，避免使用垫片也是合理的，因为骨水泥塑性的垫片中的抗生素可能对致病菌并不敏感，反而会作为异物留在体内。对于那些不能识别出的病原体，要考虑

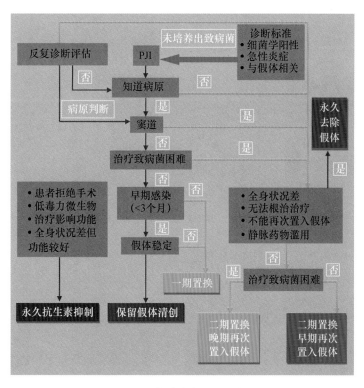

图 23-7 患者治疗方法的选择流程

到真菌或其他不常见病原体的可能性，例如营养缺陷菌属或颗粒链菌属或多样易感性的混合菌。

通常情况下，由利福平耐药的葡萄球菌或喹诺酮耐药的革兰氏阴性菌引起的 PJI 最好采用二期置换。此外，如果发现病原体属于以下很难治疗的病菌类型，也只能进行二期置换，包括 MRSA、VRE、真菌、酵母菌、颗粒链菌、营养缺陷菌和小菌落变异体。如果细菌引起的 PJI 对于表 23-1 建议的抗生素用法不敏感，那么最好避免清创、保留假体和一期置换，应去咨询假体相关骨感染方面的专家。对于这些类型病原体引起的 PJI 的治疗成功率的临床数据，不是不存在就是存在争议（采用除二期置换外的其他方法）（详见第 20 章）。

表 23-1 PJI 全身治疗的抗生素选择[22,24]

病原体	抗生素	剂量及用法	备选抗生素	剂量及用法
葡萄球菌（金黄色葡萄球菌和凝固酶阴性葡萄球菌）——盘尼西林敏感	苄青霉素 ＋利福平 使用 2 周，然后 环丙沙星 ＋利福平	4×5MU i. v. 2×450mg p. o. 2×750mg p. o. 2×450mg p. o.	头孢唑啉 ＋利福平 阿莫西林 ＋利福平	3×2g i. v. 2×450mg p. o. 3×750mg p. o. 2×450mg p. o.
葡萄球菌（金黄色葡萄球菌和凝固酶阴性葡萄球菌）——甲氧西林敏感	氟氯西林 ＋利福平 使用 2 周，然后 环丙沙星 ＋利福平	4×2g i. v. 2×450mg p. o. 2×750mg p. o. 2×450mg p. o.	头孢唑啉 ＋利福平 阿莫西林＋克拉维酸 ＋利福平	3×2g i. v. 2×450mg p. o. 2×1g p. o. 2×450mg p. o.
葡萄球菌（金黄色葡萄球菌和凝固酶阴性葡萄球菌）——甲氧西林耐药	万古霉素 ＋利福平 使用 4～6 周	2×1g i. v. 2×450mg p. o.	替考拉宁 ＋利福平 复方新诺明 或夫西地酸 二甲胺四环素 和环丙沙星 ＋利福平	1×400mg i. v.，i. m. 2×450mg p. o. 3×1 DStab p. o. 3×500mg p. o. 2×100mg p. o. 2×750mg p. o. 2×450mg p. o.
链球菌属	苄青霉素 使用 4 周 阿莫西林 ＋利福平	4×5MU i. v. 3×750mg p. o. 2×450mg p. o.	头孢曲松 克林霉素	1×2g i. v. 3×600mg p. o.
肠球菌属——盘尼西林敏感	苄青霉素 ＋庆大霉素 使用 4 周，然后 阿莫西林	4×5MU i. v. 2×120mg i. v. 3×750mg p. o.	万古霉素 ＋庆大霉素 阿莫西林	2×1g i. v. 2×120mg i. v. 3×750mg p. o.
厌氧菌	克林霉素 使用 2～4 周，然后 克林霉素	3×600mg i. v. 3×600mg p. o.	甲硝唑	4×500mg p. o.

续表

病原体	抗生素	剂量及用法	备选抗生素	剂量及用法
肠杆菌——环丙沙星敏感	环丙沙星 使用 1 周， 环丙沙星	2×400mg i. v. 2×750mg p. o.	头孢曲松	1×2g i. v.
铜绿假单胞菌	头孢他啶 ＋庆大霉素 使用 2～4 周，然后 环丙沙星	3×2g i. v. 1×240mg i. v. 2×750mg p. o.	亚胺培南/西司他丁 ＋庆大霉素	4×500mg i. v. 1×240mg i. v.
混合感染（无耐甲氧西林的葡萄球菌感染）	亚胺培南/西司他丁 哌拉西林/他唑巴坦 使用 2～4 周后个体化治疗	4×500mg i. v. 3×4.5g i. v.	美罗培南 阿莫西林/克拉维酸	3×1g 3×1.2g

治疗周期：THR、TSR 为 3 个月，TKR、TAR 为 6 个月；

对于 70 岁以上患者，利福平剂量应减少到 300＋300mg/d；

应根据肾功能、血细胞计数和血肌酐情况调整药物用量；

耐甲氧西林的金黄色葡萄球菌感染不应使用氟喹诺酮类药物治疗；

1 片复方新诺明含有 160mg 甲氧苄啶和 800mg 磺胺甲噁唑；

应监测万古霉素浓度以达到 15～20μg/ml 的目标；

在某些特殊情况下对于肠球菌和耐甲氧西林的葡萄球菌感染，daptomincin 可用到 8～12mg/kg；

对于革兰氏阳性厌氧菌感染可采用青霉素 G 或头孢曲松，甲硝唑可用于革兰氏阴性菌，而口服利福平 2×450mg 可用于治疗痤疮丙酸杆菌；

MU：百万单位，p. o.：口服，i. v.：静脉注射，i. m.：肌内注射

23.2.1.2　症状持续时间

在决定治疗方式时，另一项重要因素就是症状持续时间。对于 1 个月以内的急性 PJI，如果能够识别出病原体且对抗生素敏感，那么是否保留假体的清创或进行一期置换取决于软组织的情况。有证据显示这一时期延长到 3 个月也是安全的[21]。

然而对于低毒力感染，很难清楚地确定症状持续时间。

23.2.1.3　软组织情况

在手术时很难客观地对软组织情况进行分级或对炎症情况分度。最简单的方法就是凡是开放性窦道，均认为是清创、保留假体或一期置换的手术禁忌证，因为其软组织情况太差。对于伴有内窦道的患者，其为手术禁忌的原因则有所不同。如果手术医生能够去除全部炎性关节囊，那么软组织情况也许可以耐受清创、保留假体或一期置换。但是如果窦道通过髋臼顶部延伸到盆腔，那么则很难去除全部病变软组织，相似的情况也可能出现在膝关节后方腘窝区域，此时软组织情况则不适宜保留假体或一期置换。因此当手术中去除了炎性软组织，而保留了有活力的肌肉和肌腱时，最好进行二期置换，否则可能造成功能严重受损。

23.2.1.4　假体稳定性

假体的稳定性评估可进行两次。在术前我们根据 X 线和关节造影的结果进行判断。部分研究也有采用 CT 扫描进行评估的（第 14 章）。

在影像学图像上，我们观察假体是否出现移位、倾斜或下沉，以及假体周围是否

出现透亮线。

在髋关节置换术后，在 X 线上当 DeLee 和 Charnley 全部三个分区中透亮线均大于 1mm，同时臼杯移位超过 3mm 或臼杯倾斜大于 5°时，认为是髋臼松动。如 Engh[8] 描述的那样股骨假体出现了连续的位置改变则认为是股骨假体松动（如下沉超过 2mm、内倾或外倾）。膨胀性溶骨不一定代表假体松动，但是其长期的稳定性可能会受到影响。

尽管满足了下面所述的所有保留假体的标准，对于明显的溶骨（可能在晚期出血性感染中遇到）仍应考虑更换假体，以避免出现因机械性松动引起的早期再翻修。

在术中可对假体稳定性进行最终评估。应手动检测假体稳定性，并尝试在锤子的帮助下移除假体。如果不能改变假体位置，那么在满足其他条件的情况下，可以认为假体足够稳定可以保留。

23.2.2　清创和保留假体

入选标准：
- 早期感染或晚期感染（症状持续时间为 1～3 个月）；
- 明确的病原体；对抗生素敏感（见表 23-1）（如葡萄球菌对利福平敏感，革兰氏阴性菌对喹诺酮类敏感）；
- 软组织状况良好（无瘘口或窦道）；
- 假体稳定（X 线显示且术中手动测试）；
- 无严重、持久的免疫抑制（相对禁忌证）。

23.2.3　一期置换

入选标准
- 症状持续时间不限；
- 明确病原体：葡萄球菌对利福平敏感，革兰氏阴性菌对喹诺酮类敏感；
- 软组织状况良好（无瘘口或窦道）；
- 无严重、持久的免疫抑制（相对禁忌证）。

23.2.4　二期置换

所有不满足保留假体的清创、一期置换或永久去除关节假体条件的患者最好都采用二期置换治疗。

入选标准
- 不适合进行清创或一期置换和永久去除关节假体的患者。

23.2.5　二期置换：早期假体再植

对于一部分免疫功能较正常的患者适用早期假体再植（一种早期的二期置换）。这些患者由于出现瘘管或未明确病原体，因此不适用一期置换；但是它们是低毒力感染，或病原体对抗生素敏感。关节假体再植可以在同一次住院期间完成（在 2～4 周内），甚至皮肤一愈合就可进行。该方案早期疗效较好，但长期结果还有待进一步评估。

23.2.6 永久去除关节假体

绝对和相对入选标准
- 患者不适宜清创或一期置换；
- 患者伴有严重的痴呆；
- 长期卧床患者（与 PJI 无关）；
- 毒品成瘾患者；
- 全身状况较差（ASA 4）；
- 移除异物十分困难（如骨盆内螺钉、骨水泥）；
- 患者拒绝再次植入假体；
- 严重、持久的免疫抑制；
- 很难治疗的病原体；
- 假体再植多次失败。

23.2.7 关节融合

关节融合的适应证与一期或二期关节置换相同。唯一的不同就是器质性融合代替了关节置换。如解剖情况不允许进行功能性假体重建（如伸膝功能障碍）。对于一些 PJI 患者（如全踝关节置换感染），关节融合的效果优于关节翻修。

23.2.8 截肢

绝对和相对入选标准
- 有生命危险的 PJI 患者，去除关节假体及抗生素治疗无效；
- 二期关节置换反复失败，伴有明显下肢功能减退及开放性伤口。

23.2.9 永久性抗生素治疗

入选标准
- 患者拒绝进一步的手术治疗；
- 低毒力感染；
- 受感染关节假体功能良好，翻修后功能可能降低；
- 翻修技术难度较大；
- 长期抗生素耐受。

23.3 手术治疗

在 PJI 患者的所有治疗选择中（除抗生素治疗外），手术翻修都是必需的一步。在术中需进行广泛的清创，去除所有坏死的骨与软组织。保留的坏死异体材料是无血供的，如果不完全去除，则可能作为病原体生长的媒介，导致关节再次感染。对于无血供的坏死组织，由于药物只能通过周围有血供的组织渗透过来，因此其抗生素浓度非常低。在完全清创后，使用大量生理盐水（5L）冲洗，大部分细菌被清除，在后期抗生素治疗时出现耐药菌的可能性大幅降低（图 23-8）。

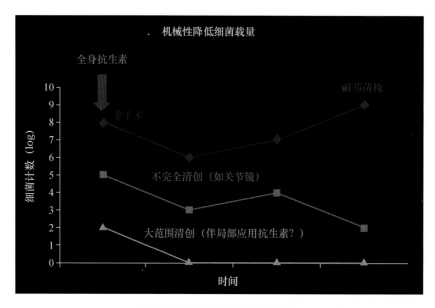

图 23-8 机械性降低细菌载量

23.3.1 手术技术

根据涉及的关节不同，建议选择一种可以延长的手术入路（图 23-9 至图 23-11）。对于关节翻修术，无论是无菌性还是有菌性失败，术中经常会有意外发现，因此受限制的手术入路是不适宜的。手术时首先要切除以前的手术瘢痕（如果有瘘管也要切开），其次清除受感染的皮下组织。然后切开假性关节囊，此时切除越多对于后续进入关节腔越有帮助。穿刺吸取关节囊内的液体，进行细胞学、微生物学检查和革兰氏染色。在打开关节囊后，使用生理盐水冲洗，检查有无术前关节造影未发现的窦道和囊肿。去除关节囊及所有囊肿（图 23-12）。在此阶段，取 3～6 个活检组织进行微生物检查，另取一活检组织行组织病理学检查。最好的标本是假体表面覆盖的假膜。如果肌肉、肌腱和主要的血管、神经发生炎性反应，但是似乎尚有活力，最好清理它们的表面，而保留重要的结构。这些结构对于术后重新建立功能是至关重要的。

同受炎症影响的骨一样，所有死骨均需移除。除非该骨为一些主要的肌肉复合体的止点，如胫骨结节、大转子等。保留肌肉的骨连接对于术后功能恢复是十分重要的。

若保留假体的所有标准都满足，但是关节出现了脱位，那么所有置换的部分都需要移除并进行超声处理。必要时还要对假体后方的关节腔部分进行检查和清理。当

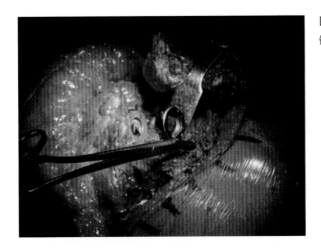

图 23-9　膝关节翻修术延伸的入路。铰链膝关节置换术翻修

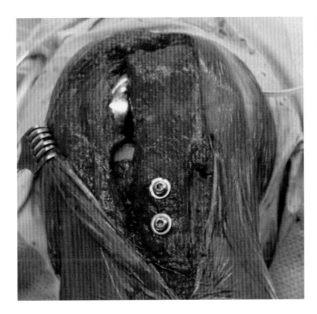

图 23-10　胫骨结节截骨的入路（kovač 赠图）

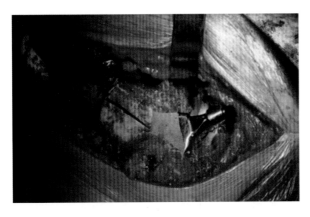

图 23-11　髋关节翻修再次植入假体。采用经股骨入路移除原有的股骨假体

图 23-12　由于膝关节 PJI 引起严重的组织破坏。胫骨假体仍在原位

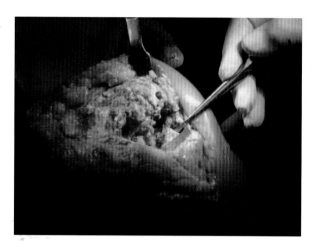

进行一期和二期置换时，假体同螺钉、钢针、钢钉和骨水泥等都需要取出。应尽最大可能清楚关节近端所有外源性材料碎片。如何取出稳定的关节假体超出了本书的范围。该技术除了需要翻修经验外，还需要大量必需的翻修工具，包括不同形状和厚度的骨凿。取出的假体放入特定的盒子中进行超声处理。在进行大量的生理盐水冲洗后，对骨进行修整以再次植入假体、放入垫片或按照术前讨论的手术方式进行下一步处理（图 23-13）。逐层关闭切口，在原位留置引流管。我们通常夹闭引流管 3h，然后每 4h（夜间除外）打开一次引流管，放出引流液 50ml，直到引流液稳定。根据引流情况，引流管最长可留置 7 天。

在术前应考虑是否会请整形医生帮助关闭切口。

在围术期预防性应用抗生素后，如果知道病原体，应根据其抗生素敏感性使用规定的药物；如果不能确定病原体，则应采用广谱 β-内酰胺类抗生素结合氨基糖苷类抗生素，直到明确培养出病原菌。其他抗生素可能经验性地用于一些特定的局部微生物环境。

在 PJI 手术中最具有挑战的就是长期 Girdlestone 髋伴有 5cm 或以上的缩短时再次进行髋关节置换放入假体。由于软组织的挛缩使得手术看起来似乎十分困难，几乎不

图 23-13　清除软组织和骨，为全膝关节一期再植做准备

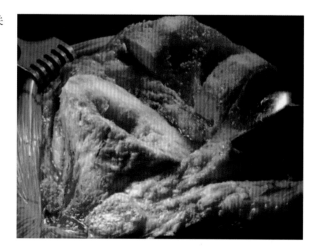

可能恢复肢体的长度。在这种情况下，我们提出了一种新的技术。首先要去除髋关节前方的所有纤维组织；其次修整髋臼区域的骨骼，植入锁定器；然后根据骨缺损的程度选择手术技术，锁定器重建。当锁定器牢固固定在髋臼腔时，暴露股骨近端，按照术前计划进行准备，然后使用最大号的锉留置在股骨内，同时采用小号股骨头并复位。如果上述准备工作都已完成，使用更大一号的锉进行打磨，直到使用小号头几乎不能复位。使用股骨假体模具在原位轻柔地活动 5min，包括屈、伸、内旋、外旋，然后将小号头换为中号头，重复上述操作，直到换成最大号的头。如果下肢的长度还没有完全矫正，那么使用再大一号的锉，重复上述步骤。通常第一次复位时就可以延长下肢长度达 2cm。

23.4　全身抗生素治疗

用于治疗 PJI 的抗生素必须在骨中的浓度较高，且能对抗黏附的细菌。骨内药物浓度取决于骨的血供、抗微生物药物的化学特征、脂溶性以及 pH 值。

在完成清创后，就应立刻进行抗生素治疗，抗生素的敏感性和剂量可参考表 23-1。对于术前无法明确病原体的患者，应根据局部细菌易感类型给予经验性抗生素治疗。广谱 β-内酰胺类药物结合氨基糖苷类抗生素（如阿莫西林/克拉维酸）可用于发生率较低的 MRSA 感染。

当保留假体的清创或一期置换术后，给予抗生物膜抗生素治疗（表 23-1），如利福平。对于二期置换、永久性去除假体，给予抗骨髓炎抗生素治疗，周期为 6 周或 12 周，分别针对急性（<3 月）或慢性（>3 月）PJI（图 23-14）。对于骨髓炎，利福平

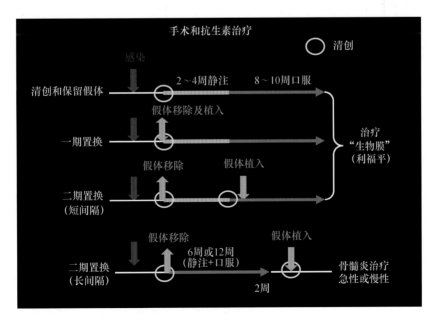

图 23-14　手术干预和抗生素治疗的时间安排

治疗无效。

关于金黄色葡萄球菌引起的 PJI 的抗生素治疗，相关研究很多，包括许多体内及体外研究[25]。利福平是治疗药物之一[20]，但是它不能单独应用，因为它会很快出现耐药性。对于早期肠外应用的抗生素，β-内酰胺类抗生素（如氯唑西林、萘夫西林或头孢唑啉）适用于甲氧西林敏感菌，而万古霉素或利奈唑胺[17]适用于耐甲氧西林的金黄色葡萄球菌感染。利奈唑胺可有效对抗革兰氏阳性球菌，包括耐甲氧西林的金黄色葡萄球菌（MRSA）和耐万古霉素的肠球菌（VRE）。但是抗生素的使用因其毒性受到了阻碍，包括中枢和外周神经毒性及骨髓抑制。达托霉素（Cubicin®）有可能成为治疗MRSA 和 VRE 的药物，特别是与氨基糖苷类和利福平合用时[4,9]。

初期静脉注射氯唑西林（β-内酰胺类）应持续 2 周，静脉注射万古霉素应持续 4周。静脉注射治疗可以快速杀灭浮游的细菌（清创和冲洗后残留伤口内）。由于具有很好的生物膜穿透能力，且与 β-内酰胺类有很好的协同作用，因此常加入氨基糖苷类抗生素[5]。利福平对于黏附细菌和在动物模型及人体内缓慢生长的葡萄球菌有较强的效力[2,21,25]，因此只要伤口干燥就应加入利福平进行治疗。为了防止出现耐药菌株，不能单独应用利福平。经过最初的肠外抗生素治疗后，感染得到控制（通过联系测定 CRP得到证实），此后可采用口服抗生素治疗。最佳选择是利福平合用喹诺酮类药物（环丙沙星或左氧氟沙星）。与其他药物相比，环丙沙星的活性在通过生物膜前后不会发生改变[16]。根据细菌的敏感性，利福平还可以结合夫西地酸[6]、二甲胺四环素[11,18]或磺胺甲基异噁唑[19]一起使用。对于二期置换或永久去除假体的慢性骨髓炎治疗，其抗微生物治疗时间长达 3 个月，但是对于膝关节置换术和踝关节置换术，则建议口服治疗达到 6 个月。

对于凝固酶阴性的葡萄球菌，其抗生素使用方法与金黄色葡萄球菌相同。

链球菌引起的 PJI 最好采用青霉素 G 治疗，也可采用氨苄西林、阿莫西林或头孢曲松[13,24]治疗 4 周，其后采用口服阿莫西林 2 个月（膝关节或踝关节置换为 6 个月）。

肠球菌引起的 PJI 通常采用青霉素 G 结合氨基糖苷类（如果细菌对其敏感）治疗2~4 周，随后继续口服阿莫西林直到第 3 个月末（膝关节或踝关节置换为 6 个月）。

肠杆菌：目前尚无大量关于革兰氏阴性菌引起的 PJI 的临床结果的报告。根据骨渗透性、药物释放及敏感性研究，可采用喹诺酮类治疗 3 个月（膝关节或踝关节置换为 6个月）。

铜绿假单胞菌引起的 PJI 初期可采用头孢他啶结合氨基糖苷类治疗 2~4 周，然后继续口服环丙沙星直到第 3 个月末（膝关节或踝关节置换为 6 个月）。这种治疗方法在临床上取得了成功[3]。

厌氧菌引起的 PJI 初期采用静脉青霉素 G 或克林霉素治疗 2~4 周，然后继续口服克林霉素，与用于治疗其他病原体时间相同。对于痤疮丙酸杆菌在初期还要加用利福平。

对于混合细菌感染（不包括 MRSA 或 MRCNS）最好不要进行保留假体的清创或一期置换。当出现混合感染时，最初静注的抗微生物药物包括亚胺培南或哌拉西林/他唑巴坦，随后根据抗生素敏感性使用口服药物。

参考文献

1. AAOS (American academy of orthopedic surgeons). The diagnosis of periprosthetic joint infections in the hip or knee. Guideline and evidence report. 1st ed. Rosemont: AAOS; 2010. http://www.aaos.org/research/guidelines/guide.asp.

2. Berdal JE, Skramm I, Mowinckel P, Gulbrandsen P, Bjornholt JV. Use of rifampicin and ciprofloxacin combination therapy after surgical debridement in the treatment of early manifestation prosthetic joint infections. Clin Microbiol Infect. 2005;11:834–55.

3. Brouqui P, Rousseau MC, Stain A, Drancourt M, Raoult D. Treatment of *Pseudomonas aeruginosa*-infected orthopedic prostheses with ceftazidime-ciprofloxacin antibiotic combination. Antimicrob Agents Chemother. 1995;39:2423–5.

4. Carpenter CE, Chambers HF. Daptomycin: another novel agent for treating infections due to drug-resistant gram-positive pathogens. Clin Infect Dis. 2004;38:994–1000.

5. Ceri H, Olson ME, Stremick C. The Calgary biofilm device: new technology for rapid determination of antibiotic susceptibility of bacterial biofilms. J Clin Microbiol. 1999;37:1771–6.

6. Drancourt M, Stein A, Argenson JN, Roiron R, Groulier P, Raoult D. Oral treatment of *Staphylococcus spp.* infected orthopaedic implants with fusidic acid or ofloxacin in combination with rifampicin. J Antimicrob Chemother. 1997;39:235–40.

7. Dupont JA. Significance of operative cultures in total hip arthroplasty. Clin Orthop. 1986;211:122–7.

8. Engh CA, Massin P, Suthers KE. Roentgenographic assessment of the biologic fixation of porous-surfaced femoral components. Clin Orthop. 1990;257:107–28.

9. Furustrand Tafin U, Majic I, Zalila Belkhodja C, Betrisey B, Corvec S, Zimmerli W, Trampuz A. Gentamicin improves the activities of daptomycin and vancomycin against *Enterococcus faecalis* in vitro and in an experimental foreign-body infection model. Antimicrob Agents Chemother. 2011;55:4821–7.

10. Hallab N, Merritt K, Jacobs JJ. Metal sensitivity in patients with orthopedic implants. J Bone Joint Surg Am. 2001;83-a:428–36.

11. Isiklar ZU, Darouiche RO, Landon GC, Beck T. Efficacy of antibiotics alone for orthopaedic device related infections. Clin Orthop. 1996;332:184–9.

12. Kovac S, Trebše R, Milošev I, Pavlov i V, Pišot V. Long-term survival of the straight titanium stem. J Bone Joint Surg Br. 2006;88-B:1567–73.

13. Meehan AM, Osmon DR, Duffy CT, Hanssen AD, Keating MR. Outcome of penicillin-susceptible streptococcal prosthetic joint infection treated with debridement and retention of the prosthesis. Clin Infect Dis. 2003;36:845–9.

14. Milosev I, Trebše R, Kovač S. Materials development and latest results of various bearings. In: Aoi T, Toshida A, editors. Hip replacements, approaches, complications and effectiveness. New York: Nova Science Publishers Inc; 2009.

15. Moojen DJ, van Hellemondt G, Vogely HC, Burger BJ, Walenkamp GH, Tulp NJ, Schreurs BW, de Meulemeester FR, Schot CS, van de Pol I, Fujishiro T, Schouls LM, Bauer TW, Dhert WJ. Incidence of low-grade infection in aseptic loosening of total hip arthroplasty. Acta Orthop. 2010;81:667–73.

16. Ramage G, Tunney MM, Patrick S, Gorman SP, Nixon JR. Formation of *Propionibacterium acnes* biofilms on orthopaedic biomaterials and their susceptibility to antimicrobials. Biomaterials. 2003;24:3221–7.

17. Razonable RR, Osmon DR, Steckelberg JM. Linezolid therapy for orthopedic infections. Mayo Clin Proc. 2004;79:1137–44.

18. Segreti J, Nelson JA, Trenholme GM. Prolonged suppressive antibiotic therapy for infected orthopedic implants. Clin Infect Dis. 1998;27:711–3.

19. Trampuz A, Zimmerli W. Prosthetic joint infections: update in diagnosis and treatment. Swiss Med Wkly. 2005;135:243–51.
20. Trampuz A, Zimmerli W. Antimicrobial agents in orthopedic surgery. Drugs. 2006;66:1089–105.
21. Trebše R, Pisot V, Trampuz A. Treatment of infected, retained implants. J Bone Joint Surg Br. 2005;87-B:249–56.
22. Trebše R. Treatment of orthopedic device related infection with device retention and defined antibiotic therapy. Thesis. University of Ljubljana, Ljubljana. 2010.
23. Tsukajama DT, Estrada R, Gustilo RB. Infections after total hip arthroplasty: a study of the treatment of one hundred and six infections. J Bone Joint Surg Am. 1996;78:512–23.
24. Zimmerli W, Trampuž A, Ochsner P. Prosthetic joint infections. N Engl J Med. 2004;351:1645–54.
25. Zimmerli W, Widmer AF, Blatter M, Frei R, Ochsner PE. Role of rifampin for treatment of orthopedic implant-related staphylococcal infections: a randomized controlled trial. Foreign-Body Infection (FBI) Study Group. JAMA. 1998;279:1537–41.

24

感染假体翻修中的移植骨及移植骨替代物

Bone Grafts and Bone Graft Substitutes in Infected Arthroplasty

Martin Clauss 和 Thomas Ilchmann

（刘　强　译　周之伟　校）

摘　要　假体周围感染常伴发不同程度的骨质丢失。目前，填补假体周围感染所致的骨缺损有多种手术方法及材料。本章将概括植骨术及移植骨替代物的一期或二期手术的指征、患者的临床获益以及其弊端。同时将探讨针对感染翻修及非感染翻修手术中骨缺损治疗方面的区别。

关键词　移植骨·移植骨替代物·翻修手术·感染

24.1　引　言

在矫形及创伤手术中，移植骨以填补骨缺损日渐增多[18]。自体移植，常从髂嵴取自体骨或新鲜松质骨作为新鲜移植骨应用于此类手术中[12]，但由于骨量有限，这种方法很少应用于关节置换手术中。而将初次髋关节置换术中采自股骨头的异体松质骨储存于骨库中，即所谓的新鲜冰冻移植骨，则可以应用于关节置换手术[16,27]。在人工关节置换术中，既可作为结构性植骨[20,22,24]，也可颗粒化后作为压缩植骨应用[3,5,23]。也可能两者联合应用，如有必要，还需加用加强环来实现两者的联合应用[34]。

另一种填补骨缺损的方法是使用经过处理的松质骨移植物（取自人或者牛），或使用 β-磷酸三钙（β-TCP）和羟基磷灰石（HA）等人工骨移植物[3,6]。一些研究者也对混合使用新鲜冰冻人骨和人工骨移植物进行了研究[5,17]。添加了抗生素的移植骨替代物[8]，如聚甲基丙烯酸甲酯（PMMA），则是第 3 种应用于翻修手术的骨重建的方法。后两种方法的本质区别在于骨移植物中含有宿主骨，并且全部（新鲜冰冻松质骨、经过处理的松质骨或 β 磷酸三钙）或部分（羟基磷灰石）被替代，同时移植骨替代物不会生物降解，因此，能够持久保留在宿主骨中。

大多数人工关节置换术后感染是由葡萄球菌所致（70%～90%）[15,24-25]，这类细菌常常附着在假体表面生长并形成生物膜[11,24]。目前认为，细菌生物膜的形成是治疗假体周围感染及骨科术后感染的最大挑战[18,37]。外源性物质上形成生物膜的感染相比游离形态细菌的感染更加难以治疗。生物膜内细菌对于抗生素的敏感性较游离状态的细菌低 1000 倍[4,35-36,38-39]。因此，去除生物膜常常只能通过彻底移除假体及长期抗菌治疗来实现[13,18]。

对于人工关节感染的病例，在本书中详细介绍了若干治疗方面的概念。简而言之，治疗选择要么为一期人工关节置换，要么为二期人工关节置换。这两个概念在治疗假体相关感染方面的成功率均为 90%[1,8,14,19,33,39]。此外，在特定指征的情况下，假体保留的清创术同样显示出良好的临床效果[7,26,37,39]。其他的治疗选择则有终身抗身素抑制或 Girdlestone 手术[37]。以上两种治疗方法本章将不进行讨论。

二期置换（Ⅰ）与一期置换或保留假体的清创术（Ⅱ）的本质区别在于，去除植入物情况下治疗骨髓炎（Ⅰ）和保留假体情况下治疗骨髓炎（Ⅱ）之间的区别。因此，两种情况下骨移植物和移植骨替代物对于手术的影响将分别进行讨论。目前尚无任何关于保留假体情况下将以上两种方法联合应用骨移植物和移植骨替代物的随机对照临床试验数据，因此，本章仅给出对现有文献的综述。

24.2 二期置换

二期置换中骨移植物和移植骨替代物的应用，需要分两个独立过程进行分析：①去除感染假体并处理死腔，②再次植入假体。

二期置换的第一步通常是彻底取出植入物，包括骨水泥移植物（替代物）和软组织清创术，并植入由加入抗生素的聚甲基丙烯酸甲酯旷置物。此类旷置物可以是成品，也可以是根据个体化抗生素剂量人工制作的。抗生素聚甲基丙烯酸甲酯的效果已经在骨髓炎治疗中得到了充分证实[29-30]。制作这种所谓的"珠链袋"是为了在二期置换的第一阶段填充空腔[31]。虽然这样可以增加移植骨替代物的表面积，但关节将无法负重。因此，这种方法可应用于不需要负重的关节，如肩关节或肘关节的关节置换术中。我们只找到一篇关于全髋关节置换术后二期翻修术中使用"珠链袋"及压缩植骨但未应用静脉抗生素的报道[2]。根据作者报道，其治疗感染的成功率达到 86%，但同时也指出了该研究的诸多不足。

另一种填补假体取出后空腔的方法是使用目前应用于骨髓炎治疗中的抗生素胶原网[31]或抗生素硫酸钙[28]。同时，有其他的合成材料正在进行体内或体外实验，但尚缺乏临床数据。

"珠链袋"的概念及应用效果已经在慢性骨髓炎的治疗中得到充分验证，但尚未看到除聚甲基丙烯酸甲酯之外的其他材料应用于假体感染的治疗中。

到重新植入假体（第二步）时，预计感染已被治愈，因此，局部抗生素的使用并非必需。移植骨和移植骨替代物的使用取决于是否需要重建骨缺损，和（或）是否需要构建能够锚定假体的骨床[3,5,20,22-23,40]。新鲜的、新鲜冰冻的及人工移植骨和移植骨替代物进行混合或者覆盖抗生素膜后使用。Buttaro 等[9]报道了一期进行精细清创术联合静脉抗生素后，二期进行万古霉素多孔骨移植物植入和压缩植骨，能够很好地控制感染。笔者未找到支持此类治疗方法的成功率的临床数据。

24.3　一期置换和保留假体的清创术

彻底的清创是治疗植入物感染的先决条件。假体置换（一期）或保留假体都有相应的前提条件。无论是一期置换还是保留假体，感染的手术部位无法单单通过清创来达到彻底消毒。清创术可以消除大部分的微生物负载量，但是即便是最仔细的清洁方法也无法防止细菌集落残留于方寸的清创部位。因此，全身或局部应用抗生素是必需的。Buchholz 等首次证明一期翻修术联合使用抗生素聚甲基丙烯酸甲酯可以取得理想效果[8]。尽管有着明确的临床效果和成本优势，但是使用抗生素骨水泥的一期翻修术尚未得到广泛应用[32]。

与加入的抗生素总量相比，从聚甲基丙烯酸甲酯中释放的抗生素量相对较低，因而可能存在其他的承载材料在抗生素局部释放方面优于聚甲基丙烯酸甲酯。但是，除释放抗生素之外，聚甲基丙烯酸甲酯于一期翻修中在其他方面的作用更加重要，即固定假体。因此，其他潜在的载体材料也必须能够固定新植入假体。据笔者通过临床或者实验室数据所知，除加入抗生素的松质骨材料之外，并无其他材料可替代聚甲基丙烯酸甲酯的功能。

Winkler 等开发了一种向异体移植骨中灌注高浓度抗生素的方法，并将其用于压缩植骨。作者实施了 37 例全髋关节置换术后感染的一期翻修手术[33]，其治愈率达到92％。他们还发现加入移植骨的效果与未浸入抗生素的移植物的效果相当。

尚未发现在单独的保留假体的清创术中额外使用移植骨或移植骨替代物作为局部抗生素载体的临床证据。局部高浓度抗生素也可能获得潜在临床效果。未来也可能出现一种由松散材料所释放并渗透进入承重面的第三种颗粒，以体现这一优势。

24.4　前景和展望

目前材料科学领域已经开发出多种抗感染性能优于聚甲基丙烯酸甲酯的材料[10]。新的合成材料的通病是无法在没有额外加固的情况下承受植入假体的承重[21]。

我们的观点是，至少在新材料被证明具有同等机械性能之前，进行关节置换术后感染的翻修手术的关节外科医生应该采用已被证明有效的抗生素聚甲基丙烯酸甲酯或松质骨片（有/无抗生素）来进行压缩植骨。

参考文献

1. Achermann Y, Vogt M, et al. Characteristics and outcome of 27 elbow periprosthetic joint infection: results from a 14-year cohort study of 358 elbow prostheses. Clin Microbiol Infect. 2011;17(3):432–8.
2. Ammon P, Stockley I. Allograft bone in two-stage revision of the hip for infection. Is it safe? J Bone Joint Surg Br. 2004;86(7):962–5.

3. Aulakh TS, Jayasekera N, et al. Long-term clinical outcomes following the use of synthetic hydroxyapatite and bone graft in impaction in revision hip arthroplasty. Biomaterials. 2009; 30(9):1732–8.

4. Baldoni D, Haschke M, et al. Linezolid alone or combined with rifampin against methicillin-resistant *Staphylococcus aureus* in experimental foreign-body infection. Antimicrob Agents Chemother. 2009;53(3):1142–8.

5. Blom AW, Wylde V, et al. Impaction bone grafting of the acetabulum at hip revision using a mix of bone chips and a biphasic porous ceramic bone graft substitute. Acta Orthop. 2009;80(2):150–4.

6. Bohner M. Design of ceramic-based cements and putties for bone graft substitution. Eur Cell Mater. 2010;20:1–12.

7. Brandt CM, Sistrunk WW, et al. *Staphylococcus aureus* prosthetic joint infection treated with debridement and prosthesis retention. Clin Infect Dis. 1997;24(5):914–9.

8. Buchholz HW, Elson RA, et al. Antibiotic-loaded acrylic cement: current concepts. Clin Orthop Relat Res. 1984;190:96–108.

9. Buttaro MA, Pusso R, et al. Vancomycin-supplemented impacted bone allografts in infected hip arthroplasty. Two-stage revision results. J Bone Joint Surg Br. 2005;87(3):314–9.

10. Clauss M, Trampuz A, et al. Biofilm formation on bone grafts and bone graft substitutes: comparison of different materials by a standard in vitro test and microcalorimetry. Acta Biomater. 2010;6(9):3791–7.

11. Costerton JW, Montanaro L, et al. Biofilm in implant infections: its production and regulation. Int J Artif Organs. 2005;28(11):1062–8.

12. De Long Jr WG, Einhorn TA, et al. Bone grafts and bone graft substitutes in orthopaedic trauma surgery. A critical analysis. J Bone Joint Surg Am. 2007;89(3):649–58.

13. Ehrlich GD, Stoodley P, et al. Engineering approaches for the detection and control of orthopaedic biofilm infections. Clin Orthop Relat Res. 2005;437:59–66.

14. Giulieri SG, Graber P, et al. Management of infection associated with total hip arthroplasty according to a treatment algorithm. Infection. 2004;32(4):222–8.

15. Gristina AG. Biomaterial-centered infection: microbial adhesion versus tissue integration. Science. 1987;237(4822):1588.

16. Kappe T, Cakir B, et al. Infections after bone allograft surgery: a prospective study by a hospital bone bank using frozen femoral heads from living donors. Cell Tissue Bank. 2009; 11(3):253–9.

17. Karrholm J, Hourigan P, et al. Mixing bone graft with OP-1 does not improve cup or stem fixation in revision surgery of the hip: 5-year follow-up of 10 acetabular and 11 femoral study cases and 40 control cases. Acta Orthop. 2006;77(1):39–48.

18. Ketonis C, Barr S, et al. Bacterial colonization of bone allografts: establishment and effects of antibiotics. Clin Orthop Relat Res. 2010;468(8):2113–21.

19. Laffer RR, Graber P, et al. Outcome of prosthetic knee-associated infection: evaluation of 40 consecutive episodes at a single centre. Clin Microbiol Infect. 2006;12(5):433–9.

20. Lee PT, Clayton RA, et al. Structural allograft as an option for treating infected hip arthroplasty with massive bone loss. Clin Orthop Relat Res. 2011;469(4):1016–23.

21. Richards RG. Final Presidential Lecture at the 19th Annual meeting European Society of Biomaterials, Lausanne. 2009.

22. Ritter MA, Trancik TM. Lateral acetabular bone graft in total hip arthroplasty. A three- to eight-year follow-up study without internal fixation. Clin Orthop Relat Res. 1985;193:156–9.

23. Slooff TJ, Schimmel JW, et al. Cemented fixation with bone grafts. Orthop Clin North Am. 1993;24(4):667–77.

24. Trampuz A, Zimmerli W. Diagnosis and treatment of infections associated with fracture-fixation devices. Injury. 2006;37 Suppl 2:S59–66.

25. Trampuz A, Zimmerli W. Diagnosis and treatment of implant-associated septic arthritis and osteomyelitis. Curr Infect Dis Rep. 2008;10(5):394–403.

26. Trebse R, Pisot V, et al. Treatment of infected retained implants. J Bone Joint Surg Br. 2005; 87(2):249–56.

27. Van De Pol GJ, Sturm PDJ, et al. Microbiological cultures of allografts of the femoral head just before transplantation. J Bone Joint Surg Br. 2007;89(9):1225.

28. Wahl P, Livio F, et al. Systemic exposure to tobramycin after local antibiotic treatment with calcium sulphate as carrier material. Arch Orthop Trauma Surg. 2011;131(5): 657–62.

29. Walenkamp G. Small PMMA beads improve gentamicin release. Acta Orthop Scand. 1989; 60(6):668–9.

30. Walenkamp GH. Chronic osteomyelitis. Acta Orthop Scand. 1997;68(5):497–506.

31. Walenkamp GH. Self-mixed antibiotic bone cement: western countries learn from developing countries. Acta Orthop. 2009;80(5):505–7.

32. Winkler H. Rationale for one stage exchange of infected hip replacement using uncemented implants and antibiotic impregnated bone graft. Int J Med Sci. 2009;6(5): 247–52.

33. Winkler H, Stoiber A, et al. One stage uncemented revision of infected total hip replacement using cancellous allograft bone impregnated with antibiotics. J Bone Joint Surg Br. 2008; 90(12):1580–4.

34. Winter E, Piert M, et al. Allogeneic cancellous bone graft and a Burch-Schneider ring for acetabular reconstruction in revision hip arthroplasty. J Bone Joint Surg Am. 2001;83-A(6):862–7.

35. Zimmerli W, Frei R, et al. Microbiological tests to predict treatment outcome in experimental device-related infections due to *Staphylococcus aureus*. J Antimicrob Chemother. 1994;33(5): 959.

36. Zimmerli W, Lew PD, et al. Pathogenesis of foreign body infection. Evidence for a local granulocyte defect. J Clin Invest. 1984;73(4):1191–200.

37. Zimmerli W, Trampuz A, et al. Prosthetic-joint infections. N Engl J Med. 2004;351(16): 1645–54.

38. Zimmerli W, Waldvogel FA, et al. Pathogenesis of foreign body infection: description and characteristics of an animal model. J Infect Dis. 1982;146(4):487–97.

39. Zimmerli W, Widmer AF, et al. Role of rifampin for treatment of orthopedic implant-related staphylococcal infections: a randomized controlled trial. Foreign-Body Infection (FBI) Study Group. JAMA. 1998;279(19):1537–41.

40. Zofka P. Results of acetabular reconstruction with solid bone graft in primary and revision hip arthroplasty. Acta Chir Orthop Traumatol Cech. 2006;73(3):190–6.

附录

人工关节感染之抗生素治疗的误区

Pitfalls of Antimicrobial Therapy in Prosthetic Joint Infection

Nataša Faganeli

（董　雪　译　李晓未　校）

摘　要　本章将从药剂师的角度来阐述全关节置换感染的围术期和术后抗生素治疗的监控。提出选药、风险和监控的建议。

全关节置换感染的临床药物服务可分为如下几个部分：

- 在改变治疗方案时进行药物协调。
- 围术期药物管理。
- 药物治疗的监控。
- 确保住院患者和门诊患者在抗生素治疗中的依从性。

关键词　抗生素·副作用·预防·利福平

引　言

关节假体周围感染是由于生物膜上微生物滋长引起的，致使这种感染很难诊断和根除。治疗方法因人而异，但都包含抗生素治疗（见 23 章）。目前的推荐包括 2 周的肠外抗生素治疗，并继续口服抗生素满 3 个月（膝关节假体感染需应用 6 个月）[1-2]。大多数被选择用于治疗假体周围感染的抗生素药物，尤其是利福平–联合方案，发生副作用的概率很高。尤其对于老年患者更倾向于发生难以承受的药物副作用，而导致治疗失败。在这一人群中，由于肝肾功能的明显变化及年龄相关的全身并发症，副作用发生率高于年轻患者。另一个重要的因素是这些老人用药的种类数。

最佳用药剂量对有效抗菌治疗也很重要。需要大剂量以使得骨及周围组织达到足够的浓度[1]。考虑到抗生素治疗的时长，不良事件更有可能发生。

骨科医师常常低估药物–药物及药物–疾病之间的相互作用对那些抗微生物治疗效果不好的病例的影响。必须强调，大部分潜在的药物不良反应可以通过恰当的策略来避免，包括调药、药物治疗监测、保证患者依从性等。

骨科手术患者的多重用药

大多数行初次全关节置换手术的患者年龄大于 65 岁，其中一半超过 75 岁，据报道，行人工髋关节翻修手术的患者最常见的年龄组为 75～84 岁[3-5]。在这些老人中，随着年龄增长，合并内科疾病如心脏病、肺部疾病、代谢性疾病和糖尿病越来越多，为控制这些疾病而服用的药物也就增多，多重用药是普遍现象。合并恶性肿瘤或系统性自身免疫疾病如类风湿关节炎也会增加多重用药的情况[6]。在治疗全关节置换后感染的过程中，抗生素治疗往往是很积极的，这将与患者日常应用的药物出现意想不到的互相作用，而导致不良预后。多重用药的患者，尤其是老人面临的用药风险增加。

患者日常用药和新增加的抗生素治疗的相互作用可能造成两种相反的情况：抗生素效用降低而致治疗失败；或者日常用药效用下降而导致合并疾病进展。不仅如此，药物不良事件可能显著影响患者发病率和死亡率。

剂量配方的影响

目前的观点认为，由于生物膜的耐药模式，为达到治疗目标，长期大剂量抗生素治疗是必要的。一般来说，目前所推荐使用的抗生素尚未正式被批准应用于全关节置换术后感染，因此也尚未确定出在这些病例中的理想剂量配方。在多数情况下，用于治疗人工关节感染（PJI）的是所选抗生素（肠内或肠外）被批准治疗其他类似适应证时的最高标准剂量（见 23 章）。然而，研究结果表明，某些抗生素，尤其是利福平和复方新诺明，应用标准剂量治愈率很低[7-12]，而需要更高剂量。目前临床实践中应用的药物剂量配方或多或少来自于经验，而缺乏人类药代动力学和药效动力学研究支持。我们必须强调，理想剂量配方如所选药物的给药途径、给药剂量和给药间隔与药代动力学直接相关。有些药物代谢方式比较复杂，是非线性的代谢曲线，治疗窗狭窄，代谢酶基因多态性造成明显的个体内差异，即使微小的剂量改变也可能造成药效减低或丧失，或者发生副作用。在所有用于治疗全关节置换后感染的抗生素中，利福平的药代方式是最复杂的。

利福平已经成为治疗 PJI 葡萄球菌感染的基石，其用药剂量有很大的不一致性。据文献报道，所用的每日剂量范围在 300～1200mg，单次用药或分次用药[13-16]。另一方面，文献证据仅支持在与抗生素联合应用的方案中，450mg，每日两次的利福平可以获得较高的治愈率[17]。我们必须注意，用药剂量配方和治疗疗程会显著影响利福平的药代动力学。一系列的人类研究表明，每日应用超过 300～450mg 时，小肠壁排出药物系统达到饱和，而引起药物峰浓度和浓度-时间曲线下面积（AUC）的不成比例的升高。同样的日剂量，单次给药和分次给药会带来不同的此种效应。如果是单次高剂量给药可以导致血清药物浓度波动更明显[18-19]。值得担忧的是，在长期治疗过程中，由于会发生自身诱导代谢，利福平的生物利用度会从 93％降至 68％。利福平的自身诱导在用药 4 周左右达到最大水平[20-21]。作者认为，不同剂量配方将导致利福平血清药物浓度的波动，以致不能确保 24h 一直高于最小抑菌浓度（MIC）的治疗浓度。很有可能这种血清浓度的波动很大程度上依赖于利福平的自身诱导机制。为更好地了解剂量配方对治愈率的影响，还需要进一步的研究。在这一问题得到明确解决之前，作者赞同的是应用利福平，450mg，每日两次的剂量配方，在唯一的一篇已发表的临床随机对照试验中，已经证明联合应用抗生素治疗人工关节假体葡萄球菌感染时，该剂量配方有效。

注意

- 当超说明书应用剂量配方时，尤其是对于一些药代动力学特征比较复杂的药物，需要注意；这些对药物代谢的影响会造成不可预料的药效减低，而增加副作用的发生。

不良药物相互作用

在广义上来讲，当一种药物影响了另一种药物的药代动力学、药效学、功效或者毒性时，即发生药物相互作用。当药物联合的结果是我们不期望的作用时，即称为不良药物相互作用。

接受抗生素治疗的关节置换后感染的患者，尤其是老年患者，由于其合并症多，多重用药的情况很多见，发生不良药物相互作用风险高。当长期大量应用抗生素时，不良药物相互作用发生率将更高。问题在于临床上哪个更重要。当发生需要治疗的不良药物相互作用时，会影响患者的依从性，导致预后差。

根据报告的相互作用的量级，通过简单的计算，可以评估患者的潜在风险。根据风险的分级和给药的益处，来选择最适宜的处理方式[31]。

治疗 PJI 的常见抗生素的药物相互作用列入表 A-1[22-30]。需要注意的是 β-内酰胺类药物很少能引起有临床意义的药物-药物相互作用。

表格 A-1　用于 TJA 感染的抗生素中，有重要临床意义的药物相互作用

抗生素	药物	相互作用类型	措施
利福平	华法林	增加华法林代谢	改用低分子肝素（LMWH）
	达比加群	增加达比加群排出	改用 LMWH
	利伐沙班	增加利伐沙班排出及代谢	改用 LMWH
	氯吡格雷	增加氯吡格雷活性代谢产物	监测下治疗或改变治疗方案
	质子泵抑制剂	促进代谢（剂量依赖，泮托拉唑无增强代谢的临床征象）	改用泮托拉唑
	他莫西芬	增加他莫西芬代谢	改变治疗方案
	环孢素	增加环孢素代谢	改变治疗方案
	抗心律失常药[a]	增加抗心律失常药物代谢	改变治疗方案：对于胺碘酮，增加剂量，监测效果

抗生素	药物	相互作用类型	措施
	钙通道阻滞剂	增加代谢	改变治疗方案
	唑类抗真菌药[b]	减少唑类抗真菌药的浓度	避免合用，改变治疗方案
	来氟米特	增加来氟米特血清活性代谢产物浓度	监测下治疗或更改治疗方案
	苯二氮䓬类（氧化代谢）	增加代谢	监测下治疗，或更改治疗为劳拉西泮、奥沙西泮
	加强的沙奎那韦	显著肝细胞毒性	避免合用，改变治疗方案
	阿扎那韦	降低阿扎那韦的血清浓度	避免合用，改变治疗方案
	口服避孕药	降低避孕效果	换用其他避孕方法
	食物	显著减少吸收	仅空腹
环丙沙星	华法林	增强华法林抗凝效果	监测下治疗
	制酸剂	减少吸收	更正给药时间或改变治疗
	卡介苗	消灭治疗效果	避免合用
	地达诺新	减少血清浓度	系统应用环丙沙星或改变治疗
	替扎尼定	增加替扎尼定浓度	避免合用
	茶碱衍生物	减少茶碱衍生物的代谢	监测下治疗
	环孢素	增加环孢素的浓度	监测下治疗
	苯妥英钠	减少苯妥英钠的浓度	监测下治疗
米诺环素	维甲酸衍生物	增强维甲酸毒副作用	避免合用
	二价/三价阳离子	减少吸收	更正给药时间或改变治疗
夫西地酸	蛋白酶抑制剂	减少夫西地酸代谢	改变治疗
复方新诺明	甲氨蝶呤	增强甲氨蝶呤毒副作用	改变治疗
	华法林	增强华法林抗凝作用	避免合用
庆大霉素	半乳糖苷酶	消灭半乳糖苷酶治疗作用	避免合用
亚胺培南/西司他汀	更昔洛韦	增加惊厥风险	避免合用
青霉素 G	丙磺舒	增加血清浓度	监测下治疗
头孢菌素	丙磺舒	增加血清浓度	监测下治疗
达托霉素	他汀类	增加骨骼肌肉毒性	避免合用

[a] 抗心律失常药：普罗帕酮、决奈达隆
[b] 唑类抗真菌药：氟康唑、伊曲康唑、酮康唑

利福平

　　在所有用于治疗 PJI 的抗生素中，从药物相互作用的角度来看，利福平是最容易出问题的。利福平是很多药物代谢酶的最强诱导剂之一，在现有药物中对肝和小肠的细胞色素 P450（CYP）表达的影响最大。另外，利福平可诱导某些药物转运蛋白，如小

肠和肝的 P 糖蛋白和多药耐药相关蛋白（MRP）。药物代谢酶的诱导在应用利福平治疗约 1 周时达到峰值，在停药大约 2 周消散。利福平对通过 CYP3A4、CYP2C9、CYP2C19 代谢及通过 P 糖蛋白和多药耐药相关蛋白转运的口服药物的药代动力学影响最大[32-33]。

因此，在利福平治疗过程中，有些药物如口服咪达唑仑、三唑仑、辛伐他汀、维拉帕米、多数二氢吡啶类钙通道阻滞剂都是无效的。利福平还会导致有些抗感染药物的血清浓度大大下降，如抗真菌的伊曲康唑、酮康唑，抗 HIV 的蛋白酶抑制剂印地那韦、那非那韦、沙奎那韦。为避免治疗失败，应用 HIV 蛋白酶抑制剂是利福平的用药禁忌。应用免疫抑制剂如环孢素的移植后患者，利福平可以导致急性移植排斥反应。另外，利福平可减少美沙酮的血浆浓度，对多数患者可导致阿片撤退症状。利福平还可以诱导 CYP2C 介导的代谢，而导致 S-华法林和磺酰脲类降糖药血浆浓度下降。另外，利福平也可诱导 P-糖蛋白而影响有些没有被代谢的药物的转运，如地高辛。总而言之，利福平对药物代谢和转运的影响很广泛，并且有明确的临床意义[34-35]。

主要的顾虑在于由于药物摄入和排出的相关基因的多态性，药代动力学特点的个体内和个体间差异很大。这种多态性导致利福平的 AUC 0～24 显著下降。转运基因的多态性很不可预测，这可能导致不期望发生的不良药物相互作用或治疗失败[36]。

无论是开始还是停用利福平，都需要注意潜在的药物相互作用。尤其要注意，停用利福平时，由于诱导作用减退，患者应用的某些药物的血浆浓度会上升。

补充和替代药物

患者往往信服应用一些补偿和替代药物（CAM）能够减少抗生素治疗的副作用，改善预后。然而，CAM 如氨基葡萄糖、聚氨基葡萄糖、金丝桃（St. John's worth）、维生素和矿物质、辅酶 Q10、治疗用营养复合剂等，会和患者现有的处方药发生潜在的或确定的严重药物相互作用[37]。我们必须考虑到很多 CAM 产品成分不精确，药物相互作用机制可疑，可能不像它们看起来的那样。在抗生素治疗过程中，尤其是基于利福平的治疗，最好避免应用任何 CAM。肠内营养的患者也需要注意，因为同时应用抗生素治疗可能增加腹泻的发生率[38]。肠内营养还会明显降低喹诺酮的吸收，因此，需要注意调整两者的给药时间[39]。

注意

- 大多数的药物-药物和药物-疾病相互作用是可以预计的。
- 两种互相影响的药物的半衰期不能作为预计相互作用发作和停止所需时间的指标。
- 不良药物相互作用可以发生在加用药物之后，也能发生在停用药物后。
- 药物相互作用分类系统只能用于大致指导。为做出正确的决定，应以个体患者的风险因素和多变量评估作为基础。

副作用的影响

骨科医师普遍认为长期应用抗生素治疗的副作用很小，没有必要中断治疗[1,2,15]。

实际上，尚未有已发表的关于 PJI 治疗的研究探讨过这个问题。PJI 治疗过程中应用的抗生素很容易引起副作用。老年患者由于药代动力学和药效学改变，合并症多，存在多重用药的情况，抗生素副作用的发生率和严重程度都更高。长期大量应用抗生素治疗也是一个因素。严重不良事件导致所选抗生素治疗中断，而不得不转换成次理想的抗生素。在需要长期抗生素治疗的门诊患者中，当发生难以忍受的副作用时，很容易导致患者中断治疗或对治疗配方的不依从。这些因素对 PJI 的治愈率都有很大的负影响。

如果能够在住院期间和出院后严格、持续地实施治疗监控，这些不良事件大多数是可以预防或至少是可以改善的[6,40]。

过敏反应

在所有用于治疗全关节置换后感染的抗生素中，β 内酰胺类最有引发过敏反应的潜力。青霉素引起的 IgE 介导的过敏反应发生率为 1%～10%，但真正的过敏反应发生率不到 0.05%。青霉素和 β 受体阻滞剂同时应用，可增加过敏反应发生率。迟发过敏反应，包括药物热、结节性红斑、血清病样综合征、过敏性风团是半合成青霉素如氨苄青霉素、磺胺甲基异噁唑、克林霉素最常见的过敏反应。头孢菌素、氟喹诺酮和万古霉素也有关，但程度较轻[39]。米诺环素的应用与血清病样反应有关[41]。达托霉素应用超过 2 周，则可能发生一种少见但可威胁生命的并发症——嗜酸细胞性肺炎[42]。预测过敏很难。皮试只有助于预测 IgE 介导的过敏反应。多数非瘙痒性的斑丘疹并不能通过皮试来预测。在抗生素治疗过程中动态监测嗜酸细胞计数是一个预测过敏的好方法。尤其是青霉素、万古霉素和达托霉素。尽管重要的变态反应性疾病在嗜酸细胞不升高时也可能发生，过敏仍然是嗜酸细胞计数显著升高的最常见原因[43]。

注意

- 多数过敏反应发生在用药后几小时到 2 周内。然而，也有可能用药达 6 周才出现皮疹。
- 少见的过敏症状如发热、恶心、呕吐、腹泻、腹痛或绞痛不容易鉴别。
- 肠外抗生素治疗过程中，尤其应检测嗜酸细胞计数。

肾毒性

肾毒性大多是剂量相关的，所以在 PJI 抗生素治疗过程中比较常见。肾功能的年龄相关性改变与是否合用其他肾毒性药物也是相关因素。我们必须强调，肾毒性是指药物对肾的毒性作用，不能与肾功能不全患者在应用主要通过肾排泄的药物时需要调整剂量的情况相混淆。氨基糖苷类抗生素、磺胺类抗生素（磺胺甲基异噁唑类）和米诺环素直接影响肾小管，而影响肾功能，利福平和万古霉素与急性间质性肾炎有关。

注意

- 肾毒性不能与肾功能不全患者在应用主要通过肾排泄的药物时需要调整剂量的情况相混淆。

胃肠道毒性

在大多数的口服抗生素治疗中，恶心、呕吐和增加肠蠕动，甚至腹泻是常见反应，但往往不会带来太多不便。口服抗生素治疗 PJI 取决于致病微生物，主要涉及利福平、环丙沙星、四环素、克林霉素、褐霉素、磺胺甲基异噁唑和阿莫西林。胃肠道副作用很常见，由于用药剂量大，时间长，患者往往是需要多重用药的老人，这种副作用往往是难以忍受的。应用利福平、褐霉素、克林霉素和四环素，上腹部不适、胀气、烧心、恶心、呕吐的发生率很高。作者建议在抗生素治疗期间持续应用质子泵抑制剂（PPI）。泮托拉唑对细胞色素 P450（CYP）介导的代谢影响最小，因此可作为首选。恶心、呕吐往往发生在应用口服抗生素 3～5 天后，并且大多持续几天就消失了。对这些患者可短期应用止吐剂，尤其是考虑到患者可能因副作用而拒绝或忽略抗生素治疗。应用环丙沙星的患者 2％ 会发生腹泻，应用口服氨苄西林或克林霉素的患者腹泻发生率为 5％～10％[23]。最可怕的并发症是艰难梭菌相关性肠炎，其在老年患者中致死率很高。为了避免伪膜性肠炎的发生，作者建议老年患者一旦发生腹泻，尽可能立即中断抗生素治疗，换用其他抗生素。

肝毒性

有些治疗 PJI 的抗生素，如克林霉素、褐霉素可使肝酶轻度升高。利福平、阿莫西林-克拉维酸、复方新诺明与急性胆汁淤积有关。老年患者抗生素治疗超过 2 周，发生氟氯西林相关性黄疸的风险显著增加。长期应用利奈唑胺可导致严重的肝损伤和乳酸中毒[44]。长期大量应用利福平肝毒性不良事件的发生率很高。肝炎和黄疸常见于那些原本有基础肝病，或合用其他肝毒性药物的患者[45]。在抗生素治疗期间需检测基线血清转氨酶和胆红素浓度，并每 2～4 周复查。单纯转氨酶肝功能指标升高并非利福平禁忌证，除非它们进一步恶化或提示急性肝病。严密观察这些患者是必要的。当转氨酶持续高水平时，应立即停用利福平。

注意

- 10％～15％ 应用利福平的患者往往用药 3～5 天内转氨酶会有短暂的升高。如果持续高水平，应立即停用利福平。

给药方式的影响

由于 PJI 需大量抗生素治疗，在静脉输液过程中很有可能发生外周静脉血栓性静脉炎，尤其是粉剂抗生素。静脉输液相关不良事件的发生率与溶药技术（应常规应用过滤器来减少颗粒污染）、稀释液、溶液浓度、流速直接相关。外周静脉血栓性静脉炎的临床表现（如 CRP 升高、发热）往往会被低估，或者被误认为目前感染的表现，而不被认为是静脉内治疗的副作用。最常发生静脉给药相关并发症的是应用强酸性药物如万古霉素、青霉素 G 和头孢他啶。

如果能够严格遵守药物的溶解和给药说明，并个体化调整，这些并发症的发生率和临床重要性将明显下降或者避免。

在大量肠外应用某些钠盐、钾盐抗生素时，液体和电解质超负荷是另一种常见但临床上常忽略的不良事件。氨苄西林、哌拉西林、替卡西林、亚胺培南\西司他丁和头孢西丁包含大量钠。长期大量应用会导致高钠和充血性心力衰竭，尤其是对于肾功能不全的患者。因此，对于水肿或血容量过高的患者，应避免使用含钠药物。青霉素G可以是钠盐，也可以是钾盐。对于肾功能不全的患者，当需要大量应用时，可以适当切换两种药物是其优势。

怎样避免陷阱

药物协调

药物协调是指将患者的用药处方与患者已经在应用的所有药物相比较的过程。这种协调是为了在改变治疗方案时，避免发生遗漏、重复、剂量错误等用药错误[46]。临床药师的干预也能提出或纠正一些处方中的药物相互作用带来的不利影响。这样，可以避免或最小化药物-药物和药物-疾病相互作用对抗生素治疗药效的不利影响。

围术期用药处理

对于需要手术干预的PJI患者，用于治疗术中和术后早期并发症的手术特异用药和经典药物，可能对抗生素治疗有影响，甚至导致严重不良事件。另一方面，术后早期一般应用肠外抗生素治疗会导致手术相关并发症的发生率升高。有严重肾衰竭、肺栓塞、严重电解质不平衡、大量失血的老年患者最容易发生这些危险。抗生素的选择和剂量配方应视患者情况，随时调整。

治疗性药物监测

治疗性药物监测（therapeutic drug monitoring，TDM）指的是一种根据反复测试血浆药物浓度来指导用药剂量的策略[47]。TDM可用于避免药物毒性，改善治疗效果。对于应用万古霉素和氨基糖苷类抗生素（庆大霉素）的患者，尤其是老年，用药超过2周，大量失血（血红蛋白<100g/L）、肾功能不全的患者，实行TDM是合理的。我们必须强调，如取血时间不恰当，会得出有误导性的结果。

药物治疗监控

监控药物治疗有助于评估治疗反应的程度和监控不良事件的发生。通过有目的的日常实验检查，可以在不良事件发生前观察出其倾向。实验室检查的指标取决于目标药物的药代动力学和效力学特性，包括检测肝肾功能指标、全血细胞计数和其他相关实验室数据。这些检查的频率应由患者的病情以及预期发生潜在不良事件的频率而定。

患者顺应性

接受长期抗生素治疗的患者，坚持用药对于获得良好预后很重要。患者顺应性对治疗失败的影响被低估了。在已发表的关于 PJI 治疗的研究中，往往忽略这个问题。抗生素治疗的疗程和难以忍受的并发症是顺应性差的主要原因，并与老龄、教育程度低、社会地位低相关。提高患者顺应性的策略包括加强患者教育，简单明了的用药说明，结合患者生活方式制订治疗方案，鼓励家庭成员支持，告知患者副作用，监督患者顺应性和提供反馈。

结　论

目前，由于 PJI 的生物膜耐药模式，治疗仍建议长期大量应用抗生素。由于葡萄球菌感染居多，基于利福平的联合用药是最常用的治疗方法。尽管药物相关并发症很常见并且很严重，骨科医生还是低估了其对治疗失败的影响。

多数 PJI 患者是老年人，容易发生难以忍受的药物不良事件，导致治疗失败。老年人由于肝肾功能明显改变，并且基础疾病多，不良事件发生率比年轻患者高。当应用抗生素治疗时，多重用药也是一个需要考虑的重要因素。不期望的药物-药物或药物-疾病相互作用可能导致不良事件发生率增加，抗生素治疗中断，显著增加患者致死率和致残率。

患者对抗生素治疗的顺应性也是一个重要因素。尤其是门诊患者，由于疗程长，副作用发生率高，顺应性更差。

因此，为了避免药物相关并发症对治疗失败的影响，临床药师有很多办法：

- 在引入新的抗生素时，需要和已应用的药物进行协调。
- 对于手术患者的围术期药物处理。
- 药物治疗监控。
- 确保住院患者和门诊患者对抗生素治疗的顺应性。

这样就能够避免大多数的药物相关并发症。

> **重要信息**
>
> - 药物协调，围术期药物处理，药物治疗监控和确保住院患者和门诊患者对抗生素治疗的顺应性，是抗生素治疗全关节置换后感染过程中避免药物相关并发症的必要手段。
> - 肠外抗生素的剂量配方应因人而异。
> - 如引入某种药物时，需要调整现有用药，当停用该药物时也需要进行调整。
> - 对需要长期抗生素治疗的门诊患者，应常规由临床药师进行监控。

参考文献

1. Trampuz A, Zimmerli W. Persistence of infection in device-associated infection. J Bone Joint Surg Br. 2011;93-B:320–1.
2. Trampuz A, Zimmerli W. Diagnosis and treatment of implant-associated septic arthritis and osteomyelitis. Curr Infect Dis Rep. 2008;10(5):394–403.
3. DeFrances CJ, Podgornik MN. National Hospital Discharge Survey. Adv Data. 2006;371:1–19.
4. Mahomed NN, Barrett J, Katz JN, Baron JA, Wright J, Losina E. Epidemiology of total knee replacement in the United States Medicare population. J Bone Joint Surg Am. 2005;87(6):1222–8.
5. Bozic KJ, Kurtz SM, Lau E, Ong K, Vail TP, Berry DJ. The epidemiology of revision total hip arthroplasty in the United States. J Bone Joint Surg Am. 2009;91:128–33.
6. Wooten J, Galavis J. Polypharmacy. Keeping the elderly safe. RN. 2005;68(8):44–50.
7. Blaser J, Vergères P, Widmer AF, Zimmerli W. In vivo verification of in vitro model of antibiotic treatment of device-related infection. Antimicrob Agents Chemother. 1995;39(5):1134–9.
8. Zimmerli W, Frei R, Widmer AF, Rajacic Z. Microbiological tests to predict treatment outcome in experimental device-related infections due to *Staphylococcus aureus*. J Antimicrob Chemother. 1994;33:959–67.
9. Stein A, Bataille JF, Drancourt M, Curvale G, Argenson JN, Groulier P, Raoult D. Ambulatory treatment of multidrug-resistant Staphylococcus-infected orthopedic implants with high-dose oral co-trimoxazole (trimethoprim-sulfamethoxazole). Antimicrob Agents Chemother. 1998;42(12):3086–91.
10. Sánchez C, Matamala A, Salavert M, Cuchí E, Pons M, Anglés F, Garau J. Cotrimoxazole plus rifampicin in the treatment of staphylococcal osteoarticular infection. Enferm Infecc Microbiol Clin. 1997;15(1):10–3.
11. Norden CW, Keleti E. Treatment of experimental staphylococcal osteomyelitis with rifampin and trimethoprim, alone and in combination. Antimicrob Agents Chemother. 1980;17:591–4.
12. Stein A, et al. Ambulatory treatment of Staphylococcus-infected orthopedic implants. In: Waldvogel FA, Bisno AL, editors. Infections associated with indwelling medical devices. 3rd ed. Washington, DC: ASM Press; 2000.
13. Moran E, Byren I, Atkins BL. The diagnosis and management of prosthetic joint infections. Antimicrob Chemother. 2010;65 Suppl 3:iii45–54.
14. Barberán J. Management of infections of osteoarticular prosthesis. Clin Microbiol Infect. 2006;12 Suppl 3:93–101.
15. Bliziotis IA, Ntziora F, Lawrence KR, Falagas ME. Rifampin as adjuvant treatment of Gram-positive bacterial infections: a systematic review of comparative clinical trials. Eur J Clin Microbiol Infect Dis. 2007;26(12):849–56.
16. Gómez J, Rodríguez M, Baños V, et al. Orthopedic implant infection: prognostic factors and influence of long-term antibiotic treatment on evolution. Prospective study, 1992–1999. Enferm Infecc Microbiol Clin. 2003;21(5):232–6.
17. Zimmerli W, Widmer AF, Blatter M, Frei R, Ochsner PE. Role of rifampin for treatment of orthopedic implant-related staphylococcal infections. JAMA. 1998;279:1537–41.
18. Acocella G. Clinical pharmacokinetics of rifampicin. Clin Pharmacokinet. 1978;3:108–27.
19. Acocella G. Pharmacokinetics and metabolism of rifampin in humans. Clin Infect Dis. 1983;5 Suppl 3:S428–32.
20. Denti P, et al. A population pharmacokinetic model for rifampicin auto-induction. In: 3rd International Workshop on Clinical Pharmacology of TB Drugs, Boston. September 2010.
21. Loos U, Musch E, Jensen JC, Mikus G, Schwabe HK, Eichelbaum M. Pharmacokinetics of oral and intravenous rifampicin during chronic administration. Klin Wochenschr. 1985;63(23):1205–11.
22. Baxter K, editor. Stockley's drug interactions 9. [CD-ROM]. London: Pharmaceutical Press;

2010.

23. Lexi-Comp, Inc. (Lexi-Drugs™). Hudson: Lexi-Comp, Inc.; 29 January 2011.

24. Bound BL, Johnstone L, McKay GA. Long term treatment with rifampicin for pruritis has implications for warfarin use. SMJ. 2009;54(1):58.

25. Krajewski KC. Inability to achieve a therapeutic INR value while on concurrent warfarin and rifampin. J Clin Pharmacol. 2010;50(6):710–3.

26. Craig RL, Kimberly AT. Difficulties in anticoagulation management during coadministration of warfarin and rifampin. Pharmacotherapy. 2001;21:1240–6.

27. Prescribing information. Pradaxa (dabigatran etexilate). Ridgefield: Boehringer Ingelheim Pharmaceuticals, Inc.; October 2010.

28. Ogilvie BW, et al. The proton pump inhibitor, omeprazole, but not lansoprazole or pantoprazole, is a metabolism-dependent inhibitor of CYP2C19: implications for coadministration with clopidogrel. Drug Metab Dispos. 2011;39(11):2020–33.

29. Judge HM, Patil SB, Buckland RJ, Jakubowski JA, Storey RF. Potentiation of clopidogrel active metabolite formation by rifampicin leads to greater P2Y12 receptor blockade and inhibition of platelet aggregation after clopidogrel. J Thromb Haemost. 2010;8(8):1820–7.

30. Kivisto KT, Billikka K, Nyman L, et al. Tamoxifen and toremifene concentrations in plasma are greatly decreased by rifampin. Clin Pharmacol Ther. 1998;64:648–54.

31. Horn JR, Hansten PD. Ignoring drug interactions for the right reasons. Available on: http://www.pharmacytimes.com/publications/issue/2009/november2009/DrugInteractions-1109/. Accessed on Sept 2011.

32. Rae JM, Johnson MD, Lippman ME, Flockhart DA. Rifampin is a selective, pleiotropic inducer of drug metabolism genes in human hepatocytes: studies with cDNA and oligonucleotide expression arrays. J Pharmacol Exp Ther. 2001;299(3):849–57.

33. Niemi M, Backman JT, Fromm MF, Neuvonen PJ, Kivistö KT. Pharmacokinetic interactions with rifampicin: clinical relevance. Clin Pharmacokinet. 2003;42(9):819–50.

34. Horn JR, Hansten PD. Drug interactions: insights and observations time course for enzyme induction and de-induction. Available on: http://www.hanstenandhorn.com/hh-article04-11.pdf. Accessed on 29 Aug 2011.

35. Finch CK, Chrisman CR, Baciewicz AM, Self TH. Rifampin and rifabutin drug interactions: an update. Arch Intern Med. 2002;162(9):985–92.

36. Weiner M, et al. Effects of tuberculosis, race, and human gene SLCO1B1 polymorphisms on rifampin concentrations. Antimicrob Agents Chemother. 2010;54(10):4192–200.

37. Dietary supplements – balancing consumer choice and safety. Task force on life and the law, New York State Department of Health. Available on: http://www.health.state.ny.us/regulations/task_force/docs/dietary_supplement_safety.pdf. Accessed on Sept 2011.

38. Bowling TE. Clinical quality. Diarrhoea in the enterally fed patient. Frontline Gastroenterol. 2010;1:140–3.

39. Gleckman RA, Czachor JS. Antibiotic side effects. Semin Respir Crit Care Med. 2000;21(1):53–60.

40. Pirmohamed M, James S, Meakin S, Green C, Scott AK, Walley TJ, Farrar K, Park BK, Breckenridge AM. Adverse drug reactions as cause of admission to hospital: prospective analysis of 18 820 patients. BMJ. 2004;329(7456):15–9.

41. Bettge AM, Gross GN. A serum sickness-like reaction to a commonly used acne drug. JAAPA. 2008;21(3):33–4.

42. Medicines and Healthcare products Regulatory Agency. Drug Safety Update. February 2011;4(7):S1.

43. ASCIA Education Resources. Laboratory tests in the diagnosis of allergic diseases. Last Updated November 2010. Available on http://www.allergy.org.au/aer/infobulletins/Laboratory_Tests.htm. Accessed on Sept 2011.

44. Andrade RJ, Tulkens PM. Hepatic safety of antibiotics used in primary care. J Antimicrob

Chemother. 2011;66(7):1431–46.
45. Prince MI, Burt AD, Jones DE. Hepatitis and liver dysfunction with rifampicin therapy for pruritus in primary biliary cirrhosis. Gut. 2002;50(3):436–9.
46. The Joint Commission. Issue 35: using medication reconciliation to prevent errors. Sentinel Event Alert. 2006. Accessed on July 2011.
47. Jones D. Therapeutic drug monitoring – a vital pharmacy role. Br J Clin Pharmacol. 2009;1:171.